U0230622

高等医药院校系列教材

伤寒名医医案赏析

李家庚　樊　讯　王彦春　主编

科学出版社

北京

内 容 简 介

本书选取古今名医的典型伤寒医案进行讲解与赏析，对学习《伤寒论》、提高临床水平均有较强意义。全书分为三章。第一章为以症状分类的典型伤寒名医医案，与《伤寒论》理论联系较紧，仅列方药或简单分析，体现经方原方运用。第二章选取现代伤寒名家李培生、梅国强等名医的典型医案及讲解，多有加减或与时方结合，列医家文章及案例分析于后，力求展现其学术思想，体现经方的灵活运用。为了适合初学者和教学要求，方便读者模拟临床自测，医案与方药分析讲解分列不同章节。第三章为历代名医（如曹颖甫、喻嘉言、章次公、尤在泾等医家）的精选医案赏析，以提高读者的文献阅读和自学能力。"赏析"部分，力求言简意赅，条理清晰，阐释其辨治思路，概括其临证经验，总结其学术思想，并简要点评。

本书可供临床中医师及中医学习研究者参考。

图书在版编目（CIP）数据

伤寒名医医案赏析 / 李家庚，樊讯，王彦春主编. —北京：科学出版社，2021.1
　ISBN　978-7-03-067119-6

Ⅰ. ①伤…　Ⅱ. ①李…　②樊…③王…　Ⅲ. ①伤寒（中医）-医案-汇编
Ⅳ. ①R254.1

中国版本图书馆 CIP 数据核字（2020）第 239188 号

责任编辑：郭海燕　国晶晶 / 责任校对：王晓茜
责任印制：赵　博 / 封面设计：蓝正设计

科 学 出 版 社 出版

北京东黄城根北街 16 号
邮政编码：100717
http://www.sciencep.com

北京天宇星印刷厂印刷
科学出版社发行　各地新华书店经销
*
2021 年 1 月第 一 版　开本：787×1092　1/16
2025 年 1 月第四次印刷　印张：9
字数：236 000

定价：**48.00** 元

（如有印装质量问题，我社负责调换）

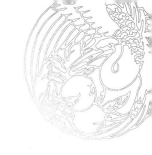

本书编委会

前　言

　　中医学源远流长，绵延数千载，是世界科学史上具有独特理论体系和卓越临床疗效的一门自然科学，它为中华民族的繁衍昌盛和人类的文明发展做出了巨大的贡献。显著的临床疗效是其绵延不绝、薪火相传的生命力所在。同时，中医学又是一门实践性很强的学科，从学习与掌握中医基础知识、基本理论、基本技能到临证时能熟练地运用这些知识、理论与技能以诊断与治愈临床上纷繁复杂的疾病，需要经多年的临床实践，并潜心思考、认真揣摩、不断总结。医案是医家鲜活经验的真实记录，其中包括了医家的临床思维方法、辨证论治经验、治则治法特点、遣方用药特色等，是历代中医临床经验和理论认识的总结，是医家学术思想的重要体现。特别是医者长期积累的治疗某些病证的验方及用药，只有从医案中才能识得其临床运用的奥妙，汲取其精妙之处。细心研读，必可从中得到诸多启迪和感悟，从而不断提高自身的中医理论水平和临床诊疗能力。学习与借鉴医案是医学生成长为一名合格的中医师、中医师成长为一名优秀中医师的重要途径与方法之一。

　　《伤寒论》为中医"四大经典"之一，也是我国现存最早的辨证施治的专书。该书构建了六经辨证论治的理论体系，为后世临床各科的辨证论治打下了坚实的理论基础，尤其是对疑难杂病的辨析和认识，有着不可替代的作用，为历代医家所推崇，被奉为圭臬、尊为医经。历代名医著作及医案中有不少《伤寒论》的内容，我们此次编写本书，即是选取古今名医的典型伤寒医案进行讲解与赏析，对学习《伤寒论》、提高临床水平均有较强意义。

　　全书分为三章。第一章为以症状分类的典型伤寒名医医案，与《伤寒论》理论联系较紧，仅列方药或简单分析，体现经方原方运用。第二章选取现代伤寒名家李培生、梅国强等名医的典型医案及讲解，多有加减或与时方结合，列医家文章及案例分析于后，力求展现其学术思想，体现经方的灵活运用。为了适合初学者和教学要求，方便读者模拟临床自测，医案与方药分析讲解分列不同章节。第三章为历代名医（如曹颖甫、喻嘉言、章次公、尤在泾等医家）的精选医案赏析，以提高读者的文献阅读和自学能力。"赏析"部分，力求言简意赅，条理清晰，阐释其辨治思路，概括其临证经验，总结其学术思想，并简要点评，供临床中医师及中医学习研究者参考。

由于编者水平有限，不当之处在所难免，恳请广大读者批评指正。

编　者

2019 年 7 月

目　录

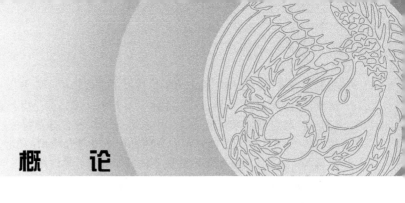

概　论

一、医案的概念

医案，古时称为诊籍，或脉案、方案，现在亦称为病案。医案是医生按辨证论治的原则对患者的症状、病因、病机、脉象、舌象、诊断、治法、方药、剂量等作简要的分析、记述。部分医案还载有药物炮制、煎服方法和注意事项等。医案是中医临床实践的记录，体现了理法方药的具体运用；也是中医临床实践的真实记录，是历代医家保留下来的经验结晶。

医案与医话不同。医话，是医者将诊治疾病的医理和处方，用笔记或短文等形式写成。其内容包括临证体会、研究心得、传闻经验、医林轶事等，泛指一切与疾病有关的临床资料，属广义医案范畴。医案，则记录疾病过程中出现的主要临床表现，反映医家对理、法、方、药等的综合运用的临床思维过程。但两者又有相同之处：均依据具体事实做出总结，有理论，有法则；均体现了历代名医的学术思想和临床经验；均是祖国医学文献的重要内容。

二、医案的发展历史

中医医案的起源，可以追溯到几千年前的殷商时代。在早期的甲骨帛文、经史古籍、医学典籍中，都有有关医案的记载。其中，淳于意的"诊籍"可以说是早期医案的代表之作。究其沿革，约始于秦汉，发展于宋金元，成熟于明清，并且历代均有发展，世有偏重，不断积累，逐渐完善。现按时代顺序，将各阶段的特点介绍如下。

（一）秦汉时期医案特点

先秦两汉是中医学发展的一个重要阶段。不仅产生了中医奠基性基础理论著作《黄帝内经》、《难经》，而且还有临床医学著作《伤寒杂病论》和药物学著作《神农本草经》，这些著作的问世为中医药学的发展奠定了坚实的基础。在这一时期，虽无医案专著出现，但散见于先秦诸子百家著作中关于诊治疾病的记录颇丰，有的还相当详细，亦可视为原始的医案。如《左传》记载，有晋平公乏嗣，公孙侨断其病因是"同姓相婚，其生不殖"，这与《周礼》"同姓而婚，其殖不蕃"是一脉相承的，可见近亲不能结婚的认识由来已久。《左传》还记载秦医医缓与医和给晋侯治疾的史事。医缓的医事中"晋侯梦大厉"一节虽有些荒诞不经，但它反映了医缓诊断疾病的准确、治疗手段的多样，该案中"病入膏肓"这一成语也流传千古；医和的医事里记述"六气致病"的病因学说，阐发了病机。此外，尚有《列子·汤问》之扁鹊为鲁公扈赵齐婴治疾，先以毒酒麻醉，再行剖胸易心之术。《吕氏春秋·至忠》有文挚用情志疗法治愈了齐闵王头痛病的记载。王充在《论衡·福虚》中较详细地记载了楚惠王吞水蛭治愈瘀血宿疾。这类散见于先秦两汉经史著作中的病例记载尚有许多可查，虽不能说是真正的医案，但可视作原始医案的前身。

现今所见到的较为完整的医案，当属《史记·扁鹊仓公列传》中记载的扁鹊入虢之诊和望齐侯之色，以及仓公诊籍，这些算得上迄今为止有文字记载的最早而又较为完整的医案之作。尤其在《史记·扁鹊仓公列传》中，记录了淳于意治疗的 25 个医案，称为"诊籍"，其不但叙述了病情的经过，而且记录了病证的表现、病机的分析、治疗的方法与具体方剂、治疗结果等，记载全面，并用医学术语表述，毫无荒诞之词，是中医医案的早期代表作。

由此以降，诸如《华佗传》、《仲景传》及《周书》、《南史》、《北史》、《唐书》等，无不载有医案的零金碎玉。如《三国志·华佗传》中记载华佗治疗曹操头风等 6 则医案。还有《晋书·魏永之传》记有魏氏天生兔唇，通过手术割补治愈一案，应是世界最早的兔唇修补手术的记载。再有就是《南史》载有薛伯宗精于外科，用移陟之术治愈公孙泰背疽；徐文伯用消石汤治愈宋孝武路太后之结石。《北齐书》记有褚澄用一升紫苏治愈李道念冷积；《北史·艺术传》记有马嗣明以醋石粉外涂治毒肿；徐之才用汤剂治愈武成王之视觉异常；姚僧垣以三剂汤药治愈金州刺史伊娄穆之痛痹。《唐书·方技传》中记有许胤宗用黄芪防风汤熏蒸法治愈皇太后之中风；李洞之用针灸助产使长孙皇后生下高宗；秦鸣鹤针刺百会、脑户二穴治愈高宗头风等。至于笔记、杂谈、小说、志异之类亦不乏医案、医话之记述。如《续异录》中记有名医梁革用针刺心下、凿齿纳药的方法治愈御史崔氏妾之尸厥；《玉堂闲语》记有扬州医生用乳香酒麻醉，然后开颅治愈一严重麻风等。

东汉医圣张仲景，虽无医案专著，但看其《伤寒杂病论》中许多条文类似简练医案。对仲景临证记录可见者，如《针灸甲乙经》序中记载仲景诊王仲宣的诊疗过程，仲景见王仲宣，望知其有病，二十年后当落眉。仲景长于望诊及对麻风病有深刻认识，于此案中可以体现。

秦汉之际，没有医案专著问世，这些散见于经史艺文中之医案、医话亦未分家，虽然难免其间有夸大或迷信之言，其可信度远非医家所记之可比，但就其保存古代医案资料而言，仍然是十分可贵的。

（二）魏晋隋唐时期医案特点

魏晋南北朝至隋唐五代时期战乱频仍，医风崇尚方书，所以医案记录和研究未取得突破性进展，许多医案散见于经史、医籍之中，需要进一步探寻和发现。但在晋唐时期的医著中保存了部分价值颇高的医案。如西晋王叔和的《脉经》，晋代葛洪的《肘后备急方》，唐代孙思邈的《备急千金要方》、《千金翼方》和王焘的《外台秘要》等，皆于方论之间记有医案。西晋太医令王叔和《脉经》在卷八、卷九中载有医案近 30 则，大多数为妇科医案。其中 7 则记载了患者确切或大致的年龄，1 则述及患者的身份。不少医案以问答形式记述，如卷九"平带下绝产无子亡血居经第四"记载少女月经停止是"避年"（指健康妇女月经一年来潮一次，乃生理异常，不属于病态），不必害怕，以后月经自会复来。同篇还有 1 则："问曰：妇人年五十岁，病下利数十日不止，暮则发热，小腹里急痛，腹满，手掌热，唇口干燥，何也？师曰：此病属带下。何以故？曾经半产，瘀血在小腹中不去。何以知之？其证唇口干燥，故知之。当与温经汤。"此案以问答形式把医家在诊治疾病中的认识和经验提示了出来。类似问答式医案，仅卷九就有近 10 则。

《备急千金要方》卷二十一中载有孙思邈经治的医案："贞观十年，梓州刺史李文博先服白石英久，忽然房道强盛，经月余渐患渴，经数日小便大利，日夜百行以来，百方治之，渐以增剧，四体羸惙，不能起止，精神恍惚，口舌焦干而卒。此病虽稀，甚可畏也。利时脉沉细微弱，服枸杞汤即效，但不能长愈。服铅丹散亦即减，其间将服除热宣补丸。"这是 1 例因久服石散而导致的消渴重证。虽然患者最终没能挽救过来，但孙氏如实地记述了疾病的发展过程和治疗措施，没有浮词，也毫无掩饰，并把自己使用过的曾经有效而"不能长愈"的"枸杞汤"和"铅丹散"附于案后。这种客观、真实的书写医案的态度，是十分可取的。

将医案附于药物之后，用来印证药物功效者，如成书于公元 741 年的陈藏器著的《本草拾遗》，在"女萎"（今称玉竹）条下载："晋嵇绍有胸中寒疢（疢，《本草纲目》作疾），每酒后苦唾，服之得愈。"可谓开药后附案之先河。明代李时珍为了阐明药物效用，在《本草纲目》中也采用这种药后附案的方法。

魏晋隋唐时期长达千余年，医案的发展尚处于探索徘徊的阶段，这一时期虽无医案专著问世，但可以看作是医案的积累期，为后世医案学的形成奠定了基础。

（三）宋金元时期医案特点

宋金元时期是我国医学发展的一个重要时期，宋朝政府对医学发展比较重视，无论是基础医学还是临床医学都有较大的发展，出现许多著名的医学家及专著。医案的书写与积累受到各医家的普遍重视，而且已成为国家医官考试学生的内容之一。宋代的太医局注重医学生实际医疗技术的训练，每年的第三场考试内容即为"假令病法三道"，其实就是对假设的三个病案进行分析处理，亦即辨证论治，要求理法方药四平八稳，丝丝入扣。高年级的医学生还承担为其他三学（太学、律学、武学）学生及各营将士治病的任务，并按统一规格（官方统一发印纸）记录治疗经过和结果，并保存下来。这就使得医案数量空前增多。重要的是，宋代已经产生了个案专著，最经典的要数成书于1133年许叔微所著的《伤寒九十论》一书，分为九十证，每证一案，先记叙医案，后加以分析评论。名为"九十论"，实为九十个医案的记叙与分析总结，是中医学中第一部记述医案的专著。许氏晚年又著《普济本事方》，于方后列举自己运用该方所治愈的病案。因此，谢利恒称"医案之作，盖始于宋许叔微"。宋代儿科名医钱乙著有《小儿药证直诀》，其中载有钱氏治愈儿科十九例医案，该书以论附案为其特点，是专科医案之先举。

金元时期名医辈出，医家记载医案流传后世者颇多，个案记录、总结亦被医家所重视。其特点是大多采取以论附案的方式，如朱丹溪著《格致余论》、《局方发挥》；李东垣著《脾胃论》、《兰室秘藏》等书以论附案，或夹论夹案，或边论边案，以用案证理，或以理导案；张从正著《儒门事亲》，罗天益著《卫生宝鉴》等，均有医案为专卷。除此之外《宋史》、地方志、杂记（如《挥尘余话》、《船窗夜话》、《齐东野语》、《老学庵笔记》、《东坡杂记》、《夷坚乙志》）等书中收载医案亦较前代为多。

这一时期虽有医案专著问世，但个案专著较少，医案、医话、医事三者仍未明确区分，大多数医案仍散见于经、史、杂记书籍之中。

（四）明代医案特点

医案之作至明代渐趋成熟。表现如下几个特点：一是个案专著较前增多，从《中医图书联合目录》所收录的中医书籍中可知，现存明代个案专书达30余种之多。如《王肯堂医案》、《石山医案》、《薛氏医案》、《李中梓医案》、《孙文垣医案》，这些医案都反映该医家学术思想与临床经验，亦能实事求是地反映临床疗效，故质量较高。二是出现了研究医案的专著。随着医案数量的增多，内容逐渐丰富，医者认识到学习与研究医案对提高辨证论治水平、开拓临证思路具有重要作用，故医案成为重要的学术研究课题。明代嘉靖年间，江瓘及其子江应元、江应宿搜集自《史记》至嘉靖上下1600年的个案专著及散见于经史子集、稗官野史等书中之医案并加以分类整理研究，摘其精要，以类相从，编成《名医类案》12卷。证分205门，集案2300余则，这是第一部医案研究的类书。《名医类案》不仅开以证类案之先河，更为我们保存了大量的古代医案，是对中医医案的第一次大总结，对医案之研究起到了承前启后的作用。该书病案记载详细，并附编者按语。该书不仅是我国医学史上第一部研究医案的专著，而且是一部较实用的医学类书。江氏认为这样可以起到"宣明往范，昭示来学，既不诡于圣经，复易通乎时俗"的作用。也就是说，可以起到使古代医家的治疗规范得到宣扬，以启发后学之人，使古代的医学理论与现实的临床治疗紧密结合在一起。三是已有了较为规范的医案之作及医案写作要求。韩懋的《韩氏医通》及吴崐的《脉语》是当时明确提出医案书写标准和规范的代表作。自此，医家书写医案便以切合临证实际、提高理论对实践的指导为主旨，注意到删繁存要，去粗取精，并进行理论研究，使医案书写向标准化、规范化方向发展。此外，这一时期的许多医著中亦附有不少的医案，如《景岳全书》、《本草纲目》、《针灸大成》、《外科正宗》、《温疫论》等，亦有散见于经史子集中的医案。四是这一时期医话、医事、医案已明确区分，这对医案的规范发展和提高是很有意义的。

（五）清代医案特点

清代是中医医案发展更为成熟的阶段。其主要特点是：其一，各派医家均有个案问世，为研究医学流派的学术思想提供了宝贵的资料。如赵献可门人高鼓峰的《四明医案》及吕留良的《东庄医案》，其治法皆宗献可，大倡八味、六味；李中梓弟子马元仪的《印机草》及尤在泾的《静香楼医案》则善用李中梓的脾肾双补法；张璐的《张氏医通》及郑重光的《素圃医案》又皆承景岳温补之特色。此外，还有温热学派叶桂的《临证指南医案》，薛生白的《扫叶山庄医案》等。其二，大量的医案专著问世。现存清代医案达 300 余家，尤其是清道光以降，医案佳作更显，可谓名案辈出，各领风骚，不一而足。这个时期对后世影响最大的著作当首推喻嘉言《寓意草》及马元仪的《印机草》，前者书案详尽，辨证精审，用药自出机杼，善于化裁经方；后者书案简洁，突出辨证，用药精当。其三，医案编辑各有特点。有以证类案，有以病证为目，有以专题类案等不同医案著作。以医者为纲、病证为目的有《医宗己任编》、《三家医案合刻》，以专题类案的有《奇证记》等。更有魏之琇不仅对《名医类案》加以重订，同时更将其后的医案进行编辑、整理成《续名医类案》，成为《名医类案》的姊妹篇。该书收医家三百余家，集案八千多例，可谓现存篇幅最大的医案类书。此外，清代医家在编著丛书、类书时也多附医案。其四，更重视医案书写的规范。清代研究医案书写规范化者当属喻嘉言，其在《寓意草》中有"与门人定议病式"一篇，探讨了医案应包括的内容，强调了书写医案的严肃性，对后世医案书写的规范化起到了很好的促进作用。其五，重视医案的学习。无论是医学馆还是以师带徒，都把医案的学习、考核作为必修的内容，反映出中医医案在中医学中的重要地位，对后来重视医案的学习产生了深远的影响。

（六）现代医案研究概况

民国迄今，个案专集之多已不胜枚举，各种医学杂志所收医案之多亦难计其数，概括其成就和特点有以下几方面。

第一，由于现代中医多具现代医学知识，因此其医案又具备记载现代医学检验结果、现代病名及疗效客观化等特点。

第二，医案研究类的著作日益增多，如张山雷《古今医案评议》、何廉臣《全国名医验案类编》、秦伯未《清代名医医案精华》、陈可冀《清宫医案研究》、余瀛鳌《现代名中医类案选》、董建华《中国现代名中医医案精华》等。

第三，医案的研究方法已呈多元化，并增入了电子计算机程序，如姜良铎在董建华的指导下，运用统计学原理对古今 700 多医家 10 009 则温病医案进行分析，著成《温病诊断指标及证治方药规律的研究》一文，揭示了温病临床诊治规律，确定了疗效标准。又如电子计算机专家系统的研制，在这方面较早研制成功的有中国中医研究院（现为中国中医科学院）西苑医院研制的模拟钱伯煊诊治痛经的诊疗仪、首都医科大学附属北京中医医院研制的关幼波治疗肝病诊疗仪，以及北京中医药大学东直门医院研制的董建华治脾胃病诊疗仪等。这些都是医案研究在新形势下利用高科技手段的突破性进展，为中医医案研究开辟了广阔的前景。

第四，重版了诸多古代医案，如《名医类案》、《续名医类案》、《临证指南医案》等。也整理出版了若干未刊行的医案，如《未刻本叶氏医案》、《柳宝诒医案》等。

第五，抓紧对全国著名老中医医案专著的出版发行。如《蒲辅周医案》、《程门雪医案》、《岳美中医案集》、《李聪甫医案》等，各地名老中医临床经验集和医案汇编、选编更是举不胜举。

这一时期，医案的研究可谓促进了继承，繁荣了学术，在中医医案的教学、教材等方面也引起了一些院校的重视，有的已在高年级学生中开设医案课程。

三、学习医案的必要性

医案是中医临床实践的记录，是医家诊治疾病思维过程的表现，体现了诊疗过程中理法、方药的具体运用。医案在中医学术的继承和发展中占有十分重要的地位，它既是医疗科技档案也是图书资料，不但具有历史价值，而且有实用价值，故在中医临床、教学、科研中具有特殊的作用。

第一，医案是中医学遗产中的宝贵财富。医案记载了历代医家临床实践的成果，是中医学研究的重要资料。正如近代著名医学家恽铁樵在《清代名医医案大全》序中说："我国汗牛充栋之医书，其真实价值不在议论而在方药，议论多空谈，药效乃事实，故选刻医案乃现在切要之图。"医案是使历代医家的丰富经验得以传世的重要途径之一，也为后世医家提供了很好的学习和研究资料。

第二，医案是传承和总结中医学术经验的重要资源。近代名医周学海云："每家医案中，必有一生最得力处，细心遍读，是能萃取众家之所长矣。"近代名医赵守真也说："医案，乃临床经验之纪实，非借以逞才华尚浮夸也。盖病情变化，隐微曲折，错综复杂，全资医者慎思、明辨、审问之精详，曲体其情，洞悉病何药而剧，更何药而轻，终以何方而获安全，叙之方案，揆合法度。俾读之者俨然身临其证，可以启灵机，资参证，融化以为己用。"中医学中很多理论就是在对医家医案的研究中不断总结出来的，并用以指导临床实践。如叶天士本身著述不多，其主要学术思想和临床经验均存在于《临证指南医案》记录的叶氏大量医案中，因此，该书成为后人研究叶天士主要学术思想和临床经验的重要参考资料。

第三，医案是中医学知识的综合体现。医案具有鲜明的综合性特点，文、史、哲与医理交汇融合。正如近代名医秦伯未指出的："合病理、治疗于一，而融会贯通，卓然成一家言，为后世法者，厥惟医案。"一份好的医案不但反映出医者集中医理论知识、诊断技巧、辨证思维、方药的灵活运用等方面知识与技能于一身，而且更能体现中医学与相关文、史、哲等多学科相关知识的综合应用。

第四，医案充分反映了医家临床心法要旨。中医学是实践性很强的学科，其特色是从整体观出发，进行辨证论治，每一病例都蕴藏着医家宝贵的辨证论治、遣药组方和知常达变的临床思维方法，中医学的许多精华就在医家因人而异的个体化医案之中，清代名医俞震在《古今医案按·自序》中说："闻之名医能审一病之变，与数病之变，而曲折以赴之，操纵规矩之中，神明于规矩之外，靡不随手而应，始信法有尽，而用法者之巧无尽也。成案甚夥，医之法在是，法之巧亦在是，尽可揣摩。"当代著名中医学家姜春华教授在《名老中医之路》中谈及学习历代医案时也说："我学习每家医案能收到或多或少的养料，如王孟英的养阴疗法、薛立斋的平淡疗法、吴鞠通的用药剧重，在临床中各有用处。"

第五，医案可作为防止失治误治、提高诊疗水平的借鉴。成功经验可以吸取，但失败的教训也是很好的借鉴。如原上海中医学院程门雪院长于1983年在《中医年鉴》中指出："中医临床医生，没有扎实的理论基础，就会缺乏指导临床实践的有力武器，而如无各家医案作借鉴，那么同样会陷入见浅识寡，遇到困难则束手无策的境地。"在医案中，此类误治医案记载特点多系初诊时被他医所误，尔后为医者救误之治，其内容包括误治、失治、救误之案，均可称为救误案。因此，误治之案及其救误回春之术尤堪深研，历代医家都非常注意总结失误的教训，从失误中探索原因，总结经验教训，提高临床诊疗水平。如《素问》中的"疏五过论"和"征四失论"就是结合临证告诫医者谨防五过与四失的产生；仲景之《伤寒论》多以假设的方式广泛论述了诊治伤寒病过程中出现的各种失误的原因、后果及其对策等。

第六，医案是中医教育及考核学生的重要内容。①医案可作为中医教育授课内容之一。早在宋代太医局就将医案写作与分析作为评定医学生成绩的依据之一，在近代中医教育史上也将其列为讲授主要课程，如施今墨先生创办的华北国医学院、张山雷执教的浙江黄墙中医学校均开设中医医案课。这些名医都是从自己的临床实践中体会到学习医案之重要性。目前，大多中医院校亦将"医案"列入教学计划，作为一门课程开设。②医案可作为考核医生医疗水平的实证依据。医案是临证实录，通过对医案的分析，以此来评判医师医疗水平之高下。早在《周礼·天官》中有"死终则各书其所以而入于医师，岁终稽其医事，以制其食，十全为上，十失一次之，十失二次之，十失三次之，十失四为下"的记载，说明很早就以医案作为衡量医生水平的依据。就是当今的中医考试，往往也有医案的分析，以此来反映受试者的基础理论水平与临床处理问题的能力。③学习医案，对提高中医药理论水平，丰富临床实践经验，指导科学研究，增强解除患者痛苦的能力等都有很大帮助。

四、医案分类与书写体例

（一）医案的分类

医案是医者临证时记录而自然形成的文字资料，本无类别之分。分类是由整理、编辑者按不同的类别归纳而成，其主要目的是便于利用与保存。现将医案的几种分类介绍如下。

1. 专科类医案

这类医案的特点是能充分反映医者在临床某一方面的擅长与经验特色。尤其是科学发展至今的分化特点，出现了许多前所未有的专科，所以专科医案越来越受到人们的重视。古代医案多无科别，而专科医案从清代以后才陆续出现。现列举各科有代表性的医案介绍。

《谦益斋外科医案》，由清代著名外科"心得派"的代表医家高秉钧所著，其特点是将外科疾病按部位分类诊治。《赵炳南临床经验集》，辑录了赵氏对皮肤科疾病的主要治验，其特点是对病史、检查记载甚详，案后加按语，以利读者加深领会。《叶天士女科医案》，集录了叶桂治疗妇科的临证经验。其特点是每门分属整理，如调经门、带崩门、胎产门、血室门。《哈荔田妇科医案医话选》，辑有哈氏90余则医案，集中反映其毕生的妇科临床经验，其特点是辨证要点突出，论治精细入微。《何世英儿科医案》，收载何氏从医50余载儿科之经验。其特点是对儿科病证的治疗注重后天调理，并附何氏验方40余首。《廖浚泉儿科医案》，选录廖氏儿科治验100则，体现其临证主张辨证与辨病相结合的特点，多参考西医检查与诊断，是一本很切合临床实用之书。《陆瘦燕针灸论著医案选》，收录陆氏52则医案，其特点是按病归案，逐案加按语，突出地体现了陆氏用针的理法方穴独特经验，注重用经络理论指导临证治疗。《现代针灸医案选》，收录新中国成立后全国针灸医案300余则，其特点是按现代中西医结合要求逐项详备记录。

2. 个人类医案

本类医案是各个历史时期医家临证治验的记载，在医案中个人类医案所占比例最大。其特点是充分体现医家的临证所长、学术特点、用药风格。仅选几家医案加以介绍。《石山医案》，收载汪机平生临证治验。反映其临证多四诊合参，尤长于脉诊与望诊，用药善滋补，尤以参芪常用。《薛案辨疏》，选辑薛己临证最有特色之医案，为便于读者理解薛氏诊断、立法、用药之主旨，书中详加辨析。《临证指南医案》，主要收集叶氏内、妇、儿科之医案，按病证分为89门，10卷。其特点是选案丰富，记录精当，用药灵活。整理者按门总评，提示治则大要，后经清代名医徐大椿详细评注，较集中体现叶氏学宗《内经》、《难经》、《伤寒杂病论》，推崇和取法东垣补益脾胃、河间论治火热、丹溪杂病调治之法等，是临证较好的参考书。《李中梓医案》，收载李氏临证治验50余则，反映其临证对疑难杂证辨证论治的认识，是一部论治疑难杂证的重要读本。《吴鞠通医案》，较全面反映了吴氏在温病、伤寒、杂病、妇科、儿科等方面的成就，其特点是以实录式为主，复诊连案较多，记录较详，有益于读者对整个病情转归的了解及辨治思路学习。《丁甘仁医案》，收录了丁氏病例400则，方剂600余首，分为中风、伤寒、温病等门，其特点是着意于诊断与处方，尤其是用药之精当，为后世医家所效法。《蒲辅周医案》，分为内、外、妇、儿及其他五大部分，其特点是整理者在中医病名下用括号的形式标出西医病名，多录西医理化检查结果，体现了辨病与辨证相结合的特点，尤其是辨证论治思路独具特色。《岳美中医案集》，记载岳氏 80 则医案，其特点是以追忆式记载为主，体现其善用古方，着力于在辨证论治的前提下运用专方、专药，反映其心得与体会。

3. 合刊类医案

本类医案是以两家以上的名医医案为素材，经编辑者精选能代表名医学术思想、治疗经验或者治疗特色之医案汇辑而成。这类医案虽然数量不多，但质量颇高，受到后世学者的重视和喜爱。现选择数种介绍如下：《三家医案合刻》，分为上下两册，下册又分为上中下三卷，其下册之上卷为叶桂医案、中卷为缪仲淳医案、下卷为薛生白医案。本书的特点是随选随录，不分类，每案按语精练，又能突出三家各自特色。如叶桂医案着力于体现处方用药精宜，但皆未示剂量，此为录叶案之特色；缪仲淳医案则表现善治温病，长于用血肉有情之品调补虚损之证；薛氏为温病名家，临床重于湿热与湿温之论治不同，以示后学。《柳选四家医案》，为柳宝诒精选尤在泾、曹仁伯、王旭高、张仲华的医案而成。本书的特点是选案以杂病最多，其他各科次之。而柳氏于每案之后，结合其特点、要点给予恰当加注或评述，使读者易于理解。此书影响很大，是颇受读者欢迎的清代合刊医案。《宋元明清名医类案》，分正、续两部分，收录四朝 46 位名医主要医案。本书特点是以医家为纲，以病证为目，每家案首作有小传，并引前贤评注于编者评述之中。《清代名医医案精华》，收载清代自叶桂至丁甘仁等 20 位名医的 20 069 则内科医案。其特点是以实录式医案为入选之标准，并以医家为纲，病证为目，列医家之小传，按每家医案之特色收数十种病证。《老中医医案医话选》，收录 118 位当代名老中医的医案共计 156 篇，分为医案与医话两部分。医案分内、外、妇、儿、五官、针灸、皮肤等科的多发病、疑难病，其特点是以中医病名为主，附以现代医学病名，记有现代医学之理化检查指标。

4. 合辑类医案

本类医案著作，是编辑者将历代各类书籍、医学期刊中的医案归类整理而成。其特点是搜集面广且选案严格，保存了大量价值较高的名医医案。现举例介绍如下。《名医类案》，为江氏父子辑录而成，后经清代魏之琇等重订。全书 12 卷，计 205 门。以收集明以前历代名医之案为主，涉及经、史、子、集之书，收集之广，内容之丰富，是可想而知的。其特点是按病证分类，包括临床各科的急、慢性病证，对某些重要的医案还提示案中要点，编者附有按语。《古今医案按》，选录上至仓公，下至清代叶桂的历代名医医案。其特点是按证分类，每病证之后再录载各家医案。选案要求较严，以发挥至理、辨证精明、论治创新为其条件，对疑难或同病异治及主要论点、要点等，编者采用或加注或附按语，以示人于关键之处。《历代无名医家验案》，收录 400 余种医药、文史、笔记等书中无名医家的治验 600 余则。其特点是按临床各科分类，书中结合前贤之验，汇辑案者自身心得探研，并对每类疾病常用药物功效、性味等作了发挥。《中医奇证新编》，主要收录新中国成立以来在辨证论治方面有启发性的奇证医案 341 例，也录有少量古代奇证。本书的特点是按内、外、妇、五官、肢体等几部分编辑，而在分类之下又按其病位、证候特点分属之。所选案例内容确定，记录完整，理法方药齐备。《伤寒名案选新注》，遴选理法方药较完备的历代名医医案 127 例。其特点是按《伤寒论》的方剂作为归类列证，总计 75 汤证，多则一证六七案，少则一案；在每案之后作者结合案中脉因证治，从辨证论治的角度进行阐发，对领会、运用仲景遣方用药颇有好处。

（二）医案的书写形式

医案的书写按其记录特点，一般可分为实录式、追忆式、病历式三种形式，现简介如下。

1. 实录式医案

实录式医案通称"脉案"。以清代较多见，一般直接书写在处方笺上，前半部分为脉案之案语，后半部分为治病之药物，形式比较固定。其特点是病情记录真实可靠，能真实表现医者诊治的原貌，包括理法方药、加工炮制等内容。《临证指南医案》、《柳选四家医案》、《丁甘仁医案》、《清代名医医案精华》等著作中所录医案基本上都属于实录式医案。

2. 追忆式医案

此类医案属医生诊治患者后，通过回忆记录诊疗过程与疗效所形成的文字材料。因为此类医案在回忆过程中加入作者辨证思想和论治体会，所以有人又称其为医话性医案。其特点是诊疗过程完备，论理清楚，文字流畅。此类医案常常是医家总结整理平时所遇印象比较深刻的案例，或有独到经验之处，或引为论据论点之佐证。如《岳美中医案集》、《清代名医医话精华》、《洄溪医案》、《诊余集》、《儒门事亲·张子和医案》等。

3. 病历式医案

此类医案主要是西方医学传入我国后，中医界的有识之士仿照西医病历格式而写就的医案。这类医案的特点是分项记述，归纳清楚，记载较为全面，多参录西医的理化检查、诊断。因此称其为病历式医案。如现代杂志上刊载的不少验案，就有患者姓名、病名、病因、症状、诊断、疗法、处方、效果等项。这种记录形式虽条目清楚，但案中中医特有的辨证论治体系被割裂，使中医医案特色减弱，所以有的学者认为："这类医案应归于'短篇报道'或'个案报道'为好。"

（三）医案的书写风格

从中医医案的书写风格来说，有几种颇具特色的行文手法：如按行文次第分有直叙、倒叙、插叙、夹叙等；如按语言修辞亦分有骈文、歌体；等等。这些书写风格主要是由作者的学识、爱好、修养等方面的因素所决定的。从具体而论，有的医家好文辞华丽，有的喜文字简练，亦有的喜翔实，可见中医医案书写各具特色，丰富多彩。现将几种主要医案书写风格介绍如下。

1. 顺叙式

顺叙式亦称直叙式，也可称记述式。其特点是依据临证诊治过程，先写望闻问切四诊所收集到的病状、病因病机，再写辨证论治、处方遣药。条理清晰，层次分明，体现由浅入深、由此及彼的特色。由于这种医案的书写形式符合一般的诊治过程，或者说符合临证辨证论治的程序，因此，此种形式是医案书写中常用的一种体例，至今仍是临床医生记载医案的常用形式。

2. 倒叙式

倒叙式指医案书写时，先写病因病机并进行辨证，然后再叙述症状表现。即将证候放于病因病机之后，或夹杂于病机阐述之中。其特点是：颠倒行文，思维跳跃，在患者讲述各种主观症状时，要求医者在头脑中迅速分析出病因病机，并作出判断，组合成文。这就要求医家对疾病的病因、病机有较成熟的认识，在医学理论方面亦较精通，故此类医案之作非临床经验丰富者所不能及。如《清代名医何长元医案》中："劳倦内伤，咳呛失血，肢体痿顿，烦渴少寐，此营脉空虚，神不守舍也。损不肯复，深为可虑。党参三钱，上清胶（烊冲）二钱，北沙参二钱，茯神二钱，煅牡蛎四钱，熟地五钱，麦门冬二钱，炒枣仁三钱，橘白一钱五分，怀牛膝（炭）二钱。"

3. 夹叙夹议式

夹叙夹议式指书写医案时，边记叙症状，边分析病因、病机、病性、病位、病势，将病证与病因病机有机地结合在一起。其特点是：病证与病机并重，丝丝入扣，理论与实践紧密联系，其分析透彻，说理详细。如《寓意草》："陆令仪尊堂平日持斋，肠胃素枯，天癸已尽之后，经血犹不止，似有崩漏之意。余鉴姜宜人交肠之流弊，急为治之，久已痊可。值今岁秋月，燥金太过，湿虫不生，无人不病咳嗽。而尊堂血虚津枯之体，受伤独猛，胸胁紧胀，上气喘急，卧寐不宁，咳动则大痛，痰中带血而腥，食不易入，声不易出，寒热交作。而申酉二时，燥金用事，诸苦倍增。其脉时大时小，时牢时伏，时弦紧。服清肺药，如以勺水沃焦，无裨缓急。诸子彷徨无措，知为危候，余亦明告以肺痈将成，高年难任。于是以葶苈大枣泻肺汤，先通其肺气之壅，即觉气稍平，食稍入，痰稍易出，身稍可侧，大有生机。余曰：未也，吾见来势太急，不得已而取快于一时，究竟暂开者，易至复闭。迨复闭，则前法不可再用矣。迄今乘其暂开，多方以图，必在六十日后，交冬至节，方是愈期。盖身中之燥，与时令之燥，胶结不解，必俟燥金退气，而肺金乃得太宁耳。令仪昆季极恳专力治之。此六十日间，屡危屡安，大率皆用活法斡旋。缘肺病不可用补，而脾虚又不能生肺。肺燥喜于用润，而脾滞又艰运食。今日脾虚之极，食饮不思，则于清肺药中，少加参术以补脾；明日肺燥之极，热盛咳频，则于清肺药中，少加阿胶以润燥。日续一日，扶至立冬之午刻，病者忽然云：内中光景，大觉清爽，可得生矣。奇哉！天时之燥去，而肺金之燥，遂下传于大肠，五六日不一大便，略一润肠，旋即解散，正以客邪易去耳！至小雪节，康健加餐，倍于曩昔。盖胃中空虚已久，势必加餐，复其水谷容受之常，方为全愈也。"

4. 先案后论式

先案后论式指在书写医案时，先将患者的病情、诊断、治疗方法等写成医案，然后再加评论或分析，提出作者对该案的心得、体会等。其特点是：重点多在案后的评论或分析，既可从中医学理论方面加以阐发，也可从诊断、方药方面去发挥，其论可长可短，对读案者分析、研究医案是有很大帮助的。这种书写体例尤为适合初学医者。如许叔微的《伤寒九十论》中记录的医案就是在医案后附仲景原文并加以评论或分析的。

5. 方论附案式

方论附案式指古人在论述某一方剂或某一理论后，为了说明方药效果或理论的正确性，又附医案来印证之。方论医案的书写体例，不见于医案专著之中，常在医案的著、论之中出现。如张锡纯的《医学衷中参西录》中，在其创立一百余首新方后，大部分都附有医案以证明其方之效。通过对医案的研究，能加深对该方的理解而更好地运用于临床。

6. 去繁就简式

其特点是言简意赅，省略者较多，往往仅记寥寥数语，然却是辨证之关键、用药之根本。这类医案往往使学识浅薄者读之茫然。如《临证指南医案》中此类医案尚多，在脾胃门中就有"胃虚纳少，土旺生金，音低气馁，当与清补，麦冬、生扁豆、玉竹、生甘草、桑叶、大沙参"的记载，案中用去繁就简的写法，抓住少纳、声低、气馁为主症，其病机为胃虚，其虚则有阴阳之别，胃阳虚则"食谷不化"，胃阴虚则"知饥少纳"，甚至"不饥不纳"。案中未有胀满、泄泻之症，是病胃未病脾也，故当以养胃阴之法治之。这类医案记述简洁，有的医案中脉、舌记录不全，或者病机分析简洁而不细致，或者仅有方药而无治法，或者有方而无药。这给学习者造成一定的困难，故后世书写医案较少采用这种体例。

7. 病证相合式

其特点是既保留中医传统的辨证论治特色，又采西医病名、理化检查。这类医案的书写体例在近、现代医案中较多见。

8. 正误式

其特点是先误后正，以启后人。多读前贤和当代名医临证经验，尤其是误治、失治、救误之案，颇能吸取教训，提高医术。近有专录误案之专著，如《古今救误》、《中医失误百例分析》、《中医误诊误治析微》等。

9. 骈文歌体式

在我国古代，医儒相通是普遍现象。儒者往往兼通医道，而名医大多亦具有很高的文学修养。历代名医在撰写医案时，除了重视医理的阐发外，也很讲究文采，注重修辞。在前人留下的医案中，就有以骈文或歌体写成的医案，称之为骈文歌体式医案。这种医案，除了医学价值之外，还有一定的文学鉴赏价值。举例如下。

"无形之酒毒流及营卫，有形之食滞阻遏肠胃。营卫阻则气血失于宣通，肠胃滞则升降失其和畅。血滞化热，发现斑块；气滞化热，遂成肿痛。腑气不运，更衣艰难；胃气不降，呃忒连声。前经吐红吐黑，不外嗜酒致伤；现见脐痛腹疼，定是宿垢积聚。红非阳络之血，黑是胃底之浊；斑非外感之风，肿是酒热之毒。无形之热毒逐渐由肝传胃，唇为焦燥，眶为红肿；有形之食滞毕竟由胃入肠，腹为鸣响，腰为痛楚。左脉窒郁不畅，右脉滑涩不匀。病状已有十日，增剧仅有半旬。实症何疑，舍攻奚就?制大黄、枳实、厚朴、豆豉、大青叶、连翘、山栀、丹皮、桃仁、白茅根、忍冬藤、酒药二粒。原注：服后下黑粪二次，呃忒即止，肿痛亦减。"（《金子久医案·热毒发斑》）。

"张，温邪两候不解，脉形洪大中空；神昏蒙而如醉，舌淡红而无苔。与汤亦不却，不与亦不讨；呓语如呢喃，叮咛重复道。昨日用芳开，神情略觉好。然凭症而论之，乃津枯而液燥。是必甘寒润燥生津液，俾得气化津回方保吉。聊立方法以备参，候高明以商夺。

"大生地 鲜石斛 沙参 茯苓 麦冬 羚羊角 鲜生地 竺黄 甘蔗汁 芦根尖

"渊按：案语清华，方法简洁，非学识兼到者不能。"（《王旭高临证医案·温邪门》）。

"某，咳嗽成劳最难治，《十药神书》传葛氏。生津顺气化痰浊，补血安神分次第。病经一载元气亏，节届春分恐危殆。安谷则昌古所言，姑拟一方补脾胃

"玉竹 怀山药 生苡仁 白扁豆 川贝 茯苓 甜杏仁 款冬花 生谷芽 沙参。"（《王旭高临证医案·吐血门》）。

五、医案学习与阅读要点

历代名医之所以能成为名医，除自我临证经验的积累、深化、提高之外，还有一个重要的因素，即学习、吸取前人的成功经验与教训，以此来充实、提高自己辨证论治的水平。但中医医案浩如烟海，且每个学习者的医学素养和文化功底不同，因此，掌握正确的医案学习方法，可收到事半功倍之效。现介绍阅读医案的几个主要方法及注意点。

（一）医案学习的方法

1. 首先要熟悉医家生平

每位医家的学术经验、治疗用药特点与其所处的时代背景、地域、政治、经济、文化、社会地位等密切相关，熟悉这些方面的情况就能加深和理解医家的学术思想。如同处金元时期的李东垣和刘完素，在学术主张上就有极大差异。李东垣生活于金元时期，此时期连年战争，使我国的经济、文化遭到很大的破坏，人民受到了残酷的剥削与压迫，人民生活于颠沛流离的苦难之中，饥饿、劳役及精神上的创伤都严重地损害脾胃元气，削弱机体抗病能力，故李氏创造性地提出"内伤脾胃，百病由生"的观点，在治疗上着意于补脾升阳之法。而刘完素处于宋金时代，当时热性病流行，医

者多用辛热之法，难以收效而多变证，他从长期临证实践中，体会到火热是导致人体多种疾病的一个重要因素，故在《素问玄机原病式》中提出自己的见解："但依近世方论，用辛热之药，病之微者，虽或误中，能令郁结开通，气液宣行，流湿润燥，热散气和而愈；其或势甚，而郁结不能开通者，旧病转加，热证渐起，以至于死，终无所悟。"在理论上提出了"六气皆从火化"、"五志过极皆为热甚"等学术观点，在治疗上，善用寒凉之剂，对后世热病的论治具有较大影响。可见，熟悉医家所处的地域环境、个人生活经历等生平情况，对学习理解医案中论点及治疗特点是有帮助的。

2. 要与学习医家著作相结合

学习医案要与学习医家著作相结合，这对于加深领会医家的学术思想、临床经验是大有好处的。因为医家的学术观点、思想，主要体现在其著作之中。如朱丹溪的学术思想源于《内经》，并继承了刘河间、张元素、李东垣等诸家的学术思想，结合他自己的临床经验，进一步发展了"湿热相火为病甚多"的观点，这些学术思想，主要反映在他的学术著作《格致余论》中。在治法上朱氏创用滋阴降火，其目的主要是为了使人体的阴阳达到"阴平阳秘"。因此，学习丹溪医案要与《格致余论》相参阅，这样才能领会其临床治疗特色。又如学习张锡纯的医案要结合阅读其著作《医学衷中参西录》，因为其书医论、医话、医案、医方、药物解等篇内容可以说前后连贯，只有相互联系地阅读各部分，才有助于对其医案的理解，加深对其学术思想的认识，促进对张氏临床用药的领会。

3. 要选择适合自己水平的医案

学习是一种由浅入深、循序渐进的积累过程，作为初习医案者，要根据自己中医学理论水平和临床经验多少来选择适合自己水平的医案。由于古代医案年代久远，文意悬隔，字简意丰，没有一定的古代文、史、哲知识的基础，亦是难以准确领会作者的辨治精髓的。因此，选择医案时要考虑自己《医古文》掌握的水平和医学素养能否与之相适应。如《临证指南医案·凡例》言："看此案，须文理清通之士，具虚心活泼灵机，曾将《灵》、《素》及前贤诸书参究过一番者，方能领悟此中意趣，吾知数人之中，仅有一二知音者，潜心默契。若初学质鲁之人，未能踏等而进，恐徒费心神耳。"因此，作为初学者可选择追忆式医案，这类医案文意连贯，医理亦多贯通，这样就能读得懂，收益也就多。

4. 要结合自己的学科专业

阅读医案时，还要结合自己所从事的学科专业来进行，或者是根据自己的研究方向、研究课题等来选择各类医案。外科医生选读外科医案，针灸科医生选读针灸医案，这样学与用相结合，与要解决的实际问题相联系，其学习的兴趣才大，劲头也才足。

总之，学习医案的目的是提高自己中医学理论水平和解决临床实际问题的能力，所以选择医案时要综合考虑自己的实际情况。

（二）医案阅读的要点

医案的学习还要掌握正确的阅读方法，把握阅读的基本要点。因为临证治病，既要掌握辨证论治的原则性，又要把握其灵活性。那么反映在医家医案中亦是各具特点和特色，如果不掌握好阅读医案的方法，就很难深入下去，亦很难收到预期的效果。阅读医案把握的基本要点，正如华岫云所说："医道在乎识证、立法、用方，此为三大关键。……然三者之中，识证尤为紧要。"

1. 首重识证

中医治病的精髓或特点是辨证论治，贯穿于辨证与论治两者间的是中医的理法方药，而其中辨证是基础、是关键，只有辨证准确，立法和处方才有针对性，所谓"方从法出，法随证立"。

识证也就是辨证，辨证是为论治服务的，论治必须以辨证作为依据，二者是一个有机的整体。由此可见，学习医案的要点之一是如何辨识证候，即识证，这是我们医案课程要解决的重点。如《黄文东医案》中有浮肿案：王某，女，32岁，浮肿半年，平时饮食减少，神疲乏力，夜寐不安，头晕，心悸。以往月经超前而多，腹痛腰酸，大便干燥，口渴不欲饮，肝略大，脉细，舌质红带青，有红刺。血虚不能养肝，肝脾不和，运化失职，冲任不调。治拟健脾养肝、调理冲任之法。炒白术三钱，茯苓皮四钱，陈皮二钱，制香附三钱，白蒺藜三钱，炒枳壳一钱半，柏子仁三钱，麻仁三钱，浮小麦四钱，酸枣仁三钱（炒研），梗通草一钱。黄氏辨证此案主要是从脾虚水湿失运来辨识，脾虚令胃纳受阻，精血不生。脾运功能恢复正常，则水湿、水谷代谢亦正常。可见，要读好医案，重点是掌握识证，因为医案本身就是辨证论治的产物。正如华岫云在《临证指南医案·凡例》中说的："医道在乎识证、立法、用方，此为三大关键……若识证不明，开口动手便错矣。"

由于古代医家医案书写有个人的习惯和随意性，因此如何识证，应有一定方法。在各类医案中，对诊治记录详细、治疗次数多、方药变更大的医案，要善于连贯分析。尽管病证的变化是复杂的，但又是联系的，采取前后互参，层层解析的方法，就能达到前因与后果，理法与方药环环相扣之效果。有的医案有按语，有的医案有评注，这亦是我们学习医案时可以借鉴的。对实录式医案，案中只记载关键性主症作为辨证立法之要点，有的甚至简练到只记录两个字，如《未刻本叶氏医案》中就有"脉细，熟地、当归、川石斛、茯神、炙草、麦门冬"之案例。在理论上，阴、阳、气、血的虚损均可出现"脉细"之候，那么，究竟是何种原因造成的呢?我们从所用方药的分析就可知：方用滋养阴血之药，既然是养阴药无疑患者是阴血不足所致的脉细了。又如《近代中医流派经验集·范文虎医案》中有"邵师母，苦腹胀，膈下逐瘀汤"。本案证候记载亦只三个字，为什么凭"苦腹胀"就使用膈下逐瘀汤呢?案中未曾语及有瘀血在内之词，但是，患者主要的痛苦是腹胀；通过"苦"字还反映腹胀已久，有病非一日之意。腹胀之始多为气生，气病日久入血，造成气滞血瘀之腹胀，故范氏用膈下逐瘀汤治之。从以上两例可知，实录式医案言简意赅，阅读这类医案通常用以方测证或审证求因法来解决。对理法方药记录完整，论述分析较详的医案，如追忆式医案可采用反复研读、仔细揣摩之法来阅读，能加深领会作者独特的辨治精髓。由此可见，如何读好医案、掌握其重点、领会其精神实质，是一个颇值得研究的问题。若把握不好，或者说读案不得要领，抓不住重点内容，就会收效不大。

2. 细究立法

"法随证立"，识证固然重要，但立法也同样不可偏废，若"有证既识矣，却立不出好法者；或法既出矣，却用不出至当不易好方者"（华岫云语），也是治不好病的。所以立法是紧扣辨证的第二个关键，亦是学习医案的要点。如在临床上有这样一组症候群：全身浮肿，或面部浮肿，畏寒怕冷，大便溏薄，次数较正常多，舌质淡、舌体胖嫩、苔白，脉沉细，或脉沉细无力。在中医辨证上属于脾肾阳虚，水湿内停证。但在论治选方上，有的医家用真武汤、附子理中汤为治而效；有的用实脾饮、胃苓汤而见功；亦有重用参、芪、仙茅、仙灵脾、鹿角胶而复者。再如我们常见这种情况，有些慢性病经几位大夫诊治过，在辨证上基本一致，各人选用的方药又大同小异，有的往往仅一二味药的差异，或者药量的增减，而疗效就大不一样。这就说明辨证是对的，还要看立法是否与病情相符，用药是否贴切。就是说，"证"不可不辨，"治"不可不论，理法方药贯而通之，密而合之，不可偏弃也。

如《医宗必读·积聚》治工部王汉梁案："郁怒成痞，形坚而甚痛，攻下太多，遂泄泻不止，一昼夜下二百余次，一月之间，肌体骨立，神气昏乱，舌不能言，已治终事，待毙而已。余诊之曰：在证虽无活理，在脉尤有生机，以真脏脉不见也。举家喜曰：诸医皆曰必死，何法之治而可再起耶? 余曰：大虚之候，法当大温大补。一面用枯矾、龙骨、粟壳、樗根之类以固其肠；一面用人参二两，熟附五钱，以救其气，三日之间，服参半斤，进附二两，泻遂减半，舌转能言。更以补中益气加生附子、干姜，并五帖为一剂，一日饮尽，如是者一百日，精旺食进……计一百四十日，而步履如常，痞泻悉愈，向委信不专，有人参以他说，有片语畏多服参附，安得有再生之日哉！详书之，以为信医不专者之药石。"从本案之病因当属郁怒成痞，其症结在肝气滞结而致诸症，故治当用"木郁达之"之法。而医者察之不确，误治以攻下，致泄泻，数以百计，数月不止，致脾气虚极，精气神衰之甚也。继而症变多杂，险象环生，神昏气乱，舌不能言，两足痿废等症，则知此症不是脾胃极虚，而是肾中元阳之气已是大亏大损，所幸者真脏脉未现也，是知脾肾之气虽衰，而犹未至于竭绝。李氏用枯矾、龙骨、粟壳、樗根等药涩其肠滑，先杜绝元气下脱之路，这是"急则治标"之法，再用"下者举之"之则，大剂参、附补气固脱以扶其本，待元气稍复，复用补中益气汤加姜、附，以救治误下之逆。正如徐大椿在《临证指南医案·咳嗽门》的批语时有："凡述医案，必择大症及疑难症，人所不能治者数则，以立法度，以启心思，为后学之所法。"此语亦从另一个角度提示我们学习医案之方法和阅读医案之要点。

3. 揣度用方

阅读前人医案，除从辨证着眼外，但用药之精当处，亦应细心揣摩，取其所长，以资临证借鉴。前人医案，尤其是古代医家治病多用经方，如何灵活运用，发挥经方的作用，是中医学术探讨的一大课题。学习在医案中保存的名医运用经方的宝贵经验，其要点有二：一是用方的指征，即证；二是根据病证复杂多变的临床实际情况，如何加减变化，也就是掌握经方运用的原则性与灵活性。所以说，仔细揣习前人用方遣药经验，亦是阅读医案的要点。如《经方实验录》中有："汤左，二月二十八日。太阳中风，发热，有汗，恶风，头痛，鼻塞，脉浮而缓，桂枝汤主之。川桂枝三钱，生白芍三钱，生甘草钱半，生姜三片，红枣六枚。"又如："治一湖北人叶君，住霞飞路霞飞坊。大暑之夜，游大世界屋顶花园，披襟当风，兼进冷饮，当时甚为愉快。顷之，觉恶寒，头痛，急急回家，伏枕而睡。适有友人来访，乃强起坐中庭，相与周旋，夜阑客去。盖系冰饮酿成也，两手臂出汗，抚之潮，随疏用方：桂枝四钱，白芍三钱，甘草钱半，生姜五片，大枣七枚，浮萍三钱。"以上两例中，第一案据《伤寒论》云："太阳病，发热、汗出，恶风，脉缓者，名为中风。"又云："太阳病，头痛，发热，汗出，恶风，桂枝汤主之。"临床表现的主要症状为发热，恶风，汗出，准此以用桂枝汤，无有不效者。第二例在用桂枝汤时为什么加浮萍？因为其身无汗，头汗不多故也。就临床实际而言，方剂用不着以古今来判断优劣，而在于效用的高低。古方的效用未必都好，今方的效用未必都次，屡经实践检验的方，必然效用高；经验不足的方，效用必然逊色。故无论学习古方或今方，既要观其组方的理法，更要验之于临证，有效验的方药，自有理法存乎其间；效验不佳的方药，即于理法有所未合，亦只有通过实践，不断改进，才能提高其疗效。清代名医徐灵胎先生均以方药的实际疗效来判别优劣，其所谓可法不可法，一味以古今来论之，认为唐人制方不如上古；宋人之方，复不如唐；有明以下，卑不足道，这种厚古薄今的思想是不可取的。在临床实际运用的方剂，除《伤寒杂病论》所载的三百余方之外，更多的是唐宋以后的经验方。当宋代林亿校订《金匮要略》时，于各个病类多少不等地附录一些后世验方，如《古今录验》、《近效方》、《肘后备急方》、《备急千金要方》、《外台秘要》之类，以补其不足。因此，以古今分方剂之良否，是没有现实意义的，也是不符合科学发展规律的。

医案中治疗疾病所用的剂型、剂量和煎药、服药的方法，亦是我们学习医案的一个重要方面。因为只有适合病情需要的剂型、剂量，才能更好地符合治疗要求和发挥药效。随着医药技术的发展，历代医家在长期临床实践中创造了多种适合疾病治疗的剂型，在医案中有丰富的记载与运用经验。如汤、丸、散、膏、酒、丹、露、口服液等；在药物炮制加工方面亦是多种多样，如炒制中又分为土炒、酒炒、醋炒、水炒、蜜炒等；在煎法方面又有文火、武火之不同；药有先煎后下之异；在服法方面分为二服、三服、顿服；尚有温服、冷服、少少咽之；在服药的同时有啜粥、覆被等，这些内容和要求都是中医治疗学中不可缺少的组成部分，也是直接影响中医治疗效果的一个重要因素，应多加重视。如《临证指南医案·中风》中有治钱某案，案中对每味中药炮制、煎法、服法等都有明确要求："偏枯在左，血虚不荣筋骨，内风袭络，脉左缓大。制首乌四两（烘），枸杞子二两（去蒂），归身二两（用独枝者，去梢），淮牛膝二两（蒸），明天麻二两（面煨），三角胡麻二两（打碎，水洗十次，烘），黄甘菊三两（水煎汁），川石斛四两（水煎汁），小黑豆皮四两（煎汁），用三汁膏加蜜，丸极细，早服四钱，滚水服送。"这种每味药物均注明炮制、煎法、服法、剂量等要求，在当今的临床中是不多见的，而其目的是通过这些具体明确的要求来提高药物疗效。

成功的案例可载可读，但"智者千虑，必有一失"。在临床上即使是诊疗水平极高的医生，在一生繁忙而又复杂的诊疗过程中，难免有不同程度的失误。轻者以重，重者以死。"前车之覆，后车之鉴"。误治之案及其救误回春之术，则尤堪深研。有必要从失误中探索原因，总结经验教训，提高临床诊疗水平。在医案中此类误治医案记载特点是多系初诊被他医所误，尔后为医者救误之治，其内容包括误治、失治、救误之案，均可称为救误案。如《李聪甫医案》中治周某案：

"女，7岁，起病状似感冒，先用羌防解表，大便秘结；继用硝黄攻下，越用攻下之剂，越感烦躁不宁。迁延半月，壮热不退，大渴谵语，息促唇裂，入夜懊恼尤甚。诊视脉来疾数，齿燥而垢，苔黑而焦。此暑温证，热郁肺络。病在上，首宜辛凉轻清之剂透汗，反投辛温发汗，肺热内炽，弥漫不散，应从清化立治；更投硝黄泻实，反抑热不散，湿热氤氲，无从宣化，则陷结于膜原。仍当清轻宣解，不使邪入营血，仿银翘意。

"金银花10g，连翘心7g，冬桑叶7g，肥知母7g，炒山栀5g，生石膏10g，蝉蜕衣5g，广郁金5g，牛蒡子（炒）3g，全瓜蒌7g，淮木通3g，淡竹叶3g。

"复诊：唇齿舌苔黑垢全退，身热减低，入夜能睡，口仍干渴，腰膝酸痛，湿热余邪阻注。

"原方去蝉衣、郁金，加左秦艽5g，天花粉5g。

"三诊：热清渴止，烦热已退，大便燥结，上方增锦纹大黄5g，缓下而安。

"此属暑湿疾患，必挟湿邪，法应辛凉宣透，使邪透汗而解为治。而前医反投辛温之羌、防，如同抱薪救火，以致汗泄津伤，肺热内炽，下移大肠，便闭作矣。此刻若以清化，邪则不会内陷，然更投芒硝、大黄攻下，反而与湿蕴蒸，内耗阴津，扰及神明，是以壮热不退，大渴唇裂，齿燥苔焦，脉来数疾，烦躁不宁，懊恼谵语，病势危急。幸而邪仍留于气分，未入营血，故宗叶氏之法，以银翘白虎加减，辛凉宣解，佐以甘寒清化，引邪由气分至卫分而解。"

李氏于本案中预识病机，先期用药，不使病邪有内传之机，实为临证有见地处。实践中历代医家都非常注意总结失误的教训，探讨各种失误的原因。如《素问》中的"疏五过论"和"征四失论"就是结合临证告诫医者谨防五过与四失的产生；仲景之《伤寒论》多以假设的方式广泛论述了诊治伤寒病过程中出现的各种失误的原因、后果及其对策等。

六、医案类书介绍

《名医类案》12卷，明代江瓘（字明莹）辑，是现存最早的医案类书。搜集了汉代至明代嘉靖年间1600余年中所有医书中医案，以及经史子集中散在病案共2300余则，按病证分为205门。该书是对明代以前医案成就的第一次大总结。

《续名医类案》36卷，清代魏之琇（字玉璜）辑，是现存篇幅最为浩博的一部医案类书，所选自汉至清代乾隆年间1800余年全部医书中医案，亦旁及经史子集。共收医案有5000余则，按证分为345门。较之江瓘所辑又有很大扩充。

以上二书几乎将清乾隆以前的医案全部囊括。

《古今医案按》10卷，清代俞震辑。该书将《名医类案》的内容加以补充，并去粗取精，选案千余则。分 106 门，凡有心得，必加圈点，每证之后，多有按语，对一类病案加以比较分析，每能画龙点睛，评得其纲纪，是医案类书中不可多得之作。

《全国名医验案类编》二集，何廉臣编，1938 年出版，搜集民国时期全国名医 67 家医案 371 则。上集以病因为纲分为风淫病案、寒淫病案、暑淫病案、湿淫病案、燥淫病案和火淫病案六类。下集按证分为温疫、喉痧、白喉、霍乱、痢疾和瘴疫六类。本书分类不繁，重点在于整理外感时疫病案。

《全国名中医类案选》一册，余瀛鳌、高益民编著，1983 年人民卫生出版社出版。内容大致包括 1911～1980 年全国名医 135 家的医案 436 则；按伤寒温病、内科杂病、妇产科、儿科、外科皮肤科、五官口腔科分为六类，按证分为 182 门。每则病案之后均附有按语，简洁明了，颇能突出中医特色，足以昭示来学。

《经方实验录》3 卷，姜佐景编，1937 年出版。该书为姜氏录其老师——近代著名经方大家曹颖甫先生之验案。上、中两卷按伤寒方列 31 目，选案 68 则；下卷以证类案分 16 目，选案 24 则。本书特点是以方类案，是医案类书中绝无仅有者。

《中国医药汇海》"医案部"，蔡陆仙编。按证分 43 门，选古今名家医案 300 余例，也是一部选案精当的医案类书。

第一章 伤寒医案选讲与实践

🐉 第一节 心肺系疾病 🐉

一、发热

例1 于某，女，15岁。1976年6月20日初诊。

前月患"感冒"，发热38.5℃，经用解热镇痛药和抗生素类药物，体温降低，但低热不除，每天体温37.5℃左右，已20余天。血尿常规、胸透、抗链"O"测定等检查，均未发现异常。某医投以清热解毒中药，服2剂无效。

现症见时有头痛，微恶风，动辄汗出，倦怠乏力，纳食不佳，二便正常。面色萎黄，精神颓靡，舌质淡红，苔薄白，脉寸浮缓，尺微弱。

[中医药学报（黑龙江中医学院），1979，2：23]

例2 顾某，女，50岁。1990年5月初诊。

现病史：患者有"乳糜尿"病史10余年，10个月前触感风寒，身热遂起，恶寒无汗，头身疼痛。在门诊予"羚羊感冒片"、抗感染输液及屡用解热镇痛药等中西药治疗，虽能汗解一时，但体温始终波动在38.5℃左右，遂于1990年5月收住入院。入院时身热恶寒，无汗身痛，呕吐泛恶，溲赤便秘，舌红苔黄腻，脉浮数。体温38.5℃，浅表淋巴结未触及，咽部轻度充血。

实验室检查，血常规：白细胞计数 $6×10^9$/L，中性粒细胞0.64，淋巴细胞0.35；血沉：38mm/h，血肥达试验阴性；尿常规：蛋白（+++），红细胞（+++），乳糜尿定性（+）；血、尿培养阴性，心电图、胸片均正常。

初投"大柴胡汤"以通腑泻热，冀表里双解。服3剂后呕恶止，大便畅，身热依然未减。

刻诊：高热，头身痛而振寒，无汗烦躁。

查体：体温39.4℃，面赤，身如燔炭，舌红苔薄黄，脉浮数。

[国医论坛，1996，11（1）：15]

例3 患者，男，10岁。

主诉：定时发热半个月余。

现病史：患儿近一段时期每天午后或晚上发热，稍有怕冷；时时烦躁，想吐又吐不出，大便5天未解，但腹部并不感胀满疼痛，小便正常，脉滑数。

既往史：无特殊。

查体：体温39℃左右，精神欠安定，舌质红，苔薄黄少津。

[山东中医学院学报，1977（3）：71]

例4 王某，男，82岁。2000年8月10日入住本院。

主诉：发热伴咳嗽3天。

现病史：两周前不慎饮用过期牛奶，出现腹泻，日行 3～4 次黄稀便，无腹痛及脓血，无肛门坠胀感。持续约 10 天，又于洗澡后出现流涕、咳嗽。次日即感发热，体温 38.4℃ 左右，伴咳嗽及少量白黏痰。曾在某医院治疗，虽经补液、调整电解质及酸碱平衡紊乱等治疗，并给予头孢曲松钠 2.0g/d，静脉滴注，血气、生化指标均已好转，但仍高热不退，体温徘徊于 38.5～39.6℃，予物理降温、糖皮质激素及退热药，效果均不理想。

刻诊：发热，咳嗽少痰，烦躁，时有谵语，大便 4 天未解，3 天未能进食，心下及脐周按压时，患者出现皱眉及蜷屈下肢，小便色淡黄，脉数。

既往史：无特殊。

查体：体温 39.1℃，呈嗜睡貌，张口呼吸，28 次/分，唇干、舌质红，舌苔中央黑燥，口气秽浊。双肺呼吸音增粗，右下肺可闻及少许湿啰音，腹壁触之烫手，左下腹仍可触及条索样包块，左下腹及剑突下有轻压痛，无反跳痛，腹肌略紧张，胆囊点及麦氏点无压痛。肌张力亢进，双侧瞳孔等大等圆，对光反射略迟钝。

X 线提示右肺下野纹理紊乱。血常规：白细胞计数 $14×10^9$/L，中性粒细胞 0.78。血生化：pH 7.40，钠 130mmol/L，钾 3.0mmol/L，氯 98mmol/L，葡萄糖 6.8mmol/L。血气分析：二氧化碳分压 30mmHg，尿素氮 12mmol/L，肌酐 106mmol/L。尿常规：尿酮体（±），尿潜血（-），亚硝酸盐（-），SG1 0.18。

[陕西中医函授，2001（6）：20-21]

例 5 张某，男，36 岁。

低热（37.5℃ 左右）多年不愈，伴见盗汗，心烦等证，西医怀疑为肺结核，但经检查后没有发现结核病灶，转请中医治疗。胁脘痞满不舒，纳少而口苦，舌质红，苔白润，脉弦细。

[刘渡舟.刘渡舟医书七种-经方临证指南.北京：人民卫生出版社，2013：96]

例 6 郑某，女，24 岁。

间断高热半年余。开始感冒，发热恶寒，继转高热 39～40℃，持续 20 余天。曾在他处检查心肺及血象，均示正常，服大量抗生素及解热药不效，乃转另院。

查心肺（-）。血常规：血红蛋白 135g/L，白细胞计数 $5.6×10^9$/L，中性粒细胞 0.75，淋巴细胞 0.25，血沉 47mm/h。给服激素，1 周后体温下降，波动在 37～38℃，持续 2 个月，其中反复数次高热。再复诊，发现左颈部有 3 个肿大淋巴结，改服异烟肼和注射链霉素 2 个月，高热仍间断发作。乃来津治疗。现在症见：每天午后高热 39～40℃，无汗，每发作前先冷后热，伴口苦咽干，脘腹满闷，大便干，呈球状，小便黄赤。

检查：发育正常，精神尚可，心肺（-）。白细胞计数 $9.6×10^9$/L。舌红苔黄而燥。脉弦实有力。

[天津医药，1978，2：73]

例 7 李某，女，45 岁，工人。1982 年 2 月 19 日就诊。

现病史：4 天前忽然发热，咽喉肿痛，咳嗽，某院诊为上呼吸道感染。用青霉素、银翘散合麻杏甘石汤治疗，咽痛咳嗽见好，发热如故。现症：发热头晕，神疲乏力，腰部酸痛，恶心呕吐，不思饮食，小便短少。

既往史：慢性肾炎 8 年。

查体：舌质红，苔薄黄，脉细无力。

特殊检查，体温：38.4℃；血常规：白细胞计数 $10.5×10^9$/L，中性粒细胞 0.8，淋巴细胞 0.2；尿常规：尿蛋白（+++），尿白细胞 5～8 个/高倍视野，尿红细胞 3～10 个/高倍视野。

[河南中医，1995，15（1）：13]

例8 张某，男，46岁。1992年4月8日就诊。

诉低热月余，体温37.2～37.6℃，以上午为甚。伴见纳差，颜面潮红，腹中雷鸣，便溏，日3～4次。舌质红，苔黄腻，脉濡。久用清热利湿之剂无效。

[陕西中医，1993，14（3）：132]

二、感冒

例1 徐某，男，23岁，工人，未婚。1997年1月5日就诊。

现病史：发热恶寒，伴头身痛3天。平素体壮，患者3天前因受寒后发热（体温39℃），恶风寒，伴头、身痛，腰痛，骨节疼痛，无汗，气粗，口服"退热药"（药物不详）及"复方大青叶片"，静脉滴注"青霉素"等无效。现诸症依然。

查体：患者神清，身体收缩，欲近衣被，身热灼手，遍体无汗，呼吸气促，咽部充血，双扁桃体Ⅰ度肿大，舌淡红，苔薄白，脉浮数。

[国医论坛，1997，12（4）：12]

例2 钟某，女，62岁，护士。1992年6月12日初诊。

现病史：发热恶寒，头痛项强3天。患者3天前先觉周身不适，继而恶寒发热，全身酸楚，自以为感冒，服退热药，其症稍减，然旋又发热无汗，翌日邀余诊治。症见形寒发热，头痛项强，转动不灵，腰脊酸痛，无汗。

查体：舌苔薄白，脉浮滑而数。体温39.6℃。血常规检查正常。

[河南中医，1998，18（4）：238]

例3 患者，女，44岁。

现病史：发热5天，体温高达40.1℃。曾注射庆大霉素、氨基比林等，并口服复方乙酰水杨酸片（APC）等解热药，药后虽汗出但高热不解。现发热恶寒，头痛少汗，四肢关节疼而烦扰，恶心欲吐，二便调。

查体：脉缓而弦，舌质红，苔薄白。体温40.1℃。

理化检查：白细胞计数$12.0×10^9$/L，血沉、尿常规、X线胸片均示正常。

[天津中医，1989（3）：38]

例4 张某，42岁。住云南省昆明市。

主诉：发热恶寒，头痛体痛，沉迷嗜卧数日。

现病史：患者自述肾气素亏。于1959年9月2日返家途中，时值阴雨，感冒风寒而病。初起即身热恶寒，头痛体痛，沉迷嗜卧（即少阴病但欲寐之病情也），兼见渴喜热饮不多。

查体：脉沉细而兼紧象，舌苔白滑，质夹青紫。

[吴佩衡.吴佩衡医案.昆明：云南人民出版社，1979：5]

例5 吕某，48岁。

患外感证，发热恶寒，肢体酸痛，自汗出，心烦腹胀，小便不利，四肢浮肿，两腿胫部按之凹陷，口干，舌苔白腻，脉象浮软。

[邢锡波.伤寒论临床实验录.北京：中医古籍出版社，2004：86]

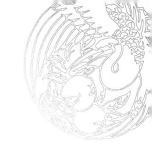

三、喘证

例1 刘某，男，33岁。1994年1月25日初诊。

主诉：咳喘气促数日。

现病史：咳喘气促数日。感冒并发肺炎，口服"头孢氨苄"，肌内注射"青霉素"，身热虽退，但干咳少痰，气促作喘，胸闷，伴头痛，汗出恶风，背部发凉，周身骨节酸痛，阴囊湿冷。

查体：舌苔薄白，脉来浮弦。

[陈明，刘燕华，李方.刘渡舟临证验案精选.北京：学苑出版社，1996：22]

例2 孙某，男，65岁，退休教师。1997年1月就诊。

现病史：咳喘20余年，加重4天。患者有慢性支气管炎病史20余年，咳、痰、喘反复发作，而尤以冬季为甚。4天前因受凉咳嗽，痰色白量多质稀，喘而不能平卧，伴有畏寒发热，无汗，胸胁满闷，下肢浮肿。

查体：苔白滑，脉浮紧。

[浙江中医杂志，2000（7）：301]

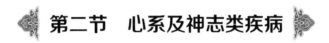

第二节　心系及神志类疾病

一、心悸

例1 倪某，女，42岁。1979年9月14日初诊。

现病史：患者近来经常感冒，扁桃体发炎，心悸。上个月经某医院诊断为病毒性心肌炎，住院治疗。心悸，气急，乏力，体温38.2℃。经用多种抗生素静脉滴注20多天，仍发热不退，心力衰竭已2次报病危。后经某医生给服生脉散加清热解毒剂，体温不降，且心悸加重。患者要求出院，后延余诊治。

查体：患者卧床欲寐，无神懒言，语声低微，心悸甚，气急，眩晕，面浮足肿，汗出，体温38℃，不思饮食。脉细微而结，舌淡苔薄白。

[云南中医，1990，11（6）：13-15]

例2 潘某，男，48岁，工人。

自诉自1972年11月份起，于活动多时有阵发性心慌、气短、胸部胀闷，自觉有心跳间歇现象，无绞痛出现。1973年9月份冠心病普查时，发现患者有频发室性期前收缩而收住院。血压128／88mmHg，心界不大，心率86次／分，心律失常。有频发期前收缩，偶呈二联律，心音正常，胆固醇5.5mmol/L。心电图呈窦性心律，频发室性期前收缩，偶呈二联律，左前上支传导阻滞。西医诊断为冠心病并发室性期前收缩。患者住院后，先给予镇静药物、利多卡因及安他唑啉等治疗1个月无效，改服中药治疗。

[孙溥泉.伤寒论医案集.西安：陕西科学技术出版社，1986：165-169]

二、神志类疾病

例1：癫痫 王某，男，18岁。

患癫痫病，屡用苯妥英钠等抗癫痫药物不能控制其发作。自述每次发作前感觉有一股气从小腹往上冲逆，至胃则呕，至心胸则烦乱不堪，上至头则晕厥而不知人事。少顷，其气下移而苏醒。素常小便短少，频数不利，大便正常。舌质淡嫩、苔薄，脉沉滑。

[刘渡舟.刘渡舟医书七种-经方临证指南.北京：人民卫生出版社，2013：47]

例2：癫狂 患者，女，21岁。1999年8月27日初诊。

急性兴奋狂乱发作已半个月，在当地曾予氯丙嗪等治疗，并服治狂丸药（含巴豆）泻之，狂乱愈重；后于某医院诊为散发性脑炎，因精神症状较重，遂送我所治疗。诊之，面色红赤，肤热蒸手，多汗，神识欠清，时有谵语，呈幼稚愚蠢相，时而目光惶惧，惊恐颤抖不已，时而烦乱躁急，乱撕乱抓，自伤其肤；腹胀满，下利黏秽如糜，小便色黄赤，大小便自遗；舌黄而干，脉滑数。据询，狂乱未发作前，曾感冒发热，口唇起疱疹，汗之不解，热势渐重，且神识逐渐欠清。

[中华中医药杂志，2008，23（2）：134-135]

例3：抑郁 李某，女，35岁。

患者平素善愁易怒，郁郁寡欢。1960年冬季起，自觉微畏风寒，浑身不适，随即失眠魇梦，继即精神失常，四五天后狂躁大作，打人骂人，撕衣裸体。至1961年3月后渐复常态。入冬原病又作，经4个月余，前症又见消失。1962年11月中旬又复发。当时适余下乡乃邀诊。患者已3天不眠，服西药催眠药无效，言语举止异于常人，面赤，畏风，便秘，溲赤。脉弦细，舌苔薄。

[浙江中医杂志，1964（7）：19]

例4：不寐 郑某，男，43岁，机关干部。

主诉：不寐月余。

现病史：患者在1982年元月初，因赶写材料，连续几晚工作到深夜，案牍劳形，因而出现睡眠差，难以入寝，未予介意。尔后日趋重笃，继而心烦、口干、多梦、遗精、疲乏无力等症毕具。曾服西药甲丙氨酯、中药归脾汤等，症状未见明显改善，终致彻夜不眠，不能正常工作。

查体：舌质红，少苔，脉细数。

[湖南医药杂志，1883（2）：47]

例5：神昏 赵某，男，45岁，厨师。1995年7月15日初诊，入住本院。

主诉：突发神昏，四肢厥冷数小时。

现病史：数小时前无故突发神昏，四肢厥冷，曾予西药对症治疗未果。诊见神志不清，四肢厥冷，汗出如珠，呼吸急促，唇绀，烦躁不安，腹诊腹部饱胀，大便5天未解。舌燥、苔焦黄，脉沉伏有力。

既往史：平素嗜酒，喜辛辣厚味。

查体：血压145/91mmHg，心率92次/分，呼吸24次/分，腋温38.2℃

特殊检查，血细胞分析：白细胞$12×10^9$/L，中性粒细胞0.85，淋巴细胞0.15。心电图示窦性心律、偶发房性期前收缩。

[浙江中医杂志，2001（5）：218]

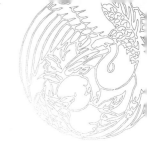

第三节 脾胃消化系统疾病

一、呕吐

例1 任某，女，43岁。于1967年2月25日入院。

现病史：患者反复呕吐20余天，滴水不能进，伴头晕、头昏、头痛。10年前曾发此病一次，经治好转，此次发病前有精神创伤史。现症：自觉口臭，无饥饿感，睡眠差，住院后每日静脉输液，维持电解质平衡。曾给镇静药、解痉药等仍不能止吐，故来我院就诊。患者形体瘦削无力，面色苍白，反应迟钝，呈烦躁状态，血压112/84mmHg。

查体：脉沉迟弱，舌前光净无苔，舌根苔白厚。

[董建华，王永炎，杜怀堂，等.中国现代名中医医案精华.北京：北京出版社，1990：848]

例2 白某，男，41岁。

患者于1959年9月发现肝大，当时无自觉症状，肝功能正常。以后逐渐觉两胁间歇隐痛，甚则及背，腹胀肠鸣，日轻暮重，食欲减退，嗳气频频，大便不实。体检发现颈部有数个蜘蛛痣，肝大，肋下10cm，质软，无叩压痛。1962年9月以后，谷丙转氨酶曾2次升高，西医诊为"慢性肝炎"。曾先后4次住院，采用一般保肝疗法、胰岛素和丙酸睾酮等治疗，都可暂时取得效果，但遇紧张和劳累，则病症复发。1963年11月第5次住某医院，接受中药、针灸、推拿等治疗。中药以调气散瘀、养肝健脾软坚之品，用柴胡疏肝散、四逆散、平胃散、八珍汤等方加减，腹胀胁痛依然。

1964年1月24日初诊：六脉迟虚无力，舌胖大，苔浮而腻，腹胀肠鸣，干噫食臭，有时两胁及背、少腹作痛，大便呈糊状，日2行，或间日一行。

[浙江中医杂志，1965（8）：28]

二、痞证

例 樊某，女，56岁。1990年4月20日初诊。

现病史：胃脘痞满胀闷2个月。患者2个月前患感冒，治愈后出现胃脘痞满胀闷，膨隆，食后更甚，经X线钡剂及胃镜、肝胆B超检查，均无异常发现，西医诊断为胃神经官能症，服药2个月无效，遂前来就诊。现胃脘部膨隆，按之濡软，食欲差，大便不畅。

查体：舌质红，苔黄厚，脉滑数。

特殊检查：X线钡餐造影及胃镜、肝胆B超检查均示正常。

[河南中医，1995，15（2）：79]

三、黄疸

例 唐某，男，17岁。

患亚急性肝坏死，在某传染病院住院治疗已3个多月，周身发黄如烟熏，两足发热，夜寐时必须将两足伸出被外，脘腹微胀，小便黄赤。舌质红绛，脉弦。

[刘渡舟.刘渡舟医书七种-经方临证指南.北京：人民卫生出版社，2013：95]

四、下利

例1 王某，男，38 岁，2002 年 4 月 28 日初诊。

现病史：发热恶寒，头身疼痛 3 天，伴腹泻半天。患者患甲状腺功能亢进症（简称甲亢）3 年，不规律服用"甲巯咪唑（他巴唑）"、"谷维素"、"普萘洛尔（心得安）"等。现因感冒经村卫生所给予激素等肌内注射 2 次，25 日晨 3 时解小便时，突觉两腿发软、不能站立。

检查：血钾 2.795mmol/L；心率 100 次/分。给予补钾、门冬氨酸钾镁等输液治疗，病情明显好转。27 日夜复感风寒，次日凌晨出现头痛，畏寒，发热（体温 38℃），无汗，恶风，微喘，气息稍粗，腰痛，四肢关节酸痛，下肢为甚，下午出现泄泻，为淡黄色稀水便，日泻 20 余次，头、腰及四肢疼痛加重，给予肌内注射"氨基比林"后，症状略减，上半身有少许汗出，1 小时后复故。

查体：现体温 39℃，舌苔薄白略干，脉浮数。化验血常规、大小便常规均正常。

[新中医，2004，36（3）：64]

例2 陈某，女，19 岁，初诊日期不详。

现病史：头痛身痛，发热恶寒，大便作泻，每日 4～5 次，无红白黏液，腹中绵绵作痛，前医用"藿香正气散"未能取效。

查体：舌苔薄白而润，脉浮弦而缓。

[刘渡舟.伤寒论十四讲.天津：天津科学技术出版社，1982：114]

例3 李某，女，26 岁。1999 年 10 月 17 日应诊。

自诉 3 个月前生产后感受寒湿之邪，而出现泄泻水样便，每天大便 10 余次，3 个月来虽经中、西医多方诊治，服用中、西药无数，却疗效不佳，遂来我处试治。患者除以上症状外，腹中常有雷鸣之声，嗳气不断，胃脘部痞满感，但腹无疼痛。

查体：腹软，无压痛，舌质淡，苔白，脉滑。化验便常规：水样便，无红细胞。

[河北中医药学报，2003，18（2）：20]

例4 王某，男，39 岁，1949 年 2 月 11 日初诊。

现病史：患者腹泻已逾 1 年，经常肠鸣，大便稀溏，日下 8～9 次，食欲欠佳，完谷不化，曾经数十家医院诊治而少效。现症：面色惨白无华，精神疲乏。

查体：腹部稍胀而喜按，舌面浮有一层黄色厚腻苔，脉细迟。

[江西医药，1964，4（3）：149]

例5 林某，男，52 岁。1994 年 4 月 18 日就诊。

现病史：大便下利达 1 年之久，先后用多种抗生素，收效不大，每日腹泻 3～6 次，呈水样便，并共有少量脓血。伴有里急后重，腹部有压痛，以左下腹为甚。畏寒，发热 37.5℃左右。西医诊为"慢性菌痢"。

查体：粪便镜检有红、白细胞及少量吞噬细胞。舌红，苔白，脉沉弦。

[陈明，刘燕华，李方.刘渡舟临证验案精选.北京：学苑出版社，1996：105-106]

例6 刘某，女，56 岁。

其家人代诉：腹泻 1 个月，每日 3～5 次不等，便极稀薄，杂有米谷颗粒。近 2 天来，恶心，未进饮食，也未解大便，仅小便 3 次，量不多。半日来神志不清，手脚发凉，1 小时前全身发热，两手躁动，意欲裸衣。曾经邻人用针"在心窝挑羊毛疔"未效。发病之初不恶寒发热，未曾呕吐，未言腹痛，从未服任何药物。以前身体尚佳，饮食二便均正常，自此次病后始消瘦。

查体：形体消瘦，两目微陷，神志不清……头时时左右摇摆，两手躁动不安，面色红，两目闭合，口时开时闭，唇不焦，色略淡，舌淡红，湿润无苔……呼吸较快，且时时长吁气……脉微欲绝，身手足皆较热，腹部按之柔软。

[哈尔滨中医，1960：1，58]

例7 傅某，男，21岁，学生。

现病史：患者10余年来经常出现腹痛、腹胀、腹泻，经西医检查诊断为"慢性肠炎"，多方治疗效果不佳。现值暑假，由其父带来求治。现症：腹痛不著，脘腹痞胀，肠鸣泄泻，每日3～4次，泻下溏便夹黏液而不爽，食欲不佳，口干不欲多饮。

查体：患者形体消瘦，面色萎黄，腹部柔软，脐左下侧有轻压痛，舌边红，苔白微腻，脉弦。

[天津中医，2001（2）：48]

例8 常某，女，31岁，工人。7月8日初诊。

现病史：患者腹痛，发热，里急后重，大便带脓血，已3天。曾在西医院诊治，体检：体温38.2℃，粪便镜检见脓细胞及白细胞。诊断为肠炎，投给磺胺类药、苏打片。注射磺胺嘧啶1支，经两天治疗，毫不见效，且一日重似一日，患者怀孕7个月，有小产之虑。现症：头痛、头晕，发热较昨日更甚，恶心不食，因连用磺胺类药两日不效，乃改用中药治疗。

查体：舌苔白，脉弦滑，大便脓血，体温38.9℃。

[高德.《伤寒论》方医案选.北京：中国中医药出版社，2013：126]

五、便秘

例 陈某，女，52岁。

病史：大便秘结多年。现大便五六日一行，坚如羊屎。伴有口干渴，但不能饮。自觉有气上冲，眩晕，心悸，胸满。每到夜间则上冲之势更甚，而头目晕眩亦更甚。周身有轻度浮肿，小便短少不利，面部虚浮，目下色青。舌胖色淡，苔水滑。

[湖北中医学院.伤寒论选读.上海：上海科学技术出版社，1979：43]

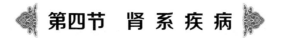

第四节　肾系疾病

一、水肿

例 郝某，男，17岁。1975年8月上旬就诊。

主诉：颜面、下肢严重浮肿数日。

现病史：患者于2个月以前感冒未经治疗，又居住新建房舍，环境潮湿。初起自觉腰痛、疲乏，每天仍坚持田间劳动，10余日后突然出现怕冷、尿频、尿急、口渴不饮、眼睑浮肿等症，遂在当地检查诊断为急性肾炎，转来兰州治疗。来兰州后，某中医错投以桂附地黄汤，服2剂后，即出现颜面、下肢浮肿，口大渴，喜冷饮，尿短赤，大便秘结，心烦失眠，耳鸣，头晕，疲乏无力等症。

查体：面目俱肿，足背、踝、胫至膝部皆肿，按之没指，舌苔黄燥，舌尖边红。

特殊检查：尿液化验检查示蛋白（+++）、红细胞（+++）、脓细胞（++）、白细胞（+）。

[甘肃省中医院.窦伯清医案.兰州：甘肃人民出版社，1978：73-75]

二、小便不利

例1 曾某，女，42岁。1978年4月5日就诊。

主诉：腹胀尿少半年。

现病史：自诉1977年10月起，即作腹胀，少腹拘急，尿少而尿意频频，日排尿仅100～200ml，住某医院内科治疗，因尿常规及各项生化、物理检查均未见异常而不能确诊，仅拟诊"少尿原因待查和内分泌功能紊乱"，而据尿少、尿意频频给予维生素类、双氢克尿噻、呋塞米等药物治疗。初时药后尿增至1500～2000ml，腹胀随减，但纳食渐差，且停药后诸症又发，再以前药治而难有起色，转中医治疗，以八正散、五苓散等利水剂出入，亦仅服药时症情好转，停药复如旧，病趋重笃，转某省医院治疗，全面检查亦未见异常。建议继续中医治疗，改济生肾气丸、滋肾通关丸等加减也仅取一时之效。数日后复旧状。目前口和纳呆，恶心欲呕，心烦易怒，少腹拘急，腹胀，尿少，尿意频频，尿色白浊，大便干，三四日一行。

查体：面色苍白，形体肥胖。舌暗淡肥大，脉沉紧。

[中医杂志，1984（7）：18-19]

例2 高某，女，干部。

主诉：腰酸腰痛、小便不利反复发作数年。

现病史：患慢性肾盂肾炎，因体质较弱，抗病能力减退，长期反复发作，经久治不愈。发作时有高热、头痛、腰酸、腰痛、食欲不振、尿意窘迫、排尿少、有不快与疼痛感。

特殊检查：尿常规示，混有脓细胞，上皮细胞，红、白细胞等；尿培养：有大肠埃希菌。

[中医研究院.岳美中医案集.北京：人民卫生出版社，1978：16]

第五节　肢体经络系疾病

例1：头痛 罗某，男，20岁。1997年10月12日初诊。

主诉：头痛1个月余。

现病史：自述头痛1个月余，伴有身困乏力，胸闷、纳差、口微苦。1个月来曾多方求医，虽屡服中西药，均不见效。详询病史，得知发病以来虽无恶寒发热，但两手总是发凉。

既往史：余无特殊。

查体：体温36.5℃，形容消瘦，舌质淡红，苔白，脉弦细。

[实用中医内科杂志，2002，16（1）：32]

例2：头身痛 郝某，女，40岁。

现病史：因患"血吸虫病"，正值药后疗效，身体未复，又复感外邪，头痛、身疼痛、恶寒发热。经服"正值药"后，又重被而卧，汗出如雨，药后恶寒发热稍减，而头身疼痛加剧，如锥似刺，辗转不安，呻吟不止，入夜更甚，后至粒米不思，昼夜难眠。曾服西药镇痛药未能缓解，又服中药"桂枝加葛根汤"，疼痛依然，而来我处求治。

查体：诊其脉，沉迟而细，见其证，颈项活动自如，无恶心呕吐。

［新中医，1980，（增刊一）：42］

例 3：产后身痛　田某，女，29 岁，护士。1965 年 5 月 25 日初诊。

手、肘疼痛麻木、沉重半个月余。于产后 10 余天在冷水洗涤后而起，新卧起时痛甚，约活动 1 小时后即减轻，而麻木、沉重持续存在，近日来虽活动痛亦不减，以右侧为重，影响操作。诊得面色乏华，舌苔薄白，脉象细迟，余无异常。

［浙江中医杂志，1965，11：19］

例 4：面瘫　魏某，女，45 岁。1987 年 4 月 25 日初诊。

现病史：右侧面部肌肉瞤动、麻木、口眼㖞斜 1 年。患者 1 年前因汗出伤风，而后突感右侧面部肌肉瞤动，项背强几，右侧面部麻木，逐渐出现口眼㖞斜，时有自汗、恶风、手足麻木。曾去多家医院，均诊断为"周围型面神经麻痹"。服西药（不详）及中药"镇肝熄风汤"、"牵正散"等不效。

查体：神清，面色微黄，两目有神，右侧面部肌肉瞤动，无明显口眼㖞斜，舌淡红，苔薄白，脉弦。

［中医杂志，1989，13（1）：27］

例 5：湿疹　姬某，男，45 岁，干部。

患慢性肾炎多年。诊其脉，大而数，视其舌黄而腻，问其起病原因，在 8 年前患皮肤湿疹，下肢多，鼠蹊部（注：指下腹部与双侧下肢连接的部位，即腹股沟）尤多，痒甚，时出时没，没时腰部有不适感，且微痛，久治不愈，作尿常规检查，蛋白（++++），红细胞 25～30 个/高倍视野，有管型，医院诊断为慢性肾炎。

［中国中医研究院.岳美中医案集.北京：人民卫生出版社，2005：21］

例 6：皮肤瘙痒　陈某，女，60 岁，教师。1992 年 12 月 10 日就诊。

主诉：皮肤瘙痒 5 年余。

现病史：患者苦于皮肤瘙痒 5 年余，每年冬季发作，缠绵难愈，虽多方治疗，均诊为"老年皮肤瘙痒症"。无良药可治，本次发作由晨起冒风寒外出，随后即觉全身刺痒，下肢尤甚。曾服氯苯那敏、赛庚啶之类药物，亦服用中药汤剂，然效果甚微，瘙痒以夜间为甚，伴有恶寒怕冷，指尖发凉，观前医处方以消风散合地黄饮子出入。

查体：躯干部点状红斑疹，压之褪色，有抓痕鳞屑，皮肤干燥，四肢以肘、膝关节处为甚。舌淡苔薄白，两脉微弱，尺部尤甚。

［北京中医，1996（7）：29］

第六节　痛　证

例 1：胃痛 1　谢某，男，33 岁，工人。1964 年 12 月 31 日门诊。

患者自 1958 年开始胃痛，1964 年 1 月 30 日在某医院经 X 线检查诊断为十二指肠溃疡。患者不同意手术，转用中西药治疗无效，于是来我院门诊。

症状：每天饭前胃部疼痛，剧烈时手足冰冷，有时气上冲胸，吞酸嗳气，食欲不振，大便稍结，粪略黑色，小便不黄，舌苔白，腹部闷胀喜按，脉弦滑，检验：白细胞计数 $14.3 \times 10^9/L$，中性粒细胞 0.84。其余都正常，大便潜血（+）。

[广东医学，1965，6：17]

例 2：胃痛 2 某男，37 岁，厨师。1971 年 11 月 7 日急诊入院。

主诉：突发脘部剧痛，阵发性加剧 8 小时。

现病史：患者在发病前 1 小时吃生红薯后，突发上腹痛，阵发性加剧，并向肩放射，恶心、不敢弯腰及扭动身躯，腹胀，小便失禁，腹部无外伤史。

既往史：过去无类似发作。

查体：脉细弱 100 次/分，血压 50/30mmHg，呼吸 38 次/分。急性病容，苍白、口干，舌苔白腻，四肢厥冷，巩膜不黄。腹部稍膨满，全腹有压痛，以上腹及左上腹为重，有肌紧张，反跳痛，并有移动性浊音。肠鸣音弱而少。

特殊检查：血清淀粉酶 512U/L，尿淀粉酶 64U/L，血性腹腔渗出液，淀粉酶测定 1024U/L。白细胞计数 $14 \times 10^9/L$，中性粒细胞 0.75。

[中西医结合治疗急腹症通讯，1973（3）：411]

例 3：腹痛 1 温某，女，52 岁。1973 年 10 月 26 日初诊。

现病史：少腹至心下痞满胀痛 1 天。患者平素喜饮冷水，四肢关节常感酸痛。1 天前无明显诱因少腹至心下痞满胀痛，拒按，心中懊侬，起卧不安，大便秘结，口渴舌燥。

查体：体胖，舌燥苔黄，脉寸浮关沉。

[新中医，1974（5）：31]

例 4：腹痛 2 王某，女，56 岁。1965 年 9 月 4 日初诊。

现病史：患者二便阻塞不通，腹痛绵绵，胀闷不堪，经用泻药，罔效，而腹胀痛愈重。百般痛苦，请求中医治疗。

查体：患者喜热饮而恶寒，四肢厥冷，六脉沉细。

[国医论坛，1989，4（1）：21]

第七节 其 他

例 1：吐血 萧某，34 岁，农民，住某村。

某晨，忽大吐血，先为瘀黑块状，后系鲜红新血，时少时多，三整日未断，服药杂治均罔效，病情日益严重，特来迎治。患者蜷卧于床，血吐犹未少止，面白惨淡无神，四肢厥冷，舌胖润无苔，身倦不欲动，口渴喜暖饮，亦不多，脉细微欲绝。

[赵守真.治验回忆录.北京：人民卫生出版社，2008]

例 2：消渴 李某，男，52 岁。

患者有糖尿病病史，口燥渴多饮，饮水后复渴，有饮水不能解渴之势。虽多饮但小便却黄，纳食减少，神疲体乏，大便正常。脉大而软，舌质红无苔。

[刘渡舟.经方临证指南.天津：天津科学技术出版社，1993：70-71]

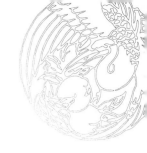

第八节 儿 科

例1:小便频数 刘某,男,8岁,2003年4月6日初诊。

继肺炎好转后小便频数2个月余,曾经中西药多方医治,罔效。刻诊:小便频数,日数十次,伴尿色赤,时而咳嗽,气粗,咳痰色黄,面红口渴,烦躁不宁。舌质红,苔薄黄,脉弦数。

[河南中医,2005,25(10):13-14]

例2:腹泻 曾某,男,10个月,1964年11月29日入院。

主诉(其母代诉):身热口渴,腹胀泄泻已7天。

患儿于7天前,发热吐乳,继而腹泻,每日五六次,即入院住西医儿科病房。入院时粪便检查:色黄、质稀、黏液(+++);血液检查:白细胞计数10.1×10⁹/L,中性粒细胞0.74,淋巴细胞0.26。诊断为中毒性肠炎。经用抗生素等药物治疗7天,泄泻未见好转,于12月6日转服中药。

现病史:大便泄泻稀如水样,色黄而秽,每天四五次,腹部微胀,按之柔软,小便短赤,身热而渴,烦躁啼哭,形瘦眶陷,唇舌干红,苔薄白,指纹紫。

个人及家族史:患儿未接种牛痘,未患麻疹;父母健在,无结核病、精神病及梅毒病史。

[福建中医药,1966,3:8]

例3:腹痛 患儿,男,5岁。1996年7月初诊。

现病史:患儿近3个月来反复出现脐周疼挛痛,每周2～3次不等,发作时间无明显规律,持续时间不等,有时可自然缓解,腹痛时喜温喜按,平素纳差,睡眠差,容易腹泻,形体瘦弱,曾多次到医院就诊和服药,按肠痉挛处理,但腹痛仍反复发生。诊见:面色萎黄,形体瘦弱。问诊得知天气炎热,每天必进食冷饮。

查体:舌质淡红,苔薄白,脉缓。全腹软,脐周有轻压痛,肝脾未扪及,腹部未触及包块,肠鸣音稍亢进。大便检查和脑电图均正常。

[实用医学杂志,1999,15(10):838-839]

第九节 妇 科

例1:乳房肿块 冉某,女,42岁,农民。1984年10月24日初诊。

现病史:患者自诉乳房及胁肋胀闷不适半年余,近2个月来发现乳房有肿块,并伴有月经周期紊乱。经某医院诊断为"乳腺良性肿瘤",经治疗效不佳。后又四处投医治疗月余。病情有增无减,乃求治于余。胸胁胀闷,心烦易怒,口微渴,饮食欠佳,二便尚可,月经如前。

查体:诊时患者两侧乳房有大小不等结节状肿块,左乳有3个,大者如鸡蛋,小者如2分硬币,右乳有5个,大者如鸭蛋,小者如鸽蛋,皮色不变,触之胀痛,推之可移。舌质红,苔白厚稍黄,脉弦。

[新中医,1986(9):46]

例2:产后发热 商某,女,28岁,已婚,农民。1998年8月10日诊。

主诉:产后高热5日。

现病史：患者产后 8 天，发热 5 天，前医曾按产后血瘀发热、产后感染、阳明经证予以中西医治疗而乏效。现证：身热蒸蒸，口渴引饮，面红耳赤，少腹胀痛拒按，小便自利，发热夜甚（体温 40℃），谵语烦躁，但言如见鬼神。询其病史，其母代曰："产后阴道未见流血，亦未排大便。"

查体：舌质暗有瘀斑，苔燥，脉沉弦数而有力。

[河南中医，2001，21（3）：10]

例 3：溢乳 孙某，女，38 岁，1985 年 9 月 17 日诊。

现病史：患者生三子，未育已十载。半年前双侧乳房乳汁自溢，点滴不断，量少色清。白天内衣浸湿，需更衣 1～2 次，至夜乳溢自停，以安然入睡。乳房不胀不痛，治疗无效。肢软倦怠，精神不振，嗜睡懒言，畏寒喜温，月经减少，近 2 个月未潮。

查体：舌质淡红，苔薄白，脉沉缓。

[浙江中医，1987，22（11）：499]

附 本章医案解析

第一节 心肺系疾病

一、发热

例 1
病机分析：此乃感冒之时，虽用解热消炎药物，高热已减，邪未尽解，邪热留恋肌腠，致使营卫不和而发热，治宜解肌退热法，投以张仲景桂枝汤治之。

处方：桂枝 10g，白芍 15g，甘草 10g，生姜 6g，大枣 3 枚。水煎服，2 剂。

服 1 剂后热退，2 剂服完诸症悉除。追访未再复发。

例 2
病机分析：证属阳热内郁，寒邪外闭，治宜解表清热，处大青龙汤。

处方：生麻黄 10g，桂枝 10g，生石膏 40g，杏仁 12g，大枣 3 枚，甘草 6g，生姜 3 片。水煎服，2 剂。

日进 2 剂后，遍身絷絷微汗，热退寒去，守方再服 1 剂，寒热殆尽，诸症悉解。调理月余，痊愈出院。

例 3
病机分析：患者日晡前后发热、时时烦躁，但腹部并无胀满疼痛等表现，联系《伤寒论》207 条"阳明病，不吐不下，心烦者，可与调胃承气汤"的提示，辨证属阳明燥热初结而结实未甚者。可采用咸寒泻热通腑，以调胃承气汤治疗。

处方：大黄（后下）9g，芒硝 9g，甘草 6g。日 1 剂，水煎服，分 2 次服。

服 1 剂，半日后，泻下数次，稀粪中夹燥粪黑块，当日便没再发热。随后两日大小便正常，诸症消除，又转予调补脾胃治疗，食欲增加后停药。

例 4

病机分析：本例患者主要表现为发热咳嗽而得汗不解，反加烦躁、不大便、脘腹按痛，甚至时有谵语，是病已转属阳明热实、燥屎内结之证。阳明之腑，胃肠是也，阳明气穴，燥热是也，实邪内结，燥屎是也。故其临床证候必以身热烦躁、大便不通、脘腹胀痛为本证的定性与定位指征。正如《伤寒论》182 条云："问曰：阳明病外证云何？答曰：身热，汗自出，不恶寒，反恶热也。"180 条曰："阳明之为病，胃家实是也。"患者起因于内伤饮食致泻、外感风寒致咳，但病经三日发热不解，是内外合邪而化热内结胃肠，故而转现身热烦躁、大便不解、脘腹按痛，时有谵语等阳明腑实之证，尤其是舌苔中央黑燥、腹壁触之灼热，下腹可触及索样包块，更是燥热内结之谛症，此时咳嗽之表证已让位于脘腹之里证而退居次要，其余之唇干、舌红、尿黄、脉数，无不支持其邪从热化之势。证属阳明热实，燥屎内结证，治宜清下热实，荡涤燥结。方用大承气汤加减。

处方：大黄（后下）10g，芒硝 12g，厚朴 6g，枳实 6g，煎汤 300ml，鼻饲，分次予之。

当日中午起，给予汤液 100ml 鼻饲，隔 3 小时后未见反应，再进 100ml 鼻饲，同时予以 100ml 加食醋灌肠，于下午 6 时许，患者解出团块样黑粪，量多臭秽。夜间体温开始下降，烦躁也减轻。至次日晨，体温 38.6℃，改以大承气汤加食醋及生理盐水灌肠。另佐以增液汤煎汤 300ml，分次予之，配以云南白药鼻饲，后又排出少许黑渣样粪便，患者已能静卧，至夜间苏醒，身热大减，体温 38.2℃，意识尚欠清楚，持续给予液体及营养支持。上方再用一剂后，大承气汤停用。

例 5

病机分析：大凡肝胆气郁日久不解者，多能化火伤阴，所以古人说："气有余便是火。"气郁之初每见胸胁苦满，脘腹不舒，时时太息为快；化火伤阴则可出现盗汗，心烦少寐，以至于低热缠绵不退。治疗时应宗"火郁发之"、"木郁达之"的原则，采用开郁疏肝的方法，拟用小柴胡汤。

处方：柴胡 12g，黄芩 6g，生姜 10g，半夏 10g，党参 6g，大枣 7 枚，炙甘草 6g。

连服 5 剂后，胁脘痞满渐消，口不苦，饮食增进，体温降至 37.2℃。转服丹栀逍遥散 5 剂而愈。

例 6　辨证为少阳、阳明同病。应和解于少阳，清热于阳明。

乃予大柴胡汤 2 剂。复诊时烧退证除，未再给药。3 个月后随访未复发。

例 7

病机分析：发热、头晕、腰痛可由多种原因引起，本例患者有慢性肾炎病史 8 年，久病伤及气阴，再结合神疲乏力、小便短少、恶心呕吐诸症，当属伤寒入里化热，损伤气阴，伴胃气上逆之证，与《伤寒论》397 条所论证候较为符合，即竹叶石膏汤证。邪已入里化热，里热外蒸，可见发热不退；热邪上攻清窍，加之气阴两亏，不能上营于头，故见头晕；气阴两虚，神失所养则神疲乏力，腰失所养则腰部酸痛；邪热犯胃，胃气虚弱，胃失和降，胃气上逆，故恶心呕吐；不思饮食因于脾胃受伤，运化失职；小便短少，为津液亏乏，化源不足所致；舌质红，苔薄黄，脉细无力均为胃中有热，气津两伤之象。综合以上分析，本证为邪气入胃而化热，以致胃失和降，胃气上逆，伴气阴两伤之证。方用竹叶石膏汤。

处方：竹叶 15g，生石膏 30g，半夏 10g，麦冬 15g，太子参 15g，甘草 5g，粳米 10g。4 剂，水煎服，日 1 剂。服药期间，停用其他中西药。

服用 4 剂后，发热已退，微觉头晕乏力，余无不适。该患者患慢性肾炎 8 年，近 3 年来逐渐加重，虽经北京多所医院用中西医药治疗，水肿得以控制而肾功能无明显改善，每半个月化验尿 1 次，蛋白（+～+++），尿白细胞 0～10 个/高倍镜视野，尿红细胞 0～10 个/高倍镜视野不等。2 月 24 日尿化验：蛋白（±），红、白细胞消失。多年痼疾，可望向愈。邪热已除，上方去生石膏加黄芪、益母草服 12 剂。三诊：尿化验正常，继以前方为蜜丸，长期服以善其后。

例 8

病机分析：此症低热日久，久用清热利湿之剂，致脾胃虚弱，水饮内停，与湿热相互搏击。湿热内蕴则低热，颜面潮红，舌质红，苔黄腻，脾胃虚弱，水饮内停则腹中雷鸣、便溏。治宜清热利湿、健脾和中之剂。

处方：生姜、半夏、人参、黄连、黄芩各 10g，干姜、炙甘草各 6g，大枣 6 枚。水煎服 3 剂，服后自觉纳香，体温 37℃，大便日 1 次，呈糊状。

继服 3 剂而愈。半个月后复查未复发。

二、感冒

例 1

病机分析：证属风寒外束之太阳伤寒证，治当辛温发汗、开腠逐邪，方用麻黄汤加味。

处方：麻黄 10g，桂枝 10g，杏仁 10g，羌活 10g，甘草 6g，生姜 3 片，大枣 5 枚。1 剂，水煎，分 3 次服。

服上药 1 剂后无汗出，心烦，心悸。后续服 3 剂，须臾遍身大汗出，旋即热退，肢体舒适，休息 1 日上班。

例 2

病机分析：风寒外束，太阳经输不利之葛根汤证，治以辛温解表、升津舒经，方选葛根汤。

处方：葛根、白芍各 10g，生麻黄、桂枝各 6g，粉甘草 3g，生姜 3 片，大枣 6 枚。每日 1 剂，水煎 2 次，分早晚服。

1 剂而遍体微汗出，体温降至 38.5℃，全身顿觉轻松许多。连服 3 剂，形寒发热已解，体温正常，头痛项强、腰脊酸痛若失，唯感神疲乏力、头昏自汗，舌质淡红，脉细滑稍数。此病后气阴受损之象，继以益气养阴剂调治而愈。

例 3

病机分析：患者发热恶寒，头痛少汗，四肢关节疼而烦扰，为病在太阳。其发热恶寒为风寒袭表，正邪交争所致；少汗，为风寒外袭，卫外不固，营阴外泄使然；其头痛、四肢关节疼而烦扰，则为风寒之邪侵犯太阳经脉，经脉不舒之表现。患者更见恶心欲吐，为病邪已传入少阳，少阳之邪横逆乘土所致，与少阳四大主证之"喜呕"同类而病情较轻。故其证为太阳少阳同病。以柴胡桂枝汤主之。

处方：柴胡 24g，半夏 10g，党参 10g，黄芩 15g，桂枝 10g，杭芍 10g，甘草 6g，生姜 3 片，大枣 5 枚。

服 1 剂热退，再进 2 剂，余症悉除。查血常规：白细胞计数降至正常。

例 4

病机分析：本案既见身热恶寒，头痛体痛之风寒表证，又兼沉迷嗜卧，脉沉细等少阴阳虚之象，证候表现极为典型，故投麻黄细辛附子汤而取速效。证属麻黄细辛附子汤证，治宜温经解表、扶正祛邪，以麻黄细辛附子汤加味。

处方：黑附片 36g，麻黄 10g（先煮数沸，去沫），北细辛 6g，桂尖 13g。3 剂，水煎服。

患者服上方 1 剂即汗，身热已退。

例 5

病机分析：有微热，脉浮之证，脉浮为病在表，邪在表而身现微热。在微热之中虽未言及恶寒，而恶寒亦寓其中。何以知其恶寒?以脉浮邪犹在表，故知之。此系表邪外袭，水饮停蓄之证，应予五苓散化散为汤。

处方：桂枝 10g，猪苓 12g，泽泻 5g，白术 10g，茯苓 15g。

服后令服热水一杯，以助药力，温覆以取微汗，1 剂后，汗出寒热减，小便稍畅，腹部轻松，而心烦较重，脉象略数，此系邪已化热。

桂枝为辛温之品，能助热增烦，因外邪已解，遂减桂枝为 5g，加滑石 15g，大腹皮 12g，以清热消胀利水。连进 3 剂，小便畅通，口亦不干，四肢肿消，腹亦不胀而愈，因此知五苓散之用桂枝是取其疏散表邪。

三、喘证

例 1

病机分析：证属太阳中风，寒邪迫肺，气逆作喘。法当解肌祛风，温肺理气止喘。方用桂枝加厚朴杏子汤。

处方：桂枝 10g，白芍 10g，生姜 10g，炙甘草 6g，大枣 12g，杏仁 10g，厚朴 15g。

服药 7 剂，咳喘缓解，仍有汗出恶风，晨起吐稀白痰。上方桂枝、白芍、生姜增至 12g。

又服 7 剂，咳喘得平，诸症悉除。医院复查，肺炎完全消除。

例 2

病机分析：本病系风寒客表，水饮内停之小青龙汤证，治当外散风寒、内化里饮，方用小青龙汤。

处方：麻黄 9g，芍药、半夏各 10g，干姜、细辛、五味子各 3g，炙甘草、桂枝各 6g。水煎服，7 剂。

服 7 剂，症去大半，减麻黄为 4g，桂枝为 3g，续进 10 剂，诸恙悉安。

第二节　心系及神志类疾病

一、心悸

例 1

病机分析：本例患者病发 2 个月，主证：发热，心悸，喜卧寐，无神懒言，脉细微而结。正应"少阴之为病，脉微细，但欲寐也"。可知病在少阴。再参之患者有气急，眩晕，面浮足肿，汗出热不退，符合"太阳病，发汗，汗出不解，其人仍发热，心下悸，头眩……"及"四肢沉重疼痛"等《伤寒论》条文之所论。此患者发热日久，系阳气外虚，虚阳外浮所致；心悸日甚，为心肾阳虚，水气凌心所致；气急眩晕乃水气上冲之象；参合舌脉，此证为肾阳亏虚，水气泛溢之象，宜真武汤。

处方：附片（久煎）60g，茯苓、白术各 15g，杭芍 12g，生姜 3 片。2 剂，常规煎服。每日 1 剂。投真武汤 2 剂。

两日后复诊：体温降至 36.8℃，精神好转，心悸减，汗少，已不眩晕，饮食渐进，脉沉细时结，舌淡苔薄白。以上方加肉桂、远志、砂仁，调理月余而愈。

例 2

病机分析：本案以时有阵发性心慌、气短、胸部胀闷，自觉有心跳间歇现象为主要表现而就诊，西医已明确诊断为冠心病合并室性期前收缩。心跳间歇即属中医诊见的脉结代，加之患者平时心慌气短，与《伤寒论》177条"伤寒，脉结代，心动悸，炙甘草汤主之"正为合拍。由于患者平素气血阴阳亏虚，血脉流行不畅，每每增加活动则心力不继而见心慌心悸，脉见结代；心阳虚，胸阳不振，则见胸部胀闷而气短，心阳不足，心力不继，心血瘀阻亦符合西医诊断的传导阻滞，室性期前收缩等症情。中医辨证认为本证属气血两亏，心阳不振，血不养心。故用滋阴养血、益气复脉的炙甘草汤治疗。

处方：炙甘草15g，党参9g，生地9g，桂枝9g，麦冬9g，阿胶（烊化）9g，大枣5枚，水煎服。其加减法为：活血加丹参、红花；安神加枣仁、茯神、柏子仁；宣痹通阳加瓜蒌、郁金。

患者服药后，自觉睡眠增多，乏力减轻；胸闷不适感逐渐消失，脉搏有力，无结代脉。1个月后复查心电图为窦性心律，左前上支传导阻滞，未见期前收缩，随访20个月未复发。

二、神志类疾病

例1：癫痫

病机分析：此水蓄膀胱，上逆而冒蔽清阳之证。《金匮要略·痰饮咳嗽病脉证并治》说："吐涎沫而癫眩者，此水也，五苓散主之。"

处方：泽泻18g，茯苓12g，猪苓10g，白术10g，桂枝10g，肉桂3g。3剂。

服药后小便畅利，而后病发次数减少。方药与病证相符，而癫痫发作得以控制。

例2：癫狂

病机分析：此乃感受时疫之邪，汗之不解，疫毒热邪结胃之候也。盖胃络通于心，毒热结胃，热邪上灼心神，则见神识欠清，时有谵语，且大、小便自遗等心神昏瞀而失用之象。宜亟予涤泻阳明里实毒热，以清心护神；予调胃承气汤。

处方：炙甘草30g，加水1100ml，煮至700ml时，内大黄30g，煮至500ml时，滤出，内芒硝20g，微火烊化（下同），缓慢温服。隔5小时，加水900ml煎第2煎，煮至约350ml时，滤出温服。服第2剂与第3剂时，芒硝均减为10g。

3剂服罢，肤热退，汗亦止，谵语消失，神识转清，大、小便不再自遗，且兴奋狂乱亦有所减轻。险象既除，遂遵先父丁浮艇先生从"风毒"论治散发性脑炎之经验（见先生遗著《时疫致狂说》，未发表资料），予祛风解毒定狂类方药治之，共治疗25日获愈。

例3：抑郁

病机分析：本病患者平素善愁易怒，郁郁寡欢，即为其形成少阳邪郁之源。复因外感风寒而发，少阳之郁火复为邪风所煽，而致邪热内扰更甚。邪热内盛，炼津为痰，而成痰热内扰之势。故患者即可见少阳邪郁，郁而化火之狂躁等症，又见痰热内扰神明之狂疾屡发之症。其面赤、便秘乃阳明里热、腑实内结所致。证属少阳郁而化火，阳明里热结实，兼痰热内扰心神，故治疗当以和解少阳、通泄里实、清热化痰、镇惊安神为法，以柴胡加龙骨牡蛎汤加减。

处方：龙骨、茯苓各9g，牡蛎、夏枯草各12g，黄芩、炒山栀各6g，柴胡3g，半夏、龙胆草、当归芦荟丸各4.5g，桂枝、甘草各2.4g，珍珠母30g，广丹1.5g。3剂。

药后即能入睡。连服3天，语言不乱，诸症已趋正常。后以柴胡加龙骨牡蛎汤去姜、枣、大黄、广丹，加生地、生铁落、龙胆草、夏枯草。服五六剂，月余来院门诊，一切如常人，唯易烦躁，纳闷。续给甘麦大枣汤加五味子、枣仁、龙齿、珍珠母等常服。至今一年未见发作。

例4：不寐

病机分析：患者主症为严重的不寐。其病由思虑过度、劳伤心脾、心神不宁所致。加之未能及时治疗，以致心血进一步亏损，阴虚内热而扰乱神明，更伴见心烦、口干、多梦、遗精等症。舌红少苔、脉细数为典型的阴虚火旺证候。曾用归脾汤治疗，但其方药力偏温，有升阳助热之弊，不宜用于阴虚火旺者，故疗效不佳，症情转重。本病为阴虚火旺、心肾不交证。治当育阴清热，交通心肾。方拟黄连阿胶汤。

处方：川黄连 6g，淡黄芩 6g，酒白芍 10g，净阿胶（烊化冲服）10g，鸡子黄（冲）2 个。

复诊：上方连服 5 剂，失眠好转，但多梦、心烦、遗精等症仍在。舌质红，少苔，脉细数。上方加酸枣仁 7g、炒山栀 10g，川黄连改为 9g，继服 4 剂。

三诊：睡眠已基本正常，其他症状随之消失。舌淡，脉细弱无力，改用归脾汤调治善后。追访 1 年，睡眠正常，失眠未再复发。

例 5：神昏

病机分析：本例患者平素嗜酒，喜食辛辣，火热内蕴，结聚胃肠，故先有大便数日不解，腹部因而饱胀；不日火热上扰，蒙蔽清窍则发神昏；邪热壅盛于内，阳盛格阴于外，阴阳不交则发四肢厥冷而舌燥苔黄、脉沉伏有力，此即所谓"热甚厥深"。急当开塞通闭，峻下热结，釜底抽薪。投以大承气汤。

处方：生大黄（后下）12g，厚朴、枳壳、芒硝（冲）各 15g，煎汁 200ml 鼻饲。以生大黄荡涤热结，芒硝润燥软坚，枳壳开幽门之不通，厚朴泻中宫之实满，共奏峻泻热结，急下存阴之功。

约服药 2 小时后，开始排便，气味臭秽，量多。得便后，神志转清，四肢转温，再后又解黄软便 3 次，觉神爽乏力。嘱忌辛辣厚味，再以清热养阴益气之剂调理 10 天而愈。

第三节　脾胃消化系统疾病

一、呕吐

例 1

病机分析：患者主要表现为反复呕吐 20 余天，不能进食。起病之因为有精神刺激史，肝失疏泄则横逆犯胃，胃寒气逆失于和降则呕吐不能进食。其病证虽兼有精神病病史，但仍属胃寒气逆，病机症状基本与《伤寒论》243 条同。证属胃寒气逆，失于和降的吴茱萸汤证，治宜温胃降逆止呕。

处方：吴茱萸 6g，党参 10g，生姜 15g，大枣 6 枚。

患者服上方药 6 剂后，呕吐止，嘱少量进食。

二诊：继服上方药 10 剂，停止静脉输液。诸症遂愈。

例 2

病机分析：由早年饥饱劳役、脾胃失调所致，先以仲景半夏（生姜）泻心汤治之。

处方：法半夏、党参、黄芩各三钱（9g），干姜、炙甘草各二钱（6g），川连（吴萸炒）一钱（3g），大枣（擘）4 枚。

二诊：服药 2 周，干噫肠鸣，矢气稍减，纳食转馨，腹胀亦瘥。胁痛隐隐如故，大便先干后溏，日 2 行，舌体胖大，舌苔薄黄带腻，脉数中空而无力。

前药见效，然脾虚气弱较甚，拟于前方加重益气之品。

党参改为 15g，加太子参 15g，茯苓 9g。

服药后干噫食臭、肠鸣矢气大减。唯腹胀稍增，胁痛隐隐，大便有时成形，舌胖边尖有齿痕、舌苔厚腻，脉虚无力，肝脉尤显。

此由虚不受补所致，用厚朴生姜半夏甘草人参汤与半夏泻心汤交替服用。

制厚朴、清半夏、党参各三钱，生姜、炙甘草各二钱。

服药 2 个月余，腹胀明显减轻，干噫食臭、嗳气、肠鸣消失。偶有两胁陷痛，肝脉稍有弦象，较前有力。予半夏泻心汤常服，晨起吞服补中益气丸，缓缓善后，于 1964 年 4 月 12 日出院。

患者起病迄今 6 年，六脉迟虚无力，舌胖而苔浮腻，病由早年饥饱劳役而致脾胃失调，中气不足，运化失常。胃气不和，食谷不消，湿热内聚，浊气上逆，致干噫食臭。脾虚气滞，浊气滞留，腹部胀满，矢气频频。运化失常，则肠鸣如雷。脾虚肝木来侮，则见胁痛牵引及背，甚则少腹作痛。其本病在脾，脾病及肝，又损于胃。治疗以调理脾胃为主，用半夏泻心汤辛开苦泄，并温脾补虚；加重党参用量，增加益气之力。服药月余，诸症大减，而腹胀未除，又加用半夏厚朴生姜甘草人参汤交替服用，以厚朴、半夏、生姜辛散去滞，补泻兼施，先后守方 2 个月余，诸症消失。腹部偶有微胀，两胁偶尔隐痛，由于中气虚损，一时难复。在诸症显减以后，加用补中益气丸缓缓善后，并嘱饮食谨慎，劳逸适宜，好好调养。

二、痞证

例

病机分析：患者 2 个月前初起为太阳表证，治愈后出现胃脘痞满胀闷，膨隆，食后更甚。经西医各项检查并未发现器质性改变，诊断为胃神经官能症，因服药 2 个月无效而转诊中医。目前主要表现为胃脘部膨隆，按之濡软，食欲差，大便不畅。从治疗经过及目前证候分析，患者年老脾胃素虚复感外邪，太阳表邪内传于里，无形邪热留扰中焦，中焦脾胃升降失常，气机不利，而壅滞于心下，遂成痞证。无形之邪内阻，中焦气机壅滞故胃脘部膨隆，按之濡软；脾胃气机不利则食欲差，大便不畅；舌质红，苔黄厚，脉滑数乃邪热内聚。患者所病与《伤寒论》第 154 条"心下痞，按之濡，其脉关上浮者，大黄黄连泻心汤主之"所述脉证相近。诊为太阳病变证，无形邪热聚于中焦。治宜泻热消痞，处以大黄黄连泻心汤。

处方：大黄 5g，黄连 5g，黄芩 5g，沸水浸渍，作茶频服，每日 1 剂。

服药 3 天后胃脘部膨隆胀满如失，后又处以原方 3 剂善后。

三、黄疸

例

病机分析：此为湿热久蕴，伏于阴分，正气受损。方用栀子柏皮汤。

处方：栀子 9g，黄柏 9g，炙甘草 6g。

服药 6 剂后，病情好转。

四、下利

例 1

病机分析：证属外感风寒，表气郁闭，里气紊乱之葛根汤证，治宜外散风寒、内升清阳，方用葛根汤加味。

处方：葛根 15g，白芍 12g，桂枝、苦杏仁各 9g，麻黄、炙甘草各 6g，生姜 3 片，大枣 3 枚。水煎服。

21 时服下，20 分钟后，全身汗出，头发如水洗，下肢亦汗出，连绵不断，至第 2 天 12 时汗止，思食，头身不痛，无发热，泻止。

例 2

病机分析：患者素体脾虚，此次不慎外感风寒，属表里皆寒之"协热利"。前医予藿香正气散，重在化湿和胃，散寒、健脾之力略逊，故未取效。结合当前证候分析，头痛身痛，发热恶寒，乃风寒表邪郁于肌表，经气失和所致；大便作泻，每日 4～5 次，值得重视，此为脾气虚寒，运化失职，水谷下泻之征，佐其脉象弦而缓，舌苔薄白而润即是明证；然患者大便无红白黏液，腹中绵绵作痛，为脾虚寒湿内盛所致。四诊合参，证属外有表邪，脾阳不足。用桂枝人参汤，温补脾阳，解表散寒。

处方：桂枝、炙甘草、干姜、白术、党参。2剂。令其先煮理中汤，后下桂枝，日、夜服之。

服药2剂，诸症而愈。

例3

病机分析：经四诊合参，诊为生姜泻心汤证无疑，处方以生姜泻心汤加味。

处方：生姜20g，党参10g，干姜8g，黄芩12g，黄连8g，半夏12g，茯苓30g，炙甘草10g。

5剂后，患者症状大减，大便已成形，每天2～3次，嗳气，腹中雷鸣症状消失。效不更方，继服5剂，症状消失而愈。

例4

病机分析：患者腹泻日久，损伤脾阳，脾胃互为表里，脾阳伤则易于伤及胃阳，脾主运化，胃主腐熟，脾胃阳虚，则釜薪无焰，水反为湿，谷反为滞，下注肠道而加重泄泻。胃主受纳，胃气虚弱，受纳无权则食欲欠佳。脾胃为气血生化之源，脾胃虚弱，气血生化乏源，则面色惨白无华，精神疲乏。脾虚，水湿内停而腹部胀满，水湿日久则化热，故而见有黄色厚腻舌苔。腹泻日久，损伤津液，津血同源互化，津伤则血不足，故脉见细迟。脾阳虚弱，阳虚则寒，因此腹部喜温喜按。此是脾虚泄泻，治宜补中益土，方用理中汤。

处方：人参三钱，炒白术三钱，黑干姜二钱五分，炙甘草二钱。

患者连服6剂后复诊，病情大有好转，继进前方6剂，药尽即瘥。

例5

病机分析：本例以久泻为主症，患病日久，致脾胃不和，气血不调；腹泻而痛，里急后重。痛则不通，为脾家气滞血瘀之象；脾为土，肝属木，脾家气血不利，而使肝木之气不达，故其脉见沉弦。又因久利伤阴，气血郁滞，脾胃不和，故见舌红。因此辨为气血凝滞，木郁中土。治以调脾家阴阳，疏通气血，并于土中伐木。方用桂枝加芍药汤。

处方：桂枝10g，白芍30g，甘草10g，生姜10g，大枣12枚。

服汤2剂，患者下利次数显著减少，腹中颇觉轻松，3剂后则大便基本成形，少腹之里急消失，服至4剂，则诸症霍然而愈。

例6

病机分析：由久利清谷、脾胃虚寒可知，脉微欲绝，乃阴盛阳衰之候。至于面红及一身手足发热，盖为阴盛格阳，孤阳外越之征。凭舌验脉，实属真寒，未可以假热为据，且神昏烦躁，尤为阳气暴露，生气将离，病极危殆。急当抑阴扶阳，宜通脉四逆之剂。

处方：炙甘草6g，干姜6g，附子9g。

患者于服药后3小时，神志清楚，体温恢复正常，不再躁动，呼吸平稳，一如常人，且有饥饿感觉。乃嘱食小米粥以养护。但脉尚沉细，乃继投升阳益胃汤去黄连加芍药。第2天饮食二便均可，已能做炊，乃告痊愈。

例7

病机分析：患者腹痛、腹胀、腹泻反复发作已有10余年，西医诊断为"慢性肠炎"，中医当属"久利"之范畴。患者下利10余年，伤津耗气，正气亏虚，脾不健运，气血化生无源，故见形体消瘦，面色萎黄，便溏，纳差。正虚是本病的重要方面，但邪盛也不容忽视。脾失健运，水湿内停，则肠鸣泄泻，便黏不爽，口干不欲多饮，苔白微腻；气机不调，则腹痛、腹胀。病延日久，邪郁化热，故舌红、口干。弦脉也是邪实之象。证属正虚邪盛，寒热错杂。治宜补虚扶正，祛邪止利，温清并用。

处方：乌梅10g，桂枝5g，川椒6g，附子6g，干姜3g，黄连3g，黄柏3g，当归5g，细辛3g，党参10g。6剂，水煎服，日1剂，分2次服。

服上方6剂，肠鸣腹泻大减，大便成形，日2～3次，无黏液，食欲好转，继以原方治疗，附子改为10g，6剂。

三诊：患者下利明显好转，每日大便1～2次，已成形，腹无痛楚，食欲增，体重增加2kg，面色转润，口和，舌淡，脉沉。现时仍感有便意，腹部似有不耐寒冷之感。此脾虚寒尚未全复，继以乌梅法，原方加白术10g，服10剂。10余年之痼疾至此痊愈。

例8

病机分析：患者腹痛，发热，里急后重，大便带脓血3天。经西医院诊治，体温38.2℃，粪便镜检见脓细胞及白细胞。诊断为肠炎，投给磺胺类药、苏打片。注射磺胺嘧啶1支，经两天治疗，毫不见效，且一日重一日。患者怀孕7个月，有小产之虑，现症又见头痛、头晕、发热较昨日更甚，恶心不食，因连用磺胺类药两日不效，乃改用中药治疗。来中医就诊时，患者仍腹痛，发热，里急后重，大便带脓血，从治疗过程分析，上述症状当为肝经湿热下迫大肠所致。湿热在肠凝滞气机，可见腹中疼痛；里热外泛，则发热；热注下迫，故有里急；湿为阴邪，重浊黏滞，故下重难通；湿邪壅遏气机，气机不畅故下重；所以后世曰："有一分里急就有一分热，有一分下重就有一分湿。"湿热之邪郁遏不解，损伤肠道络脉，化腐成脓，故便中常夹有红白黏液或脓血。上述分析说明该证与《伤寒论》原文"热利下重者，白头翁汤主之"，"下利欲饮水者，以有热故也，白头翁汤主之"的脉证相符。"里急后重"是最典型的湿热下注的表现，至于腹痛、大便带脓血，均充分反映白头翁汤证的病因病机，是在肝经湿热下迫大肠基础上派生出来的，临证时定抓住典型症状辨证论治。证属白头翁汤证，治宜清热解毒，凉肝止痢。方用白头翁加味。

处方：白头翁6g，黄连、黄柏、秦皮、甘草各3g，阿胶（烊化）6g，水煎服。

患者为菌痢，经西医治疗2天，效果不佳而转为中医治疗，且患者妊娠期间，体质虚弱，若医生单独选用白头翁汤，恐虚不胜清热凉血止利，故加甘草、阿胶，即《金匮要略》中白头翁加甘草阿胶汤，在补养气血的同时，清热止利，服上方药2剂诸症已愈。

二诊：唯感身体虚弱，投给人参归脾汤1剂以善其后。

五、便秘

例

病机分析：心脾阳虚，水气上乘阳位，水气不化，津液不行，则大便秘结、小便不利，水气上冲，阴来搏阳，而心悸、眩晕、胸满。水邪流溢，浩浩莫御，则身面浮肿。治以温通阳气，伐水降冲。

处方：茯苓30g，桂枝9g，白术9g，炙甘草6g。

服2剂，头晕、心悸与冲气均减，反映了水饮得温药之运化有所减轻。乃于上方更加肉桂3g，泽泻12g。助阳以消阴，利水以行津。服2剂，口干去，大便自下，精神转佳，冲气又进一步好转。转五苓散与真武汤合方，取其助阳消阴，淡渗利水，以行津液。服3剂，诸症皆除，面色转红，从此获愈。

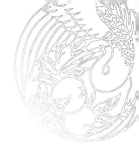

第四节　肾系疾病

一、水肿

例

病机分析：患者目前主要矛盾为较为严重的水肿。其起病原因为初受外感，肺气不宣，又失于调治，兼居潮湿之地，导致风水相搏，水道不利，下焦受病，出现尿频、尿急、眼睑浮肿。证初系阳水，应投以越婢加术汤以祛风行水，使表解风去、水行湿除，为对症治疗。然前医误诊为肾阳虚衰，用温补命火法，投桂附地黄汤治疗，有关门留贼之弊，使风邪化热，伤阴劫液，导致水热内蓄，出现尿短赤、大便秘结、口渴喜冷饮、心烦失眠等阴虚内热之症。水热互结，气化不行，水气泛滥，水肿更剧。水气阻遏，清阳不升，故见耳鸣、头晕、疲乏无力。舌苔黄燥、舌尖边红为热盛阴伤之象。阴虚兼有邪热，故尿液检查见蛋白、红白细胞及脓细胞。目前的病机已为阴伤有热，水热互结。治当清热滋阴利水。方用猪苓汤加味。

处方：猪苓四钱，茯苓四钱，泽泻三钱，阿胶（烊化）三钱，滑石四钱，茅根一两，浮萍七钱。每日1剂，水煎，分2次服，嘱服3剂。

复诊：服5剂后，水肿大消，大便得解，但仍干秘，口渴减轻，余症未减，诊脉细数，舌苔薄黄，舌质仍红，上方去茅根、浮萍，再服5剂。

三诊：逾时半个月，患者来诊，肿胀基本消失，小便量已增多，次数减少，脉仍细数，舌苔淡黄，质仍红，嘱其再服5剂。

四诊：患者已作尿液化验，蛋白（+），其他项目均已正常，仍觉心烦、失眠，精神疲乏，他症已愈，诊脉弦细，苔淡质红。仍虚烦不眠，为心火亢盛、肾阴虚衰，纯为水涸火炎之象，遂用黄连阿胶汤滋阴降火，以善其后。服7剂后，心烦、失眠之苦已除，尿液化验蛋白已消失，痊愈。

二、小便不利

例1

病机分析：此属脾肾阳气衰惫，枢机不运，气化无权。治宜温运脾肾阳气、枢转气机，方拟桃花汤。

处方：赤石脂60g，干姜、粳米各30g，清水煎至米熟烂为度，弃渣分昼三夜一温服。

《神农本草经》谓赤石脂"味甘平，主黄疸，泄利，肠澼脓血，阴浊下血赤白，邪气痈肿疽痔……久服补髓益气"。本例即取其温燥之性，配粳米补益脾土。干姜温中固肾。全方具有温运阳气、枢转中下焦气机之功。

2日后，大便通，小便利，色白浊，精神好转，寐安，纳食稍增，余症减轻。嘱再服2剂，煎服法同前。

4日后，尿量增，腹胀、少腹拘急和心烦欲呕等症已除，面色转红润，纳增，舌体肥胖，苔净，脉沉紧，此中阳已运，肾气来复，原方再进。

10日后，舌脉复如常人，小便正常，大便通畅，遂以调理脾肾之剂善后。

例2

病机分析：患者主症为小便不利反复发作，具体表现为尿急、尿少、尿痛，属中医淋病范畴。发作时伴高热、头痛、腰酸、腰痛，多为湿热之邪侵犯下焦、气化不利所致。实验室检查中见尿中有脓细胞、白细胞及大肠埃希菌，证实本证有邪热存在。但其体质较弱，疾病长期反复发作，虽未出现肉眼血尿，但尿中已有红细胞，说明湿热之邪已然伤阴。食欲不振说明正气已伤。因此，本病的主要病机为下焦湿热，兼有伤阴。

治宜清利下焦湿热，兼顾养阴。方用猪苓汤。

水煎服 6 剂后，诸症即消失。另嘱患者多进水分，使尿量每日保持在 1500ml 以上。并于不发作时，服肾气丸类药物，以扶正而巩固疗效。

第五节　肢体经络系疾病

例 1：头痛

病机分析：本案以"头痛"为主诉来诊，经详审病证，得知发病以来"两手总是发凉"，但全身并无虚寒之证伴随，脉证合参，实为肝胃气滞，阳郁不伸之"四逆"。肝胃气滞，中阳不能内运中焦、外达四末，故胸闷纳差、四肢微厥；中气郁滞，清阳不升，则头痛不止；肝郁不举，脾气不振则身困乏力。故治头痛为标而治气郁为本。治当疏肝解郁，理气通阳，方用四逆散。

处方：柴胡 15g，白芍 12g，枳实 10g，炙甘草 9g。

服 2 剂后，头痛止，手转温，继服 2 剂，诸症悉除，月余之苦霍然痊愈。

例 2：头身痛

病机分析：本证重在过汗伤阴，经脉失其濡养。

处方：桂枝新加汤证脉证与病机相符，急投新加汤 1 剂，以益气养阴，佐以解肌祛风。

1 剂后，疼痛大减，已能安睡。2 剂疼痛已止，饮食如常，诸症消失。

例 3：产后身痛

病机分析：新产血虚，寒湿侵袭肌肤经脉，阻碍营卫气血运行而致。治以疏散寒湿，温通经脉，养血和血。予当归四逆汤。

处方：当归、桂枝、酒炒白芍各 9g，细辛 1.8g，通草 4.5g，甘草 6g，大枣 3 枚，生姜 3g。

至 5 月 31 日，服药 4 剂，疼痛明显好转，因故停药两天，痛又加重。续予原方，早晚各服 1 剂。

服至 6 月 4 日，疼痛基本消失，麻木、沉重减轻过半，脉象仍现细迟。原方加薏苡仁 12g，黄芪 9g（仿当归补血汤之意），服法如上。至 6 月 7 日，症状消失，色脉好转。续服 4 剂，健康状况一切如常。

例 4：面瘫

病机分析：本案为风邪侵袭，营卫不和，分肉不利，筋脉失养之证。治用解肌祛风、调和营卫、舒筋解痉之法。方用桂枝加葛根汤。

处方：桂枝 15g，炒白芍 15g，炙甘草 10g，生姜 3 片，大枣 4 枚，葛根 50g。6 剂，日 1 剂。服后啜热粥 200ml，取微汗避风。

6 剂后症状大减。又因劳累汗出当风而复发加重，仍守前法治之，复投桂枝加葛根汤 21 剂，诸症痊愈。

例 5：湿疹

病机分析：中医辨证认为是湿疹之毒内陷所引起之肾脏病。中西医向以普通之肾炎法为治。历久无效，根据病情，投予仲景麻黄连翘赤小豆汤以祛湿毒。

处方：麻黄 6g，连翘 12g，赤小豆 24g，杏仁 9g，甘草 6g，桑白皮 9g，大枣（掰）4 枚。

服 4 剂，未有汗，加麻黄量至 9g，得微汗，服至 10 剂后，湿疹渐减，虽仍出，但出即落屑，而鼠蹊部基本不出，小便见清，易见汗，唯舌中心仍黄，脉数象减而大象依然。改用人参败毒散，服数剂后，湿疹基本消失，虽膝外侧有时出一二颗，搔之即破而消。化验尿蛋白（++），红细胞 1～15 个/高倍视野。

例 6：皮肤瘙痒

病机分析：本案以皮肤瘙痒为主症，每年冬季发作，以夜间尤甚，此次因外感风寒而发，伴有恶寒怕冷，指尖发凉，此为少阴阳气本虚，津液不布，复感风寒，阳气外鼓无力，与邪气抗争于表所致。怕冷，指尖发凉，脉微弱，为少阴阳虚之证，恶寒，皮肤瘙痒，为风寒束表之证。故当诊为麻黄细辛附子汤证。证属麻黄细辛附子汤证，治宜温经解表。主用麻黄细辛附子汤。

处方：炙麻黄 6g，制附子 6g，细辛 6g。3 剂。嘱煎汤约 300ml，服后将息如桂枝汤法，取微汗为宜。

数周后患者特来告知，服 1 剂后自觉全身舒服，已无痒感，然仍有畏寒之感，3 剂后多年痼疾痊愈。

第六节　痛证

例 1：胃痛 1

病机分析：根据上述症状，初步认为脾胃虚寒、胃痛。

处方：党参三钱，茯苓三钱，漂白术二钱，甘草一钱，法夏二钱，陈皮二钱，砂仁一钱，木香二钱，良姜三钱。

复诊：1965 年 1 月 21 日服上方共 20 剂。胃痛仍未稍减，肢冷汗出，嗳气频频，脉仍弦滑。改服小建中汤加白胡椒。

处方：桂枝二钱，白芍六钱，生姜三片，大枣三钱，白胡椒二钱，饴糖一两五钱，先煎药去渣，后入饴糖烧热，分 3 次服。

上药二日服 3 剂，痛止、手足温和。原方加当归、炙黄芪各三钱。

继服 31 剂，至 1965 年 2 月 25 日，复查大便，潜血消失，症状消失，痊愈。

例 2：胃痛 2

病机分析：本例患者因饮食不慎，引发上腹部突发刀割样剧痛，伴有腹胀拒按，属邪实闭阻，宿食与火热相搏，结聚胃肠。腑气不通，胃浊不降则呕恶，脾清不升则小便失禁，虽有欲呈关格之势，但责其病原，全始于邪实内结，腑道不通，病属阳明。

处方：入院后在给氧、输血、输液，纠正休克的同时，急当峻下宿食，开塞通闭。以大承气汤加减，由几汤匙，逐渐加至 300ml 左右。以后每日 1 剂，分 5 次服完。

入院 5 小时，休克基本纠正。腹痛明显减轻，逐渐安静入睡。服药 8 小时后肛门排气。12 小时后大便 1 次。36 小时后能进食、下床活动。第 2 日患者发热至 38.8℃，仍继续服药，未用抗生素，体温在第 5 日恢复正常。舌苔变为薄白。虽然腹痛已基本消失，但仍有脘腹饱服，厌油腻等消化不良症状，故改为二陈汤加减，第 8 日痊愈出院。

例 3：腹痛 1

病机分析：患者其形素盛，且喜冷饮多年，目前主要临床表现为少腹至心下痞满胀痛，拒按，心中懊忱，起卧不安，大便秘结，口渴舌燥，脉寸浮关沉。从证候分析，乃膈间留饮为患，水与热互结心下之结胸证。水热互结于心下脘腹，阻滞气血，不通则痛，故可见从少腹至心下痞满胀痛、拒按；邪热内扰则心中懊忱，起卧不安；邪热又与水饮互结于胸膈，致津液不能上布，则见舌燥而口渴；实热内结，腑气不通，故大便秘结。苔黄乃内热之象，寸脉浮关脉沉为结胸主脉。患者所病与《伤寒论》中所描述的"……按之痛，寸脉浮，关脉沉，名曰结胸也（128）"、"……不大便五六日，舌上燥而渴……从心下至少腹硬满而痛，不可近者，大陷胸汤主之（137）"颇为类似。综合以上分析，本证符合《伤寒论》热实结胸证之大陷胸汤证。证属大陷胸汤证，治宜泻热逐水破结。方用大陷胸汤。

处方：甘遂（醋炒）一钱半，大黄四钱，芒硝三钱。水煮去滓，温分三服。

服 1 剂后，得快利，胸腹满痛顿减，诸症减轻，仍照原方半量加味连服 3 剂，病情好转。停药数日，诸症复见，如此反复两次，此乃顽饮根固，药力不足，续予前方一剂。患者服药第 2 天心中懊憹比前更甚，坐立不安，因反应严重，试进稀粥一小碗，以求暂安。突然倾吐清水数碗，此后诸症悉平。半个月后随访，痞消便畅，康复如常。

例 4：腹痛 2

病机分析：二便不通，当属急症，然证有虚实之异。此患者已近花甲之年，肾气已亏，其二便不通正是源于此处。《素问·水热穴论》云："肾者，胃之关也。"即是肾司二便之意。夫前阴利水，后阴利谷，输泻有常度者，全赖肾司开阖之权也。肾气不足，易受寒侵，受邪则开阖失职。若开而不阖，则二便泻利；阖而不开，则二便不通。腹痛绵绵，并非实证之痛势，虽胀闷不堪，然经泻药罔效，而腹胀痛愈重。可断定当为寒虚之证，闷痛皆是寒凝气滞不通之象。正如《素问·异法方宜论》所云"藏寒生满病，其治宜灸焫"之证。温补尚恐不消，更加泻药，无异于雪上加霜，故而胀痛愈重。患者喜热饮是病机外露之表现，引暖以济阳也。恶寒，四肢厥冷，六脉沉细，亦皆是阳虚寒盛之象，治当温补。病属阳虚内寒，寒滞痞塞之象，治当急补阳气，散寒以通滞。故以通脉四逆汤急温肾阳，以复开阖之权。

处方：附子 30g，干姜 18g，炙甘草 12g，4 剂，日 2 剂，煎分 4 次服。

复诊，溺长便利，身温脉和，腹痛除，闷胀减，饮食增。再服 2 剂而愈。

第七节　其他

例 1：吐血

病机分析：此阴阳衰微，将见离决之候。检阅服方，皆苦寒折之，如三黄解毒汤、龙胆泻肝汤之类，是欲止血而过服寒凉所造成。现当生死存亡千钧一发，唯有回阳固本之一法，当处以人参四逆汤。

处方：力参（蒸兑）五钱，生附八钱，干姜五钱，炙草二钱。

上方意在回阳救厥温经止血也。半日连服 2 大剂，夜半阳回，肢微温，血仍点滴未停，因略为易方：力参五钱，附子三钱，黑姜炭（炮透）四钱，炙草二钱。水煎，冲发炭及童便服。

上方温以止血，2 剂血果止。讵知日晡身发高热，烦躁不安，脉则洪数而软，乃血气来复，故现此离奇之假象，不应为所眩惑，治宜温平补血，疏当归补血汤加炮姜。

二剂后，热退神宁。不料夜半腹大痛，拒按，大便已数日未行，此由阴证而转属阳明，然在《伤寒论》中已有调胃承气汤法治，今特小其剂以用之。

大黄（酒制）三钱，芒硝（冲）二钱，甘草二钱。

一剂，便下痛止，改用益气补血之药，逐渐安平。

例 2：消渴

病机分析：证属肺胃热盛，气阴两伤，治疗当以清上、中之热而滋气阴之虚为宜。

处方：生石膏 40g，知母 10g，炙甘草 6g，粳米一大撮，人参 10g，花粉 10g。

上方服 5 剂后，口渴大减，体力与精神均有好转。转用益胃阴法。

沙参 12g，玉竹 12g，麦冬 30g，花粉 10g，知母 6g，太子参 15g，甘草 6g 等。

连用 10 余剂，证情逐渐稳定，遂改用丸药巩固疗效。

第八节　儿科

例 1：小便频数

病机分析：证属邪热恋肺，通调失司，膀胱气化不利。治宜清宣肺热。方用麻杏甘石汤。

处方：麻黄 6g，石膏 20g，杏仁 6g，炙甘草 6g。日 1 剂，水煎服。

药进 3 剂后，小便次数明显较少，余症锐减。药已中病，继服上方 3 剂后，小便正常，他症消失，病告痊愈。随访半年病无复发。

例 2：腹泻

治疗：给予葛根芩连汤一剂。

处方：粉葛根一钱，川黄连八分，条黄芩七分，生甘草四分。并予以 5％葡萄糖生理盐水静脉滴注。

服后泄泻止，粪成形，热退神佳，即停用中药。

例 3：腹痛

病机分析：本例患者喜食冷饮，易伤脾阳。脾气一虚，寒湿内盛，湿阻气滞，故见腹痛时作，因为无形之寒气作痛，故腹部柔软、喜温喜按；脾虚则化源不足，气血不生则面色萎黄，形体瘦弱、睡眠差；脾虚不能运化水谷则纳差、易腹泻。舌淡红，苔薄白，脉缓皆为脾虚之象。当辨为小建中汤证。其病机为脾虚失运，气血不生。证属虚寒腹痛，气血不生证，治宜建立中气，化生气血。方用小建中汤加味。

处方：桂枝 5g，白芍 12g，炙甘草 5g，生姜 3g，大枣 10g，山楂 10g，山药 10g，麦芽 15g，茯苓 15g，饴糖（溶服）15g。先予 3 剂，常规煎服。

服药 3 剂后，腹痛明显减轻。再服 3 剂腹痛发作停止，续进上方 7 剂，患儿精神食欲明显好转，脸色红润，大便正常，半年后随访，腹痛未再发作，患儿发育良好。

第九节　妇科

例 1：乳房肿块

病机分析：患者乳房及胁肋胀闷，据病变部位，乳房属肝，胁肋乃少阳经脉所过之地，少阳经脉与肝密切相关，故其病变当在少阳。因少阳邪郁，气机不利，故见胸胁胀闷；少阳邪郁化火，火热内扰，故心烦易怒；火热伤津，则口微渴；少阳经气不舒，则血室因之不利，故月经紊乱。因邪郁少阳，木旺而乘土，则饮食欠佳。脾胃被乘，运化失职，则津液停而为痰湿，郁少阳之郁，痰湿凝结于乳房则成乳癖。故本病属邪郁少阳，痰湿凝结之证。证属邪郁少阳，痰湿凝结。治宜和解少阳、疏肝解郁、温化痰湿、软坚散结。以柴胡桂枝干姜汤加减治疗。

处方：柴胡、黄芩、枳壳各 10g，桂枝、干姜各 4.5g，生牡蛎（打碎）、天花粉各 15g，炙甘草 9g。每日 1 剂，水煎服。

10 月 27 日复诊：触其乳房，胀痛减轻，肿块略有缩小，余症均见好转。上方加浙贝母（打碎）、香附各 10g，续服 3 剂。

10 月 30 日三诊：患者月经来潮，心烦易怒、胸闷等症消失，乳房肿块继续缩小且腹痛亦微，舌质淡红、苔薄白，脉细。病见起色，再拟上方去黄芩，加土炒白术、茯苓各 10g，5 剂。

11 月 4 日四诊：诸症悉除，两侧乳房肿块完全消失。其后又调理数日而收全功，随访至今未见复发。

例 2：产后发热

病机分析：患者于新产之后出现高热，并见少腹疼痛拒按，阴道未见出血，发热，以夜间为甚，当属胞宫蓄血而致高热。谵语烦躁为瘀血上扰神明，类似原文所描述的"其人如狂"，少腹疼痛拒按则与"少腹急结"相类。其身热蒸蒸为败血瘀阻所致；由于高热而致口渴引饮，面红耳赤；舌暗有瘀斑为内有瘀血的征象。小便自利说明瘀血不在膀胱。虽有发热，但此发热不是表证发热，而是里证发热，因此不存在"其外不解者，尚未可攻"。综合以上诸证，当属下焦蓄血证，蓄血阻滞的部位在胞宫。治宜破血逐瘀，拟桃核承气汤加味。

处方：桃仁 12g，大黄（后入）15g，桂枝 3g，芒硝（冲服）6g，甘草 6g，当归 30g。水煎 2 次分服。

1 剂尽，大便通，色黑臭秽。阴道流出大量黑血及少量白色黏冻。旋即神清热退，欲进饮食。继以桃红四物汤善后，2 剂痊愈。

例 3：溢乳

病机分析：病机属阴阳气血俱虚，但阳气易回，而阴难速生。治宜补阳摄阴，调和营卫。予桂枝加附子汤。

处方：桂枝 9g，白芍 9g，熟附片 6g，煅龙骨、煅牡蛎各 18g，生麦芽 20g，大枣 10 枚，生姜 4g。6 剂。

服 6 剂，乳漏减少大半，觉口渴欲饮，阳气渐复，阴液有损。恐阳复太过，故去生姜、煅龙骨、桂枝，熟附片减半，加麦冬 9g，白人参 3g，以阴中求阳，阴阳两补。

9 剂后，乳漏停止，精神渐振。以十全大补丸善后，月经来潮，诸症悉愈。

第二章　现代荆楚名医医案选讲与实践

第一节　李培生教授医案

一、医家简介

李培生（1914—2009），男，湖北中医药大学教授，著名中医学家、一代宗师、第一批全国老中医药专家学术经验继承工作指导老师。为全国高等医药院校五版教材《伤寒论讲义》的主编，著有《柯氏伤寒论翼笺正》、《柯氏伤寒附翼笺正》、《柯氏伤寒论注疏正》、《李培生医书四种》等。

二、医案

例 1　吴某，女，40 岁，农民。1994 年 10 月 11 日初诊。咽喉部如物堵塞近半年。

初诊：患者平素性情抑郁，近半年来自觉咽喉部如物堵塞，吞之不下，咯之不出。无咽痛、咳嗽、咳痰等症状。服中药辛温宣通之剂半年，症状无缓解。

刻下症见：咽喉部如物堵塞，咽部红，余无不适。舌红苔薄黄，脉弦数。

例 2　熊某，男，45 岁，无业。2005 年 10 月 8 日初诊。胃脘胀痛半年。

初诊：患者半年前无明显诱因出现剑突下胀痛，向后背放射，进食可缓解，与体位无关，伴嗳气，无反酸、进食梗阻、烧灼感等不适，自服雷尼替丁可缓解。寐可，纳可，二便可。察其：舌红苔白稍厚，脉弦细。

门诊资料：湖北省某医院 2005 年 1 月 18 日胃镜示胃溃疡（A1 期）；2005 年 4 月 8 日胃镜示慢性浅表性胃炎（Ⅲ级）。病检：慢性胃炎。2005 年 5 月 19 日肝胆 B 超：胆囊息肉。

例 3　杨某，女，32 岁，工人。1992 年 8 月 17 日初诊。肝区疼痛反复发作 5 年，再发加重 1 个月。

初诊：患者 5 年前因肝区疼痛作肝功能检查：谷丙转氨酶 60U/L，乙肝三系示：小三阳。予护肝治疗后症状稍好转。1 个月前因紧张劳累后肝区疼痛再次发作，刻下症见：肝区隐痛，口干咽燥，心烦失眠，纳差，小便色黄，月经失调，经来腹痛。察其：舌红苔薄黄，脉细数。谷丙转氨酶 50U/L。

例 4　吴某，女，52 岁。2005 年 5 月 28 日初诊。患者头痛反复发作 15 年余，加重 1 周。

初诊：患者 15 年以来常觉头痛，变天时加重，曾吃过不少中药，一直未有明显好转，近 1 周来头痛症状加重，特来李老处诊治。

刻下症：右侧头痛，连接巅顶，如戴冰帽，痛甚则干呕欲吐，手足发冷。察其：舌质淡，苔白滑，脉沉紧。

例 5　张某，男，56 岁。2005 年 6 月 11 日初诊。患者头痛间断性发作 5 年，复发加重 7 天。

初诊：患者 5 年前查出患有高脂血症，5 年来经常头痛发作，曾多方就医无果，近 1 周来头痛加重，特来寻求李老诊治。

刻下症：头痛且昏，自觉有压痛感，形体肥胖，嗜睡痰多，色白质黏，胸闷腹胀，大便数日不通。察其：舌红，苔黄腻，脉弦滑。

例 6 李某，女，33 岁，无业。2005 年 9 月 10 日初诊。大便不畅 3 个月。

初诊：患者近 3 个月来大便不畅，较干结，1～2 天/次，有便不尽感。伴有腹胀，肠鸣矢气，心烦易怒，纳差。察其：舌红苔微黄，脉弦。

例 7 苏某，女，43 岁，教师。2005 年 9 月 3 日初诊。腹泻 3 周。

初诊：患者 3 周前无明显诱因出现解黄色水样大便，无赤白脓子、里急后重、肛门坠胀，伴下腹部隐痛、嗳气。察其：舌红苔薄白，脉濡。

例 8 刘某，女，41 岁，干部。1992 年 11 月 11 日初诊。腹泻反复发作 10 余年，再发加重 1 个月。

初诊：患者 10 余年来腹泻反复发作，2～3 次/天，无赤白脓子、黏液脓血、里急后重、腹痛腹胀等不适。曾服中西药（具体不详）治疗，症状时好时坏。1 个月前无明显诱因患者再次出现大便稀溏，2～3 次/天，大便有白色黏液，轻度里急后重、腹胀，无发热、腹痛。起病以来，患者精神、食欲、睡眠欠佳。察其：舌淡红，脉弦。

例 9 黄某，男，34 岁，干部。1992 年 9 月 11 日初诊。大便稀溏带有红白脓子反复发作 2 年余。

初诊：患者 2 年前因饮食不节发生腹泻，大便带有红白脓子，用土霉素治疗后缓解，但此后反复发作，2～3 次/天。1990 年 5 月在省肿瘤医院作肠镜：慢性直肠炎，胃镜：慢性食管炎。现大便稀溏带有红白脓子，2～3 次/天，腹痛隐隐，以剑突下及脐周明显，稍有里急后重，饮食欠佳，小便尚可。察其：舌红苔薄黄，脉弦细。

例 10 代某，女，36 岁，教师。1993 年 11 月 5 日初诊。反复腹泻 3 年余。

初诊：患者近 3 年来饮食不慎或寒温失宜即腹泻，3～5 次/天。曾服"黄连霉素"磺胺类药物及中药治疗，症状时好时坏。平时畏寒，指尖冷，纳差，小便清长，大便时干时稀，伴自汗，盗汗，面色无华。2 周前患者因进食生冷，腹泻又发作，4～5 次/天，大便呈黏液状，伴腹痛，泻后痛减，有里急后重，嗜睡，下肢拘急，上身燥热，口干，喜热饮。在当地医院查大便常规：黏液（+++），白细胞（++），红细胞（+）。用庆大霉素治疗 5 天，症状无明显缓解。察其：舌红少苔，脉沉细。

例 11 夏某，男，60 岁。2005 年 12 月 24 日初诊。患者心慌 1 个月伴头昏。

初诊：患者 1 个月以前因情绪不佳诱发心慌，伴头昏，近 1 个月发作频繁，未服用任何药物，2005 年 12 月 19 日某医院心电图示：①窦性心律；②心电轴轻度左偏；③二度房室传导阻滞。Holter 示：①窦性心律，偶发室性期前收缩（4 次），伴一至二度房室传导阻滞；②无 ST-T 异常动态改变。血压 160/95mmHg。为求进一步诊治，特来本门诊。

刻下症：心慌，无胸闷、胸痛，头痛，头昏，夜间尤甚，纳可，夜寐欠安，小便色浑，大便先干后溏。察其：舌质红，苔薄黄，脉弦。本例患者病情较为复杂，既有心悸病症，又兼有头昏病证。

例 12 周某，女，46 岁，教师。1991 年 9 月 3 日初诊。患者心悸胸闷腹胀反复发作 7 年，复发加重 1 个月。

初诊：患者 1984 年因妊娠行人工流产术后，情志不舒，大量食用海马蒸鸡等，致手足浮肿，心悸，腹胀，以为虚损使然，又过服补益之药膏（药名不详），上证加重。曾多次于某职工医院诊治，心电图："频发室性期前收缩"，肝功能、B 超检查正常。考虑为"更年期综合征"、"频发性室性期前收缩"，予服普罗帕酮、谷维素、肌苷片等西药及中药健脾益气、活血化瘀之剂，无明显效果，特请李氏诊治。

现症：心悸胸闷，头晕乏力，失眠多梦，性情烦躁，腹胀纳呆，嗳气频作，大便干燥，小便灼热，月事已 3 个月未潮。察其：舌红，苔薄黄，脉来结代，每分钟歇止 8～9 次。

例 13 孙某，男，29 岁，教师。2005 年 6 月 11 日初诊。患者心悸 2 年余，加重 1 周伴胸闷。

初诊：患者 2 年前因感冒引发心慌，于医院诊断为"病毒性心肌炎"，曾予以药物治疗（具体药物不详），疗效不显。两年来心慌时发时止，近 1 周以来，心慌加重。2005 年 6 月 9 日心电图示：①窦性心律；②心肌缺血。

刻诊所见：心慌发作频率增加，伴胸闷，易疲劳，偶有鼻塞，夜寐欠安，纳可，二便调。察其：舌质暗红边有瘀点，苔光剥少津，脉弦细。

例 14 胡某，女，43 岁，工人。1995 年 3 月 12 日初诊。患者心悸胸闷气喘反复发作 5 年，复发加重 1 个月。

初诊：患者 5 年来常觉阵发性夜间呼吸困难，不能平卧，心有憋闷，头晕乏力。某医院诊断为风湿性心瓣膜病，二尖瓣狭窄，心力衰竭Ⅱ度。心电图：P 波增宽并有切迹，电轴右偏，心房颤动。X 线检查：心房增大。经长期抗感染、强心、利尿等处理，时好时发。此次发作，经某医院中药温阳利水之剂治疗，反致咳喘加剧，咯血不止。

刻下症：心慌胸闷，轻度咳嗽，有时咯少许粉红色痰，小便短少，口唇发绀，颜面轻度浮肿，两颧紫红，心率 102 次/分，律不齐，心尖闻及低音隆隆样舒张期杂音。察其：舌质暗红，边有瘀点，苔白厚腻，脉结代。

例 15 夏某，男，8 岁。2005 年 7 月 9 日初诊。患者心慌，汗多反复发作 2 个月余。

初诊：患者于 2 个月前外感风寒后发热，恶寒，始作感冒治疗，在用"银翘片"等药物后退热，但随后出现心慌，武汉儿童医院心电图示：心率 110 次/分，窦性心律。血沉 20mm/h，鼻咽分泌物分离出病毒。经过抗生素、糖皮质激素等治疗，疗效不显。为求进一步诊治，特来本门诊。

刻下症：心慌，出汗多，夜间出汗尤甚，微咳，纳食一般，二便正常。察其：舌质红，苔薄黄，脉沉细。

例 16 梁某，男，74 岁，干部。1989 年 9 月 2 日初诊。患者心悸胸闷反复发作 5 年，复发加重半年。

初诊：患者 5 年前因为劳累及饮酒诱发心悸胸闷，发作欲死，即到某医院住院治疗，经超声心电图等检查，诊断为冠心病，心房纤颤，心功能Ⅳ级。用毛花苷丙等治疗，病情缓解但稍遇劳累或情志不舒时，心房纤颤又发。先后住院 5 次，心房纤颤时发时止。近半年来，发作尤为频繁，故请中医治疗。

刻诊所见：心悸气短，胸闷不适，时有胸痛，痛如针刺，动则气喘，睡眠多梦，口干舌燥，大便干结，小便略黄。察其：舌质暗红边有瘀点，苔光剥少津，脉来结代。

例 17 张某，男，40 岁，干部。1994 年 9 月 10 日初诊。患者心悸短气，神志不安 2 年。

初诊：患者长期在某市搞计划工作，2 年前因过于劳顿，病发心悸不安。当时在某附属医院做心电图检查，提示"频发性室性期前收缩"，对症治疗 3 个月余，症状略见好转，唯停药后病情反复，近期病情加重。平素喜嗜烟酒。

现症：心悸不安，夜间不眠。遇劳累或失眠则心悸发剧，饮食二便尚可。察其：舌边尖甚红，中有白苔，脉五六息即见一止。

例 18 李某，男，12 岁，学生。1992 年 12 月 11 日初诊。腹胀纳差反复发作 6 年。

初诊：患者 6 年前因饮食不洁，病发脘腹胀气，纳食减退，当时到该地人民医院就诊，查肝功能：谷丙转氨酶 100U/L，乙肝三系示大三阳，诊断为乙型病毒性肝炎（以下简称乙肝）。予护肝及中药"肝炎春"等治疗，症状时好时坏。

刻下症见：面色萎黄，纳食呆滞，脘腹稍胀，性情急躁，小便色黄。察其：舌淡红，苔薄白，脉弦细。

例 19 蒙某，女，38 岁，工人。1993 年 3 月 19 日初诊。肝区作胀、纳差乏力 1 年，身目发黄 20 天。

初诊：患者 1 年前因饮食不洁，出现肝区不适，纳差乏力，在当地人民医院诊治，查肝功能：谷丙转氨酶 60U/L，乙肝三系示大三阳。予护肝及中药清热解毒、疏肝解郁之剂治疗，症状时好时坏。近 1 个月来，因劳累太过，患者肝区作胀，身目发黄，小便色黄，纳差厌油，即到该院查总胆汁酸 20μmol/L。因劳累太过，间接胆红素 50μmol/L，谷丙转氨酶 60U/L，诊断为乙型病毒性肝炎（慢性活动期），予护肝、退黄对症治疗后，症状未见明显好转。

刻诊所见：身目发黄，小便深黄如浓茶，肝区不适，纳差，厌油，恶心欲呕。察其：舌暗红，苔黄略腻，脉弦细。

例 20 周某，男，53 岁，教师。1991 年 10 月 8 日初诊。肝区疼痛、肢软无力 1 年，复发加重 3 个月。

初诊：患者 1 年前因不洁饮食加上工作劳累，出现肝区疼痛，四肢无力，纳食减退。即到当地人民医院就诊，查肝功能：谷丙转氨酶 64U/L，乙肝病毒表面抗原（＋），诊断为乙肝，用中西药治疗（具体不详），无明显效果。1991 年 7 月因自觉身体极度疲惫，四肢无力，身目黄染，小便颜色深黄，再次到该人民医院予护肝、退黄治疗后，黄疸消退，但极度无力。1991 年 8 月到某医科大学附属医院查乙肝三系，示大三阳，肝功能：谷丙转氨酶 65U/L，B 超：肝硬化，脾轻度大，诊断为肝硬化，住院治疗 2 个月余，予护肝药及中药清热解毒，活血化瘀等，症状无缓解。

现症：面色晦暗，可见肝掌，肩颈部可见散在蜘蛛痣，肝区胀痛，四肢乏力，纳食减退，口干口苦，小便色黄，大便时干时稀。察其：舌质暗红，舌苔薄黄，脉弦细。10 年前患血吸虫病，曾用锑剂治疗，现酶试验未见血吸虫感染。患者平素有烟酒嗜好。

例 21 游某，女，46 岁，工人。1998 年 10 月 20 日初诊。右上腹胀痛反复发作 3 年。

初诊：患者曾因胆囊多发结石在省某医院先后做过两次手术，术后半年，又发肝内胆管结石并阻塞性黄疸、胆汁淤积性肝硬化、胰腺炎、脾大、高度腹水，相继在几所医院诊治，并在某省级医院住院半年，无明显效果。

转请中医诊治，刻诊所见：精神委靡，形体消瘦，面色暗黑，身目俱黄，右上腹攻撑胀痛，连及满腹，腹大如鼓，腹部青筋暴露，纳食呆滞，恶心欲呕，唇口色紫，口渴，而饮水不下，小便短，色黄如浓茶，大便干结，3～5 日 1 次。察其：舌质暗红，苔黄略腻而稍干，脉细弦滑数。

例 22　王某，女，43 岁，粮店职工。1995 年 8 月 22 日初诊。腹胀痛 4 天。

初诊：患者 4 天前无明显诱因出前腹部胀痛，伴嗳气频作，恶心欲呕，曾在省某医院急诊室就诊，诊断为急性胆囊炎、急性胃炎。留观 3 天，予以抗炎、解痉对症治疗，疼痛无明显缓解，转请中医治疗。

刻诊所见：上腹痛甚，以右侧为重，伴嗳气，恶心欲呕，纳呆，大便 3 日未行，小便色黄。察其：舌红苔黄，脉弦。

例 23　吴某，女，51 岁，工人。1979 年 8 月 18 日初诊。右上腹绞痛 7 天。

初诊：7 天前患者出现右上腹绞痛，发热恶寒，恶心呕吐，伴黄疸。曾在某医院就诊，经超声等检查，诊断为胆石症，胆系感染。始入外科考虑手术，后因气候酷热，手术不宜，而转内科保守治疗。经西药抗炎、解痉、输液及对症处理，病无缓解。无奈之下，内科医生用中药大承气汤煎汁予其服，痛势不减，而请中医诊治。

刻诊所见：右上腹绞痛，恶心呕吐，身目尿黄，发热恶寒，大便干结数日未行。察其：舌红苔黄厚腻，脉弦滑数。

例 24　余某，男，74 岁，工人。1989 年 11 月 2 日初诊。

患者胸闷心悸反复发作 1 年，复发加剧 1 个月。

初诊：患者 1988 年因劳累过度，又遇情绪恼怒，病发胸闷心痛，心悸短气，到某医院诊治。心电图检查：ST 段改变，心肌供血不足。眼底检查：眼底动脉硬化。诊断为冠心病。予硝酸甘油片、硝酸异山梨酯、硝苯地平、脉通、复方丹参片等，心痛缓解。但情绪激动或劳作时心痛又发，如此辗转 1 年，特请李老诊治。

现症：胸闷不适，心痛隐隐，时有刺痛，时作时止，心悸短气，睡眠多梦。察其：舌质红，苔薄黄，脉细数。

例 25　周某，男，48 岁。2005 年 12 月 10 日初诊。

患者头晕目眩反复发作半年。

初诊：患者半年以来常觉头晕目眩，伴头胀痛，多处求医无效，今特来李老处就医。有高血压病史，平素血压控制不理想。

刻下症：头晕目眩，如坐舟中，伴头胀痛，上肢稍感麻木，腰膝无力。察其：舌稍红，苔薄黄，脉弦数。

例 26　赵某，男，49 岁。2005 年 7 月 23 日初诊。

患者头晕目眩反复发作半年，加重 1 周。

初诊：患者半年以来常觉头晕目眩，伴自觉胃脘部有冷感，喜呕，吐涎沫，西医诊断为"梅尼埃病"。自服中成药（具体药物不详）效果不显，遂来求诊。

刻下症：形体瘦弱，胃脘隐痛，喜温喜按，头昏目眩，视物旋转，伴呕吐痰涎，耳鸣。察其：舌淡，苔白，脉沉弦。

例 27　吴某，女，37 岁。2005 年 10 月 15 日初诊。

患者头晕目眩反复发作 1 个月，伴呕吐 1 周。

初诊：患者 1 个月以来常觉头晕目眩，自服"地芬尼多"等药疗效不显，遂来求诊。

刻下症：头重如裹，视物晕眩，闭目稍安，胸闷泛恶，呕吐痰涎。察其：舌苔白腻，脉弦滑。

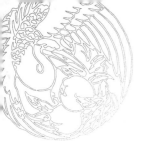

第二节 梅国强教授医案

一、医家简介

梅国强（1939年生人），男，第三届国医大师，湖北中医药大学教授，主任医师、博士生导师，第三、四批全国老中医药专家学术经验继承工作指导老师。

二、医案

例1 倪某，女，34岁。

诉午后低热，周身疼痛2个月，加重半个月。2个月前开始低热而恶风，周身酸痛，自认为感冒，而服强力银翘片之类不效，故而就医，中西药杂投，治疗未断，而病证依旧。近半个月来，不唯低热（37.3～37.5℃）不退，仍恶风寒，且周身酸痛加重，以胸、左胁、头、项、背部为甚。伴胃脘隐痛，纳差，反胃，反酸，偶发心悸，小便有时涩痛，大便数日一行。月经愆期，经期腰腹痛。舌苔薄白，脉数。有乙肝病史多年。

查：血红蛋白97g/L，红细胞计数$3.01×10^{12}$/L，白细胞计数$2.8×10^9$/L。HBsAg（+），HBeAg（+），HBcAg（+），肝功能正常。

例2 向某，女，27岁。

左眉棱骨疼痛间断发作5年，遇冷易发作且重。来诊于隆冬时节，已发作数日，疼痛剧烈，连及左前额痛，难以入眠。大便秘结，自觉口干舌燥。脱发明显，头发以致较为稀疏，面部痤疮较多。脉沉细，舌苔白薄。

例3 洪某，女，13岁。

头痛半年余，先为半个月或1个月发作1次，自2000年春天以来，未及1个月，发作8次。发则双侧太阳穴处疼痛难忍，伴四肢发麻，恶心，10～20分钟自行缓解，缓解后一如常人。饮食、二便正常，脉缓，舌淡苔白厚。

例4 王某，女，40岁。

感冒后咽喉不适20余日。微咳痰少，胸闷，心悸，胃脘、肩、背及胸部隐痛，反酸。右下腹痛，经期为甚，伴双乳胀痛。脉弦缓，舌苔白厚腻，质红。有十二指肠球部溃疡及慢性胃炎史10年，5年前有上消化道出血史。妇科B超提示"陶氏腔积液"。

例5 陈某，男，58岁。

8年前曾患急性胆囊炎，经治疗后症状消失。近月来常发右上腹隐痛，加重1周，经B超探查，诊断为慢性胆囊炎、胆石症（胆结石0.5cm×0.9cm），饮食尚可，但有厌油感，二便自调，脉弦，舌苔白薄。

例6 张某，男，27岁。

夏令突遇寒潮，正在旅途，无所回避。次日恶寒发热，体温39.2℃，自服感冒清之类药物，欲其速愈，而增量服之，汗出如注，惧而停药投医：体温虽降至38℃左右，而恶寒依旧，汗出不畅，三日如斯。咳嗽更为严重，白黏痰少许，难以咯出，胸胁痛，舌质鲜红，苔白薄，脉数。

例 7 李某，男，38 岁。

胃脘痞胀，以夜间为重，偶尔隐痛，饮食减少，两太阳穴胀痛，四肢酸软，大便稀溏，日行 1～2 次，小便黄，右上腹压痛，苔白略厚，脉弦缓。

例 8 王某，女，45 岁。

有胃病史 8 年。胃镜诊断为慢性浅表-萎缩性胃炎、十二指肠球部溃疡瘢痕、充血性糜烂性胃窦炎、反流性食管炎。目前胃脘痞胀隐痛，按之痛甚，胸骨后灼热感，纳少，反酸，口水多，喜唾。双肩背疼痛，颈部酸痛，脉沉弱，苔薄，色质红。

例 9 汪某，女，43 岁。

有慢性胃炎、食管炎病史多年，胃痛，胸骨后灼热疼痛，断续来诊，多法调治历时 2 年，症状消失，病情稳定。2 年后，因感冒咳嗽，而使用大量抗生素类药静脉注射剂，以致复发，见胃脘及胸骨后灼热疼痛，脘痞，反酸，嗳气，口秽，纳少，便溏，脉沉缓，舌绛，苔淡黄略厚。

例 10 陈某，女，31 岁。

正值哺乳期，右乳外上方红肿热痛 10 天，经用抗生素治疗，局部发红发热不明显，不痛，但肿硬不消，肿块面积约 8cm×10cm，其内有小肿块多枚，大如鸽蛋，小如蚕豆，互相连接，表面光滑，无明显压痛，皮下软组织增厚，推之可移。脉缓，苔白略厚。

例 11 王某，男，50 岁。

有慢性胆囊炎、胆石症、高血压、冠心病病史多年。因进食猪腿，以致胆囊炎急性发作，且心绞痛频发，心功能Ⅲ级，因而急诊住院治疗。使用大量抗生素及血管扩张剂，病情得以控制，血象正常而出院。来门诊时，诉出院半个月来，仍胸闷而有压迫感，心悸，心前区隐痛，每于活动时发生，服硝酸异山梨酯之类可及时缓解。胆区亦痛，厌油，苔白厚，质红。血压 150/110mmHg。

例 12 邱某，女，53 岁。

眩晕持续发作 30 年，此次发作 8 个月，不仅未曾间断，且有加重之势。表现为头目昏眩，时而头痛，以后头部及颈部为重，双肩酸痛，腰痛尚轻，疲劳乏力，动则心悸。剧则眩晕突然加重，视物旋转，伴冷汗、心悸、胸闷、气急。曾诊断为梅尼埃病，颈椎、腰椎 X 线片提示：颈椎 5～6、腰椎 3～4 骨质增生。苔薄白，脉沉弱。

例 13 张某，女，58 岁。

耳鸣，听力下降 22 天，左上下肢无力 15 天。均为突然发生，伴左腕以下发麻。耳鸣在安静环境下较为明显，记忆力下降，睡眠不安，食纳差，大便干结。素有颈椎病病史。此次磁共振发现：①脑桥、中脑腹侧多发脱髓鞘；②脑梗死。脉弦缓，苔白薄。

三、临证录（含病案分析）

（一）加减柴胡桂枝汤临证思辨录

柴胡桂枝汤出自《伤寒论》146 条："伤寒六七日，发热微恶寒，支节烦疼，微呕，心下支结，外证未去者，柴胡桂枝汤主之。"按仲景原意，此方为少阳兼太阳表证之主方。其发热微恶寒、支节烦疼，是太阳证而轻；微呕、心下支结，是少阳柴胡证亦轻。唯病关少阳，不宜峻汗，故欲解太阳之邪，必舍麻黄而取桂枝法。唯二证皆轻，故以柴胡、桂枝二方原剂量减半相合，名曰柴胡桂枝汤。反之，若二证皆重，似可依原量相合，其大法当无变异，乃视病情轻重，而为剂量之增减，亦仲景心法也。

小柴胡汤寒温并用，攻补兼施，升降协调。外证得之，重在和解少阳，疏散邪热；内证得之，还有疏利三焦、调达上下、宣通内外、运转枢机之效。桂枝汤外证得之，重在调和营卫，解肌祛风；又因肺主气属卫，心主血属营，故内证得之，还有调和气血，燮理阴阳之功。柴胡桂枝汤以二方相合，故其功效，当是二者之总括。至于临床运用，有因外感病而用者，自然不越146条之宗旨。有因杂病而用者，包括内妇诸科，则必然会其意，引申用之。如何引申？笔者曾提出"突出主证，参以病机"、"谨守病机，不拘证候"、"根据部位，参以病机"、"循其经脉，参以病机"、"斟今酌古，灵活变通"等。引申之途径如此，而观其旨趣，仍在146条之规矩中。

今就笔者之临床实际，于近3000份门诊病历中，总结本方所治病证，有头痛、心悸、胃脘痛、痹证、肢体疼痛、心下痞、低热、骨蒸、颈项肩（臂）痛、胸痹心痛、胁痛、月经不调等。其西医病名近20种，如神经、血管性头痛，急、慢性胃炎，胃溃疡，颈椎、腰椎骨质增生，肩周炎，冠心病，急、慢性胆囊炎等。兹以笔者所治病证，经过分析综合，将本方所治证候及其机制，分类归纳，重在彼此间的内在联系，条述于下。

1. 外感内伤，经脉不利，脏腑相关

本方治疗外感病，不论西医之诊断如何，总以146条为归属，其辨证用方，尚属不难，故略之不论。而外感内伤相兼，或纯为内伤杂病而用此方，其原理虽与146条相通，而其具体运用，则需医者能动思辨，依其规矩，自为方圆，兹引2例以剖析之。

如倪某（本节例1），女，34岁。诉午后低热，周身疼痛2个月，加重半个月。2个月前开始低热而恶风，周身酸痛，自认为感冒，而服强力银翘片之类不效，故而就医，中西药杂投，治疗未断，而病证依旧。近半个月来，不唯低热（37.3～37.5℃）不退，仍恶风寒，且周身酸痛加重，以胸、左胁、头、项、背部为甚。伴胃脘隐痛，纳差，反胃，反酸，偶发心悸，小便有时涩痛，大便数日一行。月经愆期，经期腰腹痛。舌苔薄白，脉数。有乙肝病史多年。查：血红蛋白97g/L，红细胞计数$3.01×10^{12}$/L，白细胞计数$2.8×10^9$/L。HbsAg（+），HbeAg（+），HbcAg（+），肝功能正常。西医诊断除乙肝外，其余诊断未明。余沉思良久，先作外感内伤之辨。因思2个月来，低热恶风，周身酸痛，又自行（或遵医嘱）服表散剂过多，似属解表不当，余邪未尽。所伴症状，如纳差、反胃、反酸、心悸、小便涩痛、便秘等，显属内伤杂病范畴。况且内伤之候，多有脏腑功能失调，岂非低热不退之因？而低热恶风，余邪未尽，何尝不是脏腑功能失调之由？！是以外感内伤，相互影响，以致缠绵难解。再辨病机之真谛，观低热恶风，发在午后，状若阴虚，而面不潮红，无咽干口燥，则知其非。盖外邪未尽，历时2个月，虽与表证相若，然非纯属在表；又无阳明里热征象。以三阳病证而论，其病不纯属在表，亦无阳明征象，以理求之，当是其邪入于少阳，在半表半里之间。于是则枢机不利，更兼脏腑功能失调，祛邪无力，而使热型发生变异，表现为午后低热恶风。观身痛之严重部位，俱系太、少二经循行之地，亦与上述分析相合。至于胃脘隐痛、反胃、反酸诸症，与《伤寒论》97条所言"……脏腑相连，其痛必下，邪高痛下，故使呕也"之胆木犯胃证，如出一辙。《灵枢·经别》曰："足太阳……别入于肛，属于膀胱，散之肾，循膂，当心入散。"又曰："足少阳……别者入季胁之间，循胸里属胆，散之，上肝，贯心，以上挟咽……"

本例病兼太、少二经，少阳郁热上逆则犯心，下窜而碍水道；太阳经气不利，久久不解，则自然涉及其腑。以此求之，则前述胸胁头项疼痛、胃痛、反酸、心悸、小便涩痛等，乃情理中事也。看似复杂之病，而循六经辨证执简驭繁之法，则外感内伤可寓于一方之中。药用：柴胡10g，黄芩10g，法半夏10g，生晒参（另煎）8g，桂枝10g，白芍10g，生姜10g，青蒿15g，葛根10g，当归10g，川芎10g，黄芪30g，地骨皮15g。日1剂，水煎服。服药5天，体温已退至正常，而自觉午后微潮热，余症依旧，因而据证而略事增减，再服16日而诸症消失。继因秋收，于田间劳累太过，以致周身酸楚，恶寒发热，左侧头痛，胃脘不适，轻度压痛。显系劳复，而病机未变，书方于下：

柴胡 15g，黄芩 10g，法半夏 10g，太子参 10g，桂枝 10g，白芍 10g，炙甘草 6g，大枣 10g，当归 10g，川芎 10g，延胡索 15g，半枝莲 30g。服药 1 周，诸症豁然，继服 2 周，未曾复发。

有低热恶寒而纯属杂病者，如刘某，女，31 岁，教师。腰背痛，间断发作 10 余年。患者禀赋不足，形体纤弱，自中学时代起，常觉腰背酸痛，继经 X 线摄片发现，颈、胸、腰椎骨质增生，查血沉、抗链"O"均正常。近半年来唯疼痛拘强加重，坐不耐久，平卧则痛缓。且间断低热，近月来转持续低热（37.5℃左右），微恶风寒，微汗，饮食尚可，晨起恶心，头晕，口干，舌质鲜红、苔薄白，脉弦。经中西医治疗罔效。余视其腰背痛乃陈年痼疾，而低热半年，除微恶风、微汗之外，别无表证征象，当是气血虚弱，营卫失调，更兼肝肾不足，筋骨不健之象，而无关外邪。或问：既无外邪，何以寒热自汗？答曰：气血双虚，则营卫自难协调，卫气当开者不开，当合者不合，营阴当守者不守，故而寒热自汗，此属内因所致之营卫失调。仲景曰"病人脏无他病，时发热自汗出而不愈者，此卫气不和也。先其时发汗则愈，宜桂枝汤"（54 条），与此相符。又头晕恶心、口干、脉弦，当是少阳见证，且前述疼痛部位，兼属太、少二经。舌鲜红、苔薄白，是兼湿热征象，故以柴胡桂枝汤为法。药用：柴胡 10g，黄芩 10g，法半夏 10g，桂枝 10g，白芍 10g，苍术 15g，黄柏 10g，莱菔子 10g，忍冬藤 30g，豨莶草 30g，老鹳草 15g，威灵仙 15g，海桐皮 15g。

服药 1 周，寒热已退，汗出正常，余症依旧。其后之治疗，或以黄芪桂枝五物汤，或仿右归丸法，依证增损而投，历时半年余，疼痛甚微，能坚持工作，而寒热不再。由是言之，病由外感而有太、少证候者，本方主之；病因内伤而致太、少证候者，本方亦佳。因思仲景《伤寒杂病论》之言"虽未能尽愈诸疾，庶可见病知源，若能寻余所集，思过半矣"，是教人挈其辨证原理，以驭繁杂。

2. 肝胆气郁，经脉不利，兼调营卫

肝胆气郁，法宜疏肝解郁，人所共知；若因气郁而致血瘀者，兼以活血，亦为常法。而病有气郁为主，更兼厥阳逆气烦扰，经脉严重阻滞者，若纯于解郁，则难制其厥阳；若兼以化瘀，则病证之重心并不在瘀血，遂尔经气难通。笔者以为当疏解肝胆气郁，并制厥阳扰动，兼调营卫以利经脉，则治法与病证相合，其效始彰。或曰何以舍气血而言营卫？《灵枢·营卫生会》曰："中焦亦并胃中，出上焦之后，此所受气者，泌糟粕，蒸津液，化其精微，上注于肺脉，乃化而为血，以奉生身，莫贵于此，故独得行于经隧，命曰营气。"虽然"血之与营，异名同类"，而活血化瘀以利经脉与调和营卫以利经脉，临床之际，仍有分辨。大凡瘀血较重者，使用前法；气郁较重者，宜乎后法，此所以兼调营卫之来由。

如郑某，女，48 岁。心悸数年，伴胸闷，喜叹息。时心烦，易惊惕，恶梦纷纭，胸背胀，目胀，左侧头痛，食后心下痞满。月经期小腹及腰痛，经色红，伴双乳胀痛而有结块，经后则消。舌苔薄白，脉弦缓。纵观此证，厥阴、少阳气郁，显而易见；然心烦、易惊惕、恶梦、经色红，当是厥阴逆气烦扰所致。于是疏肝解郁难制郁阳烦扰，故需厥阴、少阳同治，以制亢害；调营卫者，旨在通经隧，以利瘀滞之畅达。遂为书方：柴胡 10g，黄芩 10g，法半夏 10g，太子参 10g，桂枝 10g，白芍 10g，生姜 10g，炙甘草 6g，当归 10g，川芎 10g，郁金 10g，橘核 10g，乌贼骨 20g，茜草 10g。此为柴胡桂枝汤加橘核之类，是厥阴、少阳同治而制其厥阴。其中桂枝汤调和营卫，而当归、川芎亦调营卫，以增通利经脉之效，是病不关太阳，而借用其方。乌贼骨、茜草是仿四乌鲗骨一芦茹丸意（芦茹即茜草），功能凉肝活血，以协同前述功效。服药 1 周，头痛缓解，情绪紧张时，偶发心悸。服药期间，适逢月经来潮，未见乳房胀痛结块，亦无腰痛，唯存胸胀、不欲食、多梦。仍守前方加夜交藤 30g，再服 1 周，诸症消失。

3. 产后虚损，太少同病，气阴不足

产后气阴（血）不足，恒属多见，似可直补其虚，然因虚以致他病者，则治有先后之分。盖纯虚者，确补无疑；因虚致邪者，宜治其邪，兼顾其虚；邪气在急者，先治其邪，后补其虚，是承表

里先后治法而加以变化。

如李某，女，28岁，心悸4个月。患者于4个月前顺产第二胎，便觉体力不支，心悸频发，伴筋惕肉瞤，心情抑郁，曾用抗忧郁西药多虑平治疗，心悸虽有改善，但头晕、头痛加剧，以头颈部为甚。失眠，口苦而干，少气懒言，饮食尚可，二便自调。经常患感冒，发则前额及两太阳穴痛剧。舌质紫暗欠润，脉缓。此证产后心悸、筋惕肉瞤、口苦而干、少气懒言，是产后气阴双虚之象，然则纯虚者，未必心情抑郁，头痛剧烈，是必因气阴之虚，而枢机运转失常，营卫难以畅达，经脉为之郁滞使然。舌质紫暗，盖由营卫不利所致，未必便是瘀血。观其痛位，只在太、少二经；而心情抑郁、口苦，则属小柴胡汤证范畴。应投方于下：柴胡10g，黄芩10g，法半夏10g，生晒参（另煎）6g，桂枝10g，白芍10g，煅龙骨和煅牡蛎各20g，延胡索15g，麦冬10g，五味子10g，当归10g，川芎10g，夜交藤30g。7剂之后，诸症大减，头颈部基本不痛，心情较为和畅。适逢感冒，仅觉周身不适，其苦不甚。仍以原方加减7剂，唯余筋惕肉瞤，夜寐不安，当是气阴未复之象，故以黄芪生脉饮加养血活血、宁心安神之品收功。综观治疗全程，是以疏解为主，补虚相继。

4. 诸虚百损，实邪内结，和缓图之

《素问·三部九候论》曰："实则泻之，虚则补之。"故纯虚、纯实者，尚属易治。其有虚实相兼者，则治疗颇费周折。一般说来，以实为主者，则攻其实，兼以补虚；以虚为主者，则补其虚，兼以攻实；虚实相当者，则攻补兼施，亦可酌情而定。唯大实有羸状者，一般病情危笃，救治诚难。若就大实而言，峻攻尤恐不及；就体虚而论，峻补尚嫌其缓。笔者以为，决不可将虚实对立看待，而应作唯物辩证法分析。盖人体之内，绝不会有无缘无故之实，亦不会有无缘无故之虚。若因邪气过实，久延不解而致正虚者，除非正气过虚，危在旦夕，则不必轻议补法。盖实邪不祛，终为正气之害。故祛得一分实邪，便可恢复一分正气，此即祛邪之实，即所以补正之虚。反之，若因正气久虚，人体功能难以运动变化，或病邪相侵而实者，是正虚为邪实之根源。此时补正之虚，即所以祛邪之实。

本段所言，仅以邪实致虚为例，简要说明思辨过程，重点阐述待病情缓解之后，以和缓为法，作长久之计。如尹某，男，37岁。患病毒性肝炎多年，伴肝硬化腹水、食管静脉曲张，于1994年9月27日来诊。诉2个月前曾因上消化道大出血1次，轻度休克，而急诊住院。经用各种抢救措施，出血停止，体力略有恢复而出院。出院时，嘱用中药利水，待腹水消失后，再行手术治疗。望之形体消瘦，面色晦暗，爪甲苍白，少气无力，腹部膨隆。诉精神不振，睡眠难安，腹胀，小便少，不欲食，偶尔右胁痛。叩之有中度腹水征。下肢浮肿。舌苔薄白，脉弱。此病若论其虚，则气血内外皆虚，然则致虚之由，显系病邪未解、结为积聚所致，故取活血利水消痞为法。处方：金钱草30g，海金沙15g，鸡内金10g，泽泻10g，益母草30g，猪苓10g，茯苓30g，阿胶10g，五灵脂10g，制鳖甲10g，制香附10g，制三棱10g，制莪术10g。另用云南白药每日4g，分3次冲服。此方系仿二金汤、猪苓汤、鳖附散之意化裁而成，攻而不甚峻猛，以其大出血方止故也。用云南白药意在防止再度出血，且能疏络中之瘀滞。治疗3周，于10月21日作腹部彩超探查：无腹水征，肝脾大，门静脉增宽。腹胀消失，小便如常，面色晦暗大有减轻，精神好转，可以较长时间散步或弈棋。仍予上方加减治疗至11月中旬，未见腹水征象，然后停药。11月底行脾切除术及贲门周围血管离断术，伤口愈合良好，月余出院。唯胸片显示盘状肺不张，膈肌升高。再次就诊于笔者，诊知胸闷、嗳气、干噫食臭、二便自调，曾以生姜泻心汤，治疗2周。再拍胸片：肺不张现象消失，双肺活动正常。诉食后胃脘饱胀，左上肢上举困难，酸软无力。继以香砂六君子汤略加疏肝和血之品，熟料调治月余，病证反而加重，更见胸闷憋气、肢体乏力、食欲不振、胁痛、关节疼痛等。初，笔者大惑不解，以为患者腹水消退，手术顺利，肺不张消失，是大病方愈无疑，又见胃脘饱胀等症，用上述方药，何以有此反常现象？!反躬自问，始觉必是方药与病证之间，尚有一间未达。因而恍然有悟：脾脏虽已切除，贲门周围血管虽已离断，但肝之积聚尚存，仍是内有大实，未可猛然进补。《金匮要略·脏腑经络先后病脉证》曰"见肝之病，知肝传脾，当先实脾"，"肝虚则用此法，实则不在用之"。观此，是犯实实之戒明矣；令人愧悔有加。其理虽是，而不可矫枉过正，便议攻法。盖患者毕竟正虚，又经大吐血及大手术两次创伤，若径用攻法，岂非驼医乎!补法既已失误，而攻法又不可妄行，踟蹰再三，唯从和法中求之，或能别开生面。观柴胡桂枝汤，依证化裁，则能疏导肝胆，通行三焦，伐木邪于瘀滞之中，则脾胃自无贼邪之患，水道可无停积之忧；又能调畅营卫以利经脉气血，是补不见补、攻不见攻之和缓法也。基本方：柴胡 10g，黄芩 10g，法半夏 10g，生晒参（另煎）6g，桂枝 10g，白芍 10g，黄芪 30g，当归 10g，川芎 10g，焦术 10g，制鳖甲 10g，制香附 10g。或加制三棱、制莪术等，调理 3 个月余，症状全部消失，体力恢复尚佳，肝硬化虽然仍在，而肝功能正常，可坚持半日工作。继以上方加减，制成丸剂，再服 3 个月，疗效堪称巩固。因而提出"诸虚百损，实邪内结，和缓图之"，或有可取之处，必就正于同道。

5. 经腑同病，互为因果，反复难愈

后人研究《伤寒论》，有经证、腑证之言，如太阳经、腑证，阳明经、腑证，已为多数学者所接受，而少阳之经、腑证，尚无定论。笔者曾提出小柴胡汤证是少阳经证，大柴胡汤证是外感病中少阳腑证之观点。杂病之中，必有少阳经脉症状（如沿少阳经脉循行部位疼痛等），亦必有胆腑症状（如上腹或右上腹疼痛等），方可谓之经腑同病。其发病特点为经、腑证象，彼此影响，十分明显。如少阳或兼邻近经脉（多为太阳经）出现症状，常能引发上腹或右上腹症状（胆位于剑突右下方），反之亦然。若兼外感，则有寒热现象，此与 146 条所载"支节烦疼"、"心下支结"较为相似，故可提挈其纲领。若以西医学之诊断对照，则为颈椎病或肩周炎合并急、慢性胆囊炎，多种胃病合并颈椎病或肩周炎，急、慢性胆囊炎合并关节炎等，笔者以为与少阳（或兼其他）经腑同病相类。临证之际，若依六经辨证之原理，则 146 条可一言以蔽之；若以西医诊断及思维模式而寻求中医治法，势必方药杂陈，而功效渺然。

如刘某，女，55 岁，1995 年 1 月 25 日就诊。左肩、背、胸部及颈项疼痛，相互牵引掣痛约 10 年，左臂活动受限，微恶风寒，不发热，口苦而干，头昏目眩。伴右上腹疼痛而胀，不欲食，厌油腻，时时恶心，心烦。舌苔白而略厚，脉弦缓。询知曾有慢性胆囊炎、颈椎病、肩周炎病史，并称每当颈椎病或肩周炎发作较严重时，多能引发右上腹疼痛等；若胆囊炎发作时，则肩周炎、颈椎病必然加重，或二者同时发作。治疗未曾间断，而反复如斯。考肩、背、颈、项，为少阳或太阳经脉所过之地，是经脉之症状明也。而右上腹痛、口苦、目眩等，是少阳胆腑郁滞生热明矣。病证既明，则柴胡桂枝汤为恰当之方。故书方如下：柴胡 10g，黄芩 10g，法半夏 10g，太子参 10g，桂枝 10g，白芍 10g，当归 10g，川芎 10g，全蝎 10g，蜈蚣 2 条，忍冬藤 30g，鸡血藤 30g，延胡索 15g，郁金 10g。因病者路远，故予药 14 剂，暂未知其效否。忽于 3 月 15 日复诊，谓方药早已尽剂，原证未发，是多年所未见者。此虽不能谓之旧病已愈，然控制病情之疗效，尚属无疑。

6. 太少经脉，入通于心，治分先后

《灵枢·经别》曰：足太阳之别脉"当心入散"，足少阳之别脉"贯心以上挟咽"。是篇还提出，手太阳之别脉"入腋走心"，手少阳之别脉"散于胸中"。又《灵枢·经脉》提出，手太阳之脉"入缺盆，络心"，手少阳之脉"入缺盆，布膻中，散络心包"；足少阳之脉"下胸中，贯膈"。可见太阳、少阳经脉，与心有着密切关系。故太阳、少阳之病，在某种条件下，可以影响心脏；反之，心病在某种条件下，亦可影响太阳、少阳。今略举《伤寒论》原文为证，如 102 条"伤寒二三日，心中悸而烦者，小建中汤主之"，82 条"太阳病发汗，汗出不解，其人仍发热，心下悸，头眩，身瞤动，振振欲擗地者，真武汤主之"，是太阳病影响心或心肾；264 条"少阳中风，两耳无所闻，目赤，胸中满而烦者，不可吐下，吐下则悸而惊"，是少阳病影响心脏；293 条"少阴病，八九日，一身手足尽热者，以热在膀胱，必便血也"，是少阴心肾寒邪郁而化热，影响太阳之腑。以上多指

外感病而言，若内伤杂病，其表现不一，而相互影响则同。

如宋某，女，87岁。胸骨下段及周围压榨性疼痛，牵引双侧肩背痛，颈项拘束不舒，酸胀隐痛。伴胸闷、气短、心悸，每次发作持续约5分钟，然后自行缓解而为微痛，多在早晚起卧时发作。饮食不佳，大便干结，小便正常，颜面虚浮，下肢亦肿。舌质淡、苔白厚腻。询知有多年冠心病、心绞痛病史，心电图提示：心肌供血不足，T波倒置。有颈椎病和胃病病史。颈椎片提示：颈椎3~6呈唇样改变。此例年近九旬，病程过长，时至今日，虽难辨别是太阳、少阳病变影响心脏，抑或相反，但二者相互影响，则显而易见。故取太阳、少阳、少阴同病之法，拟方如下：柴胡10g，黄芩10g，法半夏10g，生晒参（另煎）6g，桂枝10g，赤白芍各10g，全瓜蒌10g，薤白10g，生蒲黄10g，土鳖虫10g，石菖蒲10g，远志10g，檀香10g。共服2周，诉胸部隐痛部位显著缩小，持续时间缩短，颈项肩背疼痛亦减，浮肿明显消退，舌苔薄白。上方为柴胡桂枝汤合瓜蒌薤白半夏汤化裁而成。唯需说明者，若舌苔白厚而舌质红者为痰热痹阻，应以小陷胸汤代替瓜蒌薤白半夏汤，此为一方二法也。二诊时，舌苔变薄，浮肿大减，表明痰浊已化，故以黄芪生脉散加减，以善其后，是治疗分先后也。

江某，男，57岁。心悸半年，加重半个月。近来更见期前收缩，一般为5~10次/分，胸闷气短，心前区刺痛，持续5~10分钟。头晕而痛，以两侧为甚，精神不振，乏力，腰酸腿软，恶寒，舌红而胖、边有齿痕、苔薄白、脉结代。据脉证结合舌苔分析，当属痰热痹阻，血脉不利，法宜清热化痰散结，活血通络止痛。处方：法半夏10g，全瓜蒌10g，黄连6g，枳实20g，焦白术10g，藿香10g，佩兰10g，胆南星10g，天竺黄10g，土鳖虫10g，苏木10g，片姜黄10g，九香虫10g。是清热化痰在先。服药1周，除期前收缩消失外，他症依然，更增四肢酸麻，下肢为重，恶寒转甚，心情抑郁而烦，易惊惕，舌苔薄白，脉缓。从上述变化来看，前方当属有效，盖以期前收缩消失、舌质不胖故也。痰热清化之后，何以心痛等症不减，更加四肢酸麻，心情抑郁而烦？当是少阴血脉瘀滞尚未解除，而影响太阳、少阳经脉所致。或曰：此证少阳经气不利不难看破，而太阳经气不利，如何辨之？观146条"支节烦疼"、"心下支结"，主以柴胡桂枝汤。而此证心前区痛，与"心下支结"同类而重，四肢酸麻，恶寒，与"支节烦疼，外证未去"同类，是为二经同受影响明矣。故处下方：柴胡10g，黄芩10g，生晒参（另煎）6g，桂枝10g，白芍10g，煅龙骨和煅牡蛎各20g，磁石10g，当归10g，川芎10g，枣仁10g，柏子仁10g，夜交藤30g，合欢花20g。共服2周，则诸症渐得平复，而以调理之法收功，是调理太阳、少阳之法在后也。

7. 少阳气郁，兼犯胃腑，经气不利

胆腑属木，胃腑属土。在病理状态下，胆气郁结过盛，可进而克害胃土。《灵枢·四时气》有"邪在胆，逆在胃"之论，是言其相克关系。亦有胃气不和，进而侮其胆木者，是言反侮关系。一般病者，常二者俱病，难分其相克相侮。然追询病史，何证在先，何证在后，孰轻孰重，常可明之。若仅就上述病机关系而言，则疏胆和胃，各有侧重足矣，后世佳方辈出，何言柴胡桂枝汤？诚然本方之原意，是为外感病立法。然从主证、病机、经脉关系加以引申，则"心下支结"，可视为木邪犯胃之结果；"支节烦疼"，可视为经脉不利，或风寒侵袭太、少经脉之结果。故少阳气郁，兼犯胃腑，更见其经脉不利者，本方实为妙法。

如李某（本节例7），男，38岁。胃脘痞胀，以夜间为重，偶尔隐痛，饮食减少，两太阳穴胀痛，四肢酸软，大便稀溏，日行1~2次，小便黄，右上腹压痛，苔白略厚，脉弦缓。析其病机，属少阳气郁，兼犯胃腑，经气不利。处方如下：柴胡10g，黄芩10g，法半夏10g，太子参10g，桂枝10g，白芍10g，炙甘草6g，生姜10g，大枣10g，枳实20g，焦白术10g，厚朴10g。若胁下胀满不适者，去大枣，加煅牡蛎、橘叶、郁金；胃痛重者，加九香虫、片姜黄；肢体酸麻冷痛重者，加干姜。如此调治1个月，则诸症不显。

又如金某，女，54岁。胃痛2年，胃镜诊断为"慢性充血渗出性胃炎"。目前以胃脘痞胀为主，

时或隐痛,伴胁胀,周身关节酸痛,苔薄白,脉缓。处方:柴胡 10g,黄芩 10g,法半夏 10g,太子参 10g,桂枝 10g,白芍 10g,枳实 20g,厚朴 15g,延胡索 15g,郁金 10g,九香虫 10g,乌贼骨 15g,片姜黄 10g。服药 2 周,症状基本消失。此类病例甚多,总以"病在胆,逆在胃",并有经脉不利疼痛为其辨证总纲。

8. 少阳郁气,太阳寒水,上犯清阳

足少阳经脉起于目锐眦,上抵头角,下耳后,循颈,行人身之侧。太阳经起于目内眦,上额交巅,下项,夹脊抵腰,至足。故少阳郁气,兼太阳寒水之气,上犯清阳,可致眩晕等症。盖少阳属风木,主火,而胆又为清净之腑,只得存精汁而行氤氲之阳气,方为清和无病;若少阳疏泄失常,多能上犯清阳。太阳主寒水之气,必得真阳以温化,方能寒而不凝;若寒邪侵袭,太阳寒水之气,必因而激越,上犯清阳。此二气协同上犯,或兼痰饮水湿,或与瘀血为伍,则高巅之上,何能清虚,是为眩晕等症之根由。

如邱某(本节例 12),女,53 岁。眩晕持续发作 30 年,此次发作 8 个月,不仅未曾间断,且有加重之势。表现为头目昏眩,时而头痛,以后头部及颈部为重,双肩酸痛,腰痛尚轻,疲劳乏力,动则心悸。剧则眩晕突然加重,视物旋转,伴冷汗、心悸、胸闷、气急。曾诊断为梅尼埃病,颈椎、腰椎 X 线片提示:颈椎 5~6、腰椎 3~4 骨质增生。苔薄白,脉沉弱。初以为眩晕、头项痛及腰痛,乃太阳寒水之气循经上犯,且病久入络,故以桂枝加葛根汤加减,治疗 2 周,疗效不够理想。因思眩晕为少阳主症,且兼胸闷、心悸,亦为少阳主症,知前法是顾此失彼也。遂投方如下:柴胡 10g,黄芩 10g,法半夏 10g,西洋参(另煎)6g,桂枝 10g,白芍 10g,黄芪 30g,当归 10g,刘寄奴 25g,徐长卿 15g,全蝎 10g,蜈蚣 2 条,钩藤 30g。调治 2 个月余,症状基本消失,可坚持正常工作。

张某,女,62 岁。头晕 2 年,发作月余。目前头晕阵作,肢软无力,闭目懒睁,行走飘忽,时有心悸,伴恐惧感。恐惧时,血压升高,面赤,手足不温,移时自止。饮食一般,大便干结,苔白厚,脉弦缓。曾作颈部彩超检查,提示:颈总、颈内(双)动脉顺应性差,右侧椎动脉狭窄,大脑中动脉顺应性降低。诊断为椎-基底动脉供血不足。此为少阳郁气、太阳寒水之气,夹痰饮瘀血上犯。拟方如下:柴胡 10g,黄芩 10g,法半夏 10g,陈皮 10g,桂枝 10g,白芍 10g,茯苓 30g,竹茹 10g,枳实 15g,当归 10g,川芎 10g,全蝎 10g,蜈蚣 2 条,土鳖虫 10g,红花 10g。加减予服,历时 1 个月,症状基本消失。

试观上述 2 例,前者尚不兼痰饮,而后者则兼之,故方中合并温胆汤意,是其所别。

9. 上下交病,症状百出,以和为贵

叶天士有"上下交病,治从中焦"之著名论断。细察《临证指南医案》,方知此类治法,多用于大病久病之后,病情较重,上中下三焦俱病,而胃气败坏,呕逆难以进食者。饮食尚且难进,徒虑其进汤药奈何?因而调治中焦,使其渐至安和纳食,方可议其治病尔,如此实为上策。然有上下交病,迁延难愈,而胃气尚和,纳食尚可者,若不加分析,盲从叶氏之法,则去病远矣。

如詹某,女,61 岁。自半百而后,体质渐弱。诉其上部症状,有头昏、头痛、颈项肩背酸楚或发麻、咳嗽胸闷、胁痛、睡眠不安、咽喉梗塞感等;中部症状,有胃脘不适、腹胀、嗳气、便溏或干结等;下部症状有双足外侧发麻或刺痛、肛门作胀、时或尿频尿急等。有慢性支气管炎、颈椎病、慢性胆囊炎、泌尿系感染等病史。自 1998 年 4 月初诊至 1999 年 5 月,每次据其所诉,相应处方,以致方药杂投,确有其临时效果,而症状仍此起彼伏。以病者之信赖,而长期就诊于余。然久治不过于此,能不反思?分析 1 年来之治疗情况,是仅从局限时间内之局部病情出发,故只能效在一时。查阅其病历资料,发现以往之病情并未加重,而始终此起彼伏,故与其逐一调理脏腑之偏,不如疏瀹其枢机,畅达其三焦,以促进脏腑安和;调理营卫,以利气血流行,营运环周,是为生生造化之机也。彷徨之中,若有所悟。故书方如下:柴胡 10g,黄芩 10g,法半夏 10g,生晒参(另煎)8g,

桂枝 10g，白芍 10g，当归 10g，川芎 10g，乌药 10g，黄柏 10g，萆薢 30g，凤尾草 30g，鸡血藤 30g，刘寄奴 25g。从 1999 年 5 月 12 日至 9 月 15 日，略事加减，断续服药，共计 56 剂。于 10 月 13 日来诊，诉症状基本消失，精神安好，将原方改作丸剂，以巩固疗效。因而叹曰：上下交病，症状百出，以和为贵。虽从叶氏论断中脱出，然无续貂之意，而是于多年临证竭厥之际，聊存上下求索之想，并未知其然否。

10. 突破定式，追循真谛，另觅佳方

上述 9 条，乃笔者使用本方之心得，有似自作围城。然而若不能从围城中自由出入，则无异于作茧自缚。是以笔者常自我提醒，若从上述思维方法而不效者，必须突破定式，追循真谛，另觅佳方。

如患者，男，非洲来华人员，于 1995 年 9 月就诊。身材高大而壮实，诉左背胁阵发性疼痛 7 年，甚则牵引项部疼痛，胃脘不适，精神饮食等正常，舌淡而胖、裂纹满布而润泽于常，苔薄白，脉缓。经多种检查，未发现器质性病变。据疼痛部位分析，当属太阳、少阳二经，故投柴胡桂枝汤加和胃通络之品，断续服药 2 个月，症状似有减轻而复发如前。12 月 27 日三诊，病证如前，并补述每于房室后疼痛必发且重，于是令笔者猛省，其证虽酷似柴胡桂枝汤证，然用而不效，更知其病每于房室后必发且重，7 年如斯，则柴胡桂枝汤证无此规律。因思《名医名方录》第 4 辑上有福建林庆祥先生据闽南方言提出"色风"一证，表现为房室后腹中绞痛不休，并拟蝉凤色风汤（蝉衣、凤凰衣、莱豆衣、苏叶、马蹄金、香附、木香、大腹皮、桂枝）治之。林氏曰：临床 50 载，经治 10 余例，每每顺手，并无危象。然观其案例，属于初发，与患者病程 7 年不牟。况因国域不同，体质差异，性观念多有不一，故难以直接援引林氏方。揆度其情，肾精已有暗耗，不过惜先天精气尚充，后天水谷奉养，且在年轻体壮之时，故无肾虚之证可察。而前述之舌质变化，则微露肾虚之端绪，故当交合之际，百脉动摇，则肝胆之经脉何以濡养？更兼沐浴更衣，易受风邪暗袭，自在情理之中。若长此以往，宁无肾亏脱绝、风气百疾之忧乎？有鉴于此，拟益肾祛风之法似属合拍。处方如下：生地 10g，山药 10g，山萸肉 10g，泽泻 10g，丹皮 10g，茯苓 30g，蝉衣 10g，全蝎 10g，蜈蚣 2 条，木瓜 10g，防风 10g，白芍 30g，炙甘草 10g，乌梢蛇 10g。服药 2 周，略有加减。诉疼痛偶发，程度甚轻，疼痛时间缩短。仍按原方服 15 剂，以善其后。仅此为例，余以类推。

[梅国强. 山西中医. 2000，16（5）：1-4 及 2000，16（6）：3-5]

（二）加减小柴胡汤临证思辨录

小柴胡汤见于《伤寒论·辨太阳病脉证并治》第 96 条："伤寒五六日中风，往来寒热，胸胁苦满，嘿嘿不欲饮食，心烦喜呕，或胸中烦而不呕，或渴，或腹中痛，或胁下痞硬，或心下悸，小便不利，或不渴，身有微热，或咳者，小柴胡汤主之。"其方由柴胡、黄芩、半夏、炙甘草、生姜、大枣组成，为和解少阳、疏泄胆火、扶正祛邪之主方。上述证候已离太阳之表，未入阳明之里，故称半表半里证，如成无己《注解伤寒论》云："病有在表者，有在里者，有在表里之间者。此邪在表里之间，谓之半表半里证。五六日，邪气自表传里之时。中风者，或伤寒至五六日也。《玉函》曰：'中风五六日，伤寒，往来寒热'。即是或中风，或伤寒，非是伤寒再中风，中风复伤寒也。"还需说明的是，小柴胡汤证与半表半里证既有联系，又有区别。所谓联系，即少阳半表半里证，在小柴胡汤证范畴之中；所谓区别，即小柴胡汤证含义较广，除前述证候外，还可治疗其他病证，如妇人热入血室、黄疸等。本文意在拓展其临床运用，故侧重在后者。

本方临床运用甚广，为历代所推崇，究其原因有四：①第 96 条，原有加减法七种，每种加减法，可视为于和解法中，兼用某法。若再结合大柴胡汤等柴胡五方考虑，则可见其变化之多，况且每一种变化，足以发人思考，使临床运用圆机活法。②第 101 条曰："伤寒中风，有柴胡证，但见

一证便是，不必悉具……"说明第 96 条所载诸症，或第 263 条"口苦、咽干、目眩"等，但见部分脉症，而病机属少阳者，便可用之，不必拘泥。③第 230 条论述本方功效曰："上焦得通，津液得下，胃气因和，身濈然汗出而解。"则见其功效亦广。④功效既广，又能与他法相配，而衍生专方，是既宗本方之和解，又具本方之未备。如大柴胡汤、柴胡加芒硝汤，是和而兼下；柴胡桂枝汤是和而兼汗，柴胡桂枝干姜汤是和而兼温化；柴胡加龙骨牡蛎汤是和解兼通阳泻热，重镇安神。后世医家谨遵经训，而有所创造发挥，使名方辈出，如柴胡陷胸汤，柴胡平胃散，柴胡温胆汤等，不胜枚举。笔者据此概云：本方寒温并用，攻补兼施，升降协调。外证得之，重在和解少阳，疏散邪热；内证得之，还有疏利三焦，调达上下，宣通内外，运转枢机之效。

本文讨论加减小柴胡汤，是指经加减后，难以独立命名者，凡经加减后可独立命名者，如柴胡四物之类，不在此例，其后将有专篇讨论。

1. 枢机不利，肺气失宣

本方治疗外感热病（广义伤寒），多有往来寒热之类，或有如第 96 条所述诸症，若病情如此，选用本方，并不困难。然临床之中，不典型证候甚多，如病者虽然发热恶寒，但并非往来寒热；或病情总关少阳，而兼证明显；或邪入少阳，木火郁发，侵犯其他脏腑之类，足以干扰辨证思绪，故须深入思辨，以求见病知源，活用本方。

有胡某，男，51 岁。发热咳嗽 10 天。诉 10 日前咽痛，发热恶寒，虽经抗生素及中成药治疗，而发热渐高，至第 6 日，体温竟至 40.5℃。刻下恶寒发热，体温波动在 38℃左右。夜间汗出，热势略减，发无定时，而每天仅发 1 次。咳嗽白痰，伴胸痛、胸闷、骨节疼痛，舌苔白厚，四边色红，脉弦。经胸透证实为双下肺肺炎，血象仍高。中医辨析于下：发热恶寒，10 日未解，且屡经发汗及抗生素治疗，是汗后不可再汗。发热恶寒，而非往来寒热，似乎病仍在表，然无鼻塞，清涕，喷嚏，其脉反弦，胸增闷痛，则病涉少阳，居表里间明矣。观第 37 条"太阳病，十日已去，脉浮细而嗜卧者，外已解也；设胸满胁痛者，与小柴胡汤；脉但浮者，与麻黄汤"，第 99 条"伤寒四五日，身热恶风，颈项强，胁下满，手足温而渴者，属少阳……"，第 265 条"伤寒，脉细，头痛发热者，属少阳……"，均是病传少阳，而不见往来寒热。或问：夜间汗出，即是盗汗，更见发热恶寒等，有类阴虚咳嗽，何以明之？答曰：阴虚咳嗽，多为干咳，舌红少苔，而此例咳嗽白痰，舌苔白厚，与阴虚咳嗽相去甚远。故以枢机不利，肺气失宣，皮毛开阖失常解释为妥。更有值得深究者，既然病涉少阳，何以肺气失宣？叶天士《温热论》云："若舌苔白如粉而滑，四边色紫绛者，温疫病初入膜原，未归胃腑，急急透解，莫待传陷而入为险恶之病……"此例舌苔白厚，四边色红，理同叶氏所论，乃湿热之邪初入膜原。唯舌色红不绛，是湿热郁伏尚轻而已。膜原证候，类属半表半里证，其治法以透达膜原为主。《素问·疟论》曰："邪气内薄于五脏，横连膜原。"此虽是对疟疾发病机制之探讨，但可说明膜原与脏腑相关。吴又可《温疫论》据此，对湿热郁于膜原作了进一步阐述："凡邪在经为表，在胃为里，今在膜原者，正当胃经交关之所，故为半表半里，其淫邪之气，浮越于某经，即能显某经之证。如浮越于太阳，则有头项强痛，腰如折……如浮越于少阳，则有胁痛，耳聋，寒热，呕而口苦。"由此说明，在外感病过程中，邪气由表传入少阳，或传入膜原，均可相互影响。进而言之，少阳木火犯肺，乃发热咳嗽之因；膜原湿热，横连脏腑，又何尝不能犯肺！于是咳嗽之病位虽在肺，而其由来，则与少阳枢机不利、膜原湿热横逆有关。正所谓"五脏六腑皆令人咳，非独肺也"（《素问·咳论》）。分析至此，则本例当以和解少阳，透达膜原，清热化痰为法。处方：柴胡 15g，炒黄芩 25g，法半夏 10g，厚朴 10g，槟榔片 15g，草果仁 10g，胆南星 10g，莱菔子 10g，藿香 10g，佩兰 10g，茯苓 30g，鱼腥草 30g，败酱草 20g，浙贝母 10g，桔梗 10g。7 剂。二诊时发热已退，微恶风寒，胸闷尚轻而不痛，咳嗽已愈，舌苔薄白，四边色红。唯其大病初愈，况且舌边仍红，知余邪未尽，仍以原方 7 剂，以善其后。

有单纯少阳木火犯肺而咳者，若在外感病初期，多有往来寒热，或发热恶寒之类。若迁延时日，或经治疗而未愈者，则随木火之所犯而论其病，不必以寒热为然。有李某，男，37 岁。20 天前发热恶风寒，鼻塞，清涕，耳鸣，咳嗽，体温 38.5℃，经中西药治疗，发热恶寒虽退，但咳嗽不减，耳鸣加重，痰呈灰黑色，不易咳出，脉弦缓，舌苔薄白。此例之始发，似属风热犯肺，以表证居多。目前病情以咳嗽，耳鸣为主，何以定其少阳木火犯肺？盖以来诊时发热恶寒，鼻塞，清涕均罢，则病情离表可知；又不见任何阳明征象；三阴虚寒证与此判然有别，故从六经而言，其病当属少阳，此即学者所言"排除诊断法"。足少阳胆经"下耳后"，"其支者，从耳后入耳中"（《灵枢·经脉》），《伤寒论》第 264 条"少阳中风，两耳无所闻……"，因知少阳木火上扰，可出现耳聋、耳鸣之类。总上而论，当表邪已去，病入少阳，胆火内郁，上逆犯肺，热灼津液为痰，则咳嗽有痰；上干清窍，故有耳鸣，治宜和解枢机以泻木火，清热宣肺化痰而疗咳嗽。处方：柴胡 10g，黄芩 25g，法半夏 10g，太子参 10g，桔梗 10g，杏仁 10g，鱼腥草 30g，前胡 10g，百部 20g，紫菀 10g，金银花 10g，连翘 10g，荆芥 10g。7 剂。再诊时诉耳鸣消失，咳嗽甚微，右胁不适，性欲减退二周，脉缓，舌苔白薄，质红。询知自发病以来，工作劳累，未曾休息，精神紧张，寝食难安。揣其少阳证后，身体未复，更兼工作繁扰，不可遽然进补。《素问·痿论》曰："思想无穷，所愿不得，意淫于外，入房太甚，宗筋弛纵，发为筋痿，及为白淫。"观此可知，病者之精神状态，当与"思想无穷，所愿不得"同类，故于疏解木郁之中，顾护脾肾，兼清郁热。书方于下：柴胡 10g，黄芩 10g，生晒参（另泡服）6g，当归 10g，川芎 10g，黄芪 30g，仙灵脾 30g，仙茅 15g，蛇床子 15g，半枝莲 30g，白花蛇舌草 30g，藿香 10g，佩兰 10g。7 剂而诸症消失。

2. 热毒所袭，少阳经脉受邪

足少阳胆经，循胸胁及人身之侧，有热毒入中，不仅少阳枢机不利，而且外及皮肤为患。皮肤本不属少阳所主，但不同部位之皮肤，常内应某脏腑，此即中医外科学，有依经脉而辨疮疡归属者。伤寒学家，阐发大论义蕴，而派生经界说、地面说之类，固然存在一定偏颇，但若从体表疾病与脏腑相关而言，则有其优势。若从临床之复杂多变着眼，凡有理有据之学说，兼收并蓄，并融会贯通，自能启迪思维。

如李某，男，57 岁。带状疱疹（中医称为蛇串疮、缠腰火丹、火带疮、蛇丹等）约 20 天，初起左胸胁部有向背部延伸之带状红肿，上有水泡，部分化脓。左胸胁剧痛。西医用抗病毒药物治疗，水泡虽已结痂，但疼痛仍重，低热恶风（体温 37.5℃），周身不适，脉弦缓，舌苔薄白。据其低热恶风，疱疹部位隶属足少阳胆经，故以和解少阳，行气活血，兼以解毒为法。处方：柴胡 10g，黄芩 10g，法半夏 10g，太子参 10g，枳实 15g，橘叶 10g，煅龙骨、煅牡蛎各 15g，延胡索 15g，郁金 10g，当归 10g，川芎 10g，忍冬藤 30g，红藤 30g。7 剂之后，疱疹结痂自然脱落，红肿亦消，低热已退，唯胸胁疼痛未愈。是在表之热毒已尽，而在老年体弱者，经脉损伤难复，仍用原方略事加减，如痛重加白芍 30g，生甘草 6g，丹参 30g，土鳖虫 10g。痛缓时去此四味，加王不留行 20～25g。共服药 50 天左右，诸症若失。为巩固疗效，将原方作丸，以善其后。

又如郁某，女，14 岁。患带状疱疹，初发自脐开始，斜向左侧腰部至脊柱处止，累累成串，尚未破溃，疼痛，不欲饮食，舌苔白薄，脉弦。证属热毒兼风兼湿，侵犯少阳部位（足少阳胆经，过季肋，下合髀厌中）。治宜和解枢机，疏风祛湿，活血通络。处方：柴胡 10g，黄芩 10g，法半夏 10g，紫草 20g，丹参 30g，丹皮 10g，土茯苓 50g，土贝母 10g，马勃 10g，荆芥 10g，防风 10g，板蓝根 10g，忍冬藤 30g。7 剂之后，疱疹干瘪，疼痛已不明显，唯饮食尚差，故以原方加鸡内金 10g，7 剂而痊愈。

3. 枢机不利，风热上扰

少阳主枢机，内寄相火。若枢机运转正常，则相火疏泄升发有度，自无贼邪之患。若枢机不利，则疏泄失常，相火难以守位禀命。其随风木之性上扰者，多为头昏、眩晕、头痛、鼻塞、耳鸣、耳聋等症。如张某（本节例 13），女，58 岁。耳鸣，听力下降 22 天，左上下肢无力 15 天。均为突然发生，伴左腕以下发麻。耳鸣在安静环境下较为明显，记忆力下降，睡眠不安，食纳差，大便干结。素有颈椎病病史。此次磁共振发现：①脑桥、中脑腹侧多发脱髓鞘；②脑梗死。脉弦缓，苔白薄。凡暴鸣、暴聋者，多属实证。考足少阳之脉，"下耳后"，"其支者，从耳后，入耳中"。《伤寒论》第 264 条 "少阳中风，两耳无所闻，目赤，胸中满而烦者，不可吐下，吐下则悸而惊"，虽属实证范畴，然其发病乃风热之邪入中少阳，胆火上犯而成，类属外感，治宜小柴胡汤加减，以疏解之。而此例耳鸣、耳聋，年近花甲，阴气自衰，或因劳累，或因情绪激动等原因，易致相火上扰。此非少阳中风，而属风火内发，此与前者发病虽异，而原理尚可互通。盖阴气不足之体，更兼相火窜动，则气血因之逆乱，络脉难以畅达，故兼瘀血为患。综观此证，应属虚实夹杂，然则标实过盛，症状明显，唯当先治其标，平息风火，流畅血脉，方可抑上逆之势，待病情缓解之后，再议其余。书方如下：柴胡 10g，黄芩 10g，法半夏 10g，生晒参（另包泡服）6g，生地 10g，丹皮 10g，丹参 30g，全蝎 10g，蜈蚣 2 条，土鳖虫 10g，苏木 10g，当归 10g，川芎 10g，黄芪 30g。服药 7 剂，听力好转，耳鸣大减，左侧肢体较前有力。大便已通，肛门仍有坠胀感，腹胀，脉弦缓，苔白薄。仍以原方加厚朴 30g，再服 7 剂以巩固疗效。

有不因外感内伤，而发眩晕者，多为外伤所致，按传统病因学分类，属不内外因。如张某，男，26 岁。曾有头部外伤，短暂晕厥史。此次突发眩晕，行走不稳，常向左侧倾斜，需暂立以纠正方向。卧位时有向左侧下沉感。饮食、二便尚属正常。经西医五官科多种检查，诊断为 "前庭损伤"，历经 2 个月，疗效不佳。脉弦，舌苔白薄。此例初起伤情不重，又在气血方刚之时，故症状消失较快。俗谚云："新伤愈后，必有旧痕。""旧痕" 便是遗患之所。若因劳累，或剧烈运动，或思虑、熬夜等，仍可诱发。视其症状，偏重一侧，属少阳经界，眩晕欲倒，为风热象征；脉弦，苔白薄，乃小柴胡汤所主范畴，故以其方加减：柴胡 10g，黄芩 10g，法半夏 10g，生晒参（另包泡服）6g，丹参 30g，丹皮 10g，全蝎 10g，蜈蚣 2 条，僵蚕 10g，蝉蜕 10g，忍冬藤 30g，铁菱角 30g，当归 10g，川芎 10g。共服 2 周，诉眩晕已愈，活动自如。唯平时易患感冒，并有轻微咳嗽，故予膏剂以善其后。处方：柴胡 100g，黄芩 100g，法半夏 100g，黄芪 200g，当归 100g，川芎 100g，龙眼肉 100g，百部 100g，前胡 100g，紫菀 100g，冬花 100g，升麻 100g，半枝莲 100g。壹付共熬，加白蜜 1500g，收膏，每日 3 次，每次 1 匙。至今 7 年，除偶患感冒外，未发眩晕。

少阳风火上扰，凡清窍皆可为之壅滞，非独耳聋、眩晕之类。例如，鼻本为肺窍，而发病后，需看脉证所合，方可明确病机真谛，切不可一见鼻病，便从肺治。有杨某，男，13 岁。鼻塞黏稠，难以擤出，嗅觉下降。头昏，两太阳穴疼痛，头汗多，大便日行一次，干结难解，脉缓，苔白薄。头部 X 线片提示：蝶窦炎。上述低热，头昏，两太阳穴痛，头汗出，大便难，与第 148 条 "伤寒五六日，头汗出，微恶寒……大便硬，脉细者，此为阳微结，必有表，复有里也"，证象相似，唯此例并非纯属外感，而是外感引发宿疾，除阳微结外，尚有风火上犯，壅塞清窍之患。故以小柴胡汤和解枢机、清疏风火、通窍活络为治。处方：柴胡 10g，黄芩 10g，法半夏 10g，薄荷 10g，辛夷 10g，苍耳子 10g，藁本 10g，铁菱角 20g，忍冬藤 20g，鸡血藤 20g，全蝎 6g，蜈蚣 1 条，丹参 20g，野菊花 10g，钩藤 15g。服药 1 周，低热已退，鼻塞已通，清涕少许。续服 1 周，疗效较为稳定，大便已通。头汗减少。后以上方略事加减，制成丸剂，以缓图之。

4. 枢机不利，寒滞经脉

前言枢机不利，风火上扰，此言寒滞经脉，其病均与少阳有关，而病性相反。《伤寒论》关于少阳病证，以外感为主，故以正邪相争，枢机不利，胆火上炎为主。少阳兼证中，有柴胡桂枝干姜汤证，仍是在上述基础上，兼三焦水饮内停，故用和解而兼温化之法。欲理解寒滞其经，还须从少阳的基本属性说起。《素问·六微旨大论》曰："少阳之上，火气治之，中见厥阴。"是少阳为甲木，属阳，而风木易从火化。须知火气有盛衰，脏腑有虚实，若火气不足，则寒邪易袭，故少阳病证，有火旺、火衰之别。不过论中未专言火衰之证候，笔者特此申言，未知当否。

如向某（本节例2），女，27岁。左眉棱骨疼痛间断发作5年，遇冷易发作且重。来诊于隆冬时节，已发作数日，疼痛剧烈，连及左右额痛，难以入眠。大便秘结，自觉口干舌燥。脱发明显，以致头发较为稀疏，面部痤疮较多。脉沉细，舌苔白薄。考虑眉棱骨及左额，尚属少阳经界，遇寒则发病且剧，脉沉细，苔白薄润泽，是寒邪侵袭之象。然则大便干结，口干舌燥，痤疮等应作何解？答曰：大便秘结，有因风冷而致者，谓之冷秘，此乃寒袭少阳，枢机不利，三焦失和所致；口干舌燥而白苔润泽，乃寒滞而气不化津也；痤疮者，因寒滞而腠理开阖失常也。治宜和解枢机，祛风散寒止痛，以观消息。处方：柴胡10g，黄芩10g，法半夏10g，生晒参6g，白芷10g，葛根10g，羌活10g，苍术10g，丹参30g，全蝎10g，蜈蚣2条，当归10g，川芎10g。服药1周，眉棱骨及左额痛大减，能安舒而眠，面部粉刺减少。精神仍不振奋，大便仍结，小便频数，坠胀，夜间为甚。知风寒已去，络脉和畅，而枢机尚且不利，法当速去辛温升散之品，如白芷、葛根、羌活、苍术之类，而加益气、活血、润肠之属，如黄芪、白术、麻仁、郁李仁等。盖于火腑而用温剂，应适可而止，何况正当青年之时。否则易向其对立面转化，而成胆火亢炎之势。如此施治月余，病证若失。

又如洪某（本节例3），女，13岁。头痛半年余，先为半个月或1个月发作1次，自2000年春天以来，未及1个月，发作8次。发则双侧太阳穴处疼痛难忍，伴四肢发麻，恶心，10～20分钟自行缓解，缓解后一如常人。饮食、二便正常，脉缓，舌淡苔白厚。头两侧属少阳经部位；时发时止，应与"休作有时"互参；恶心即"喜呕"之互词；肢麻，乃头痛剧烈时，气血一时不畅，参合脉缓，舌淡苔白厚，知为寒袭少阳，兼痰浊为患。故以和解枢机，温化寒痰，通络止痛为法。处方：柴胡10g，黄芩10g，法半夏10g，厚朴15g，槟榔片10g，白芍10g，煨草果仁10g，当归10g，川芎10g，白芷10g，陈皮10g，鸡血藤20g，蜈蚣1条，全蝎6g。患者于20天内，共服药14剂，头痛仅发作二次，每次发作4～5分钟，程度亦轻，余症同前。观其舌苔白厚已转为薄白，知痰浊已化，故原方去槟榔片、煨草果仁、陈皮，而加细辛、生地、延胡索、郁金以祛寒通络，共服21剂，疗效甚为巩固。犹需说明者有二：其一，病有枢机不利，兼痰浊为患，而寒象并不明显者，以柴胡温胆汤更为合拍，恕不举例。其二，前述于火腑而用温药，应适可而止；此方温剂服至月余，未见变证，反称疗效巩固，将作何解？答曰：寒邪已祛，而有某些气机郁结之征兆者，务须谨慎，以气有余便是火故也，安能再用温药！若病情减轻，痰浊虽化，而寒象仍存者，是病机大体未变，唯略事加减，至寒尽痛愈为止。可见其思辨重点，在于病机变与未变。

5. 胆失清净，枢机不利

少阳胆腑，内藏精汁，应春木之令，性喜疏泄条达；又主相火，而能阴阳协调，氤氲和谐，故称中精之腑、清净之腑。若因外感侵袭，或恣食肥甘厚味，嗜酒，或脏腑功能失调等，均可导致胆失清净，枢机因而不利。关于此类，笔者曾有《论少阳腑证》、《再论少阳腑证》二篇，探讨热结胆腑证，以大柴胡汤为主方。又有《加减柴胡桂枝汤临证思辨录》、《加减柴胡陷胸汤临证思辨录》二篇，曾涉及其兼夹之证候。此言胆道结石，或伴有慢性胆囊炎之类证候。顾名思义，胆道结石，则胆腑何以清净！治宜宣展枢机，清利胆腑，解痉排石为法。陈某（本节例5），男，58岁。8年前曾患急性胆囊炎，经治疗后症状消失。近月来常发右上腹隐痛，加重1周，经B超探查，诊断为慢性胆囊炎、胆石症（胆结石0.5cm×0.9cm），饮食尚可，但有厌油感，二便自调，脉弦，舌苔白薄。此例因无心下拘急剧痛等，则可排除热结胆腑之候，当为胆失清净，枢机不利之证，处方如下：柴胡10g，黄芩10g，法半夏10g，生晒参（另包泡服）6g，金钱草30g，海金沙15g，鸡内金10g，枳实20g，白芍10g，铁菱角30g，生蒲黄10g，延胡索20g，郁金10g，炒川楝子10g。若疼痛较重，则去生晒参，加五灵脂10g。于两个半月中，断续服药28剂，症状完全消失。此病排石较难，若结石较大，或肝内胆管结石，则很难排出，其有不宜手术者，或在初发阶段，用此保守疗法，仍不失为一种选择。

6. 胰腺古无名，治从少阳探归属

笔者曾在"通腑解毒化瘀汤对实验性小鼠急性出血坏死型胰腺炎的作用机理研究"（科研课题，已分段发表）中说："中医学无'胰腺'和'急性胰腺炎'之称，考诸文献，虽然曾有类似胰腺之记载，但对其功能、病变，则语焉不详，故谓其相似则可，确认则难。"既然如此，则何以探其归属？据前述科研论文，以及《论少阳腑证》、《再认少阳腑证》二篇，综合如下几点，以供思索：其一，急性胰腺炎起病急骤，如发热、上腹剧烈疼痛（"心下急"《伤寒论》第 103 条、"心中痞硬"第 165 条）、呕吐频繁等主要临床表现，与热结胆腑证（大柴胡汤证）相似，而且临床报道较多。关于慢性胰腺炎，其势较缓，而左上腹痛、厌油、恶心、呕吐等亦常有之，故以小柴胡汤化裁而治者居多。其二，从经脉联系来看，两侧胆经，入缺盆后，"下胸中，贯膈，络肝属胆"，则左侧胆经必然于膈下曲行向右，而后曲行向左；继而"循胁里，出气街"，方可复归左侧循行之路径。否则便不知为何经，可见左侧胆经之走向，必过胰腺之所。因中医古籍无胰腺之明确记载，以此而讨论脏腑经脉相关，并能得到临床支持，当不失为一种求索方法。其三，据现代解剖学证明，正常人之胰管，有 65%～70% 与胆总管共同开口于十二指肠乏特壶腹部。胰分泌胰蛋白酶原等，乃无活性之物，唯在胆汁或十二指肠液之碱性环境中，才能被激活。当壶腹部梗阻，或有胆道疾病时，胆道内压力增加，胆汁逆流入胰管，使胰蛋白酶原被激活为胰蛋白酶，引起胰腺自身消化，以致发生胰腺炎，此即"通道"说。胆道炎症时，细菌毒素还可通过胰胆间淋巴管而入胰管，引起本病。以上事实，似可说明足少阳胆经与胰腺密切相关。如此似可解释中医学虽无胰腺之明确记载，但可治疗胰腺病之由来。

如黄某，男，52 岁。1999 年 5 月 19 日来诊，诉同年 4 月 15 日因急性上腹剧痛而住院治疗，诊断为：①慢性胰腺炎急性发作；②胆囊结石、胆囊内有不活动的蛔虫一条。20 天好转出院。来诊时上腹及双胁仍胀痛，以左胁为甚。恶心，厌油，难以进食，进食后胀痛加重，精神萎顿，形体消瘦，少气无力，脱肛，便溏，脉弦缓，舌苔白薄。综合分析，患者虚象明显，然则上腹及两胁胀痛，恶心，厌油，又有胆囊结石、胆内蛔虫，是因实致虚之象。此证实邪不去，则虚象难复，故宜疏利胆腑，解毒通络，兼以驱蛔为法。处方：柴胡 10g，黄芩 10g，法半夏 10g，枳实 15g，白芍 10g，炒川楝子 10g，花椒 6g，地榆炭 10g，槐花 10g，当归 10g，川芎 10g，延胡索 15g，郁金 10g，鸡血藤 30g，忍冬藤 30g。疼痛加重时，去地榆炭、槐花，加王不留行 15g，土鳖虫 10g。每日 1 剂，共服药月余。上腹由持续胀痛，转为阵发隐痛，持续约 2 小时，自行缓解。饮食有所增加，精神好转。B 超复查结果：①慢性胰腺炎；②胆囊附壁小结石，其内未见蛔虫。处方于下：柴胡 10g，黄芩 10g，法半夏 10g，生晒参（另包泡服）6g，枳实 15g，白芍 10g，炒川楝子 10g，延胡索 15g，忍冬藤 30g，铁菱角 30g，石上柏 20g，当归 10g，川芎 10g，土鳖虫 10g。加减予服，又治疗 5 个月，症状完全消失，体质明显增强，B 超复查，除胆囊附壁小结石外，胰腺炎症完全吸收，已上班工作。

朱某，男，32 岁。1997 年 6 月因上腹疼痛而住院治疗，检查血淀粉酶 754.9U/L，并经 B 超等检查，诊断为急性胰腺炎、十二指肠球炎，好转出院。于同年 8 月 1 日来诊，诉左上腹阵发性疼痛，厌油，下腹及腰痛，偶尔恶心，二便正常，脉弦，舌苔白薄。复查：血淀粉酶 610U/L，尿淀粉酶 3200U/L。此例发病较急，经西医治疗虽有好转，但上腹痛等症状仍较明显，血、尿淀粉酶仍高，且当青年壮实之体，毫无虚象。病机为枢机不利，经脉郁滞，热邪尚存。治宜疏解少阳，行气解郁，兼以清热解毒。处方：柴胡 10g，黄芩 10g，法半夏 10g，枳实 25g，郁金 10g，赤芍 15g，延胡索 15g，炒川楝子 10g，片姜黄 10g，金钱草 30g，海金沙 15g，鸡内金 10g，铁菱角 30g，忍冬藤 30g，鸡血藤 30g。服药 1 周，上腹疼痛减轻，仅持续 2～3 小时而自行缓解。无恶心呕吐，腰痛，少腹痛，大便日行 1 次。血淀粉酶 145U/L，尿淀粉酶 2585U/L，脉弦，舌苔白薄。此方略事加减，共治疗 7 个月，症状消失。

7. 气机不利，痰凝其经

足少阳胆经，从头至足，此论痰结其经（经界），主要指乳房部位之某些疾患。而乳房疾患，所关脏腑经脉较多，如足厥阴肝经、足阳明胃经等，何以确定病属少阳？答曰：此类病情，属中医外科范畴，其辨证既与内科有联系，又有区别。若病变以乳房外、上方为主，是为类属少阳的依据之一。盖足少阳胆经"……从缺盆，下腋，循胸，过季肋……"，是沿乳房外上方，绕行至外下方。其"渊腋"、"辄筋"、"日月"（胆经募穴）三穴，亦在乳房外侧及其上下方，故可从足少阳胆经看其联系。再从证候性质来看，有属半阴半阳者，或寒热混杂者，似可作半表半里看待，此与内科辨证不尽相同。若属少阳热毒炽盛，热蒸血聚等证，可从少阳论治，但不属本节内容。如陈某（本节例 10），女，31 岁。正值哺乳期，右乳外上方红肿热痛 10 天，经用抗生素治疗，局部发红发热不明显，不痛，但肿硬不消，肿块面积约 8cm×10cm，其内有小肿块多枚，大如鸽蛋，小如蚕豆，互相连接，表面光滑，无明显压痛，皮下软组织增厚，推之可移。脉缓，苔白略厚。观其肿硬不消，皮肤发红不明显，不痛。属痰浊结聚少阳经界，病位属半表半里，气机郁结。治宜疏解少阳气机，化痰散结，寒温互用。处方如下：柴胡 10g，黄芩 10g，法半夏 10g，陈皮 10g，茯苓 30g，枳实 15g，白芥子 10g，莱菔子 10g，鹿角霜 10g，铁菱角 30g，忍冬藤 30g，黄药子 10g，夏枯草 30g，土贝母 10g。7 剂之后，乳房肿硬明显减轻，小肿块全消，仅存鸽蛋大一枚。因其病乳难哺，况且乳汁不足，故加生麦芽 30g 以退乳汁，再服 14 剂，乳房肿块全消，乳汁已退。

刘某，女，23 岁。初产后患左侧乳腺炎。发热恶寒，乳房高度红肿热痛。病后 10 日发现化脓现象，有两个小脓腔，已作切开引流。自发病之日起，一直使用大量青霉素治疗，延及月余，体温虽已正常，而体质渐弱，乳汁甚少，停止哺乳。创口不愈，仍有少许脓液。病乳肿硬如石，约大于健乳 1/2，肤色青紫，无主观疼痛，有轻度压痛，纳差，精神差，饮食二便如常，脉弦缓，舌苔白薄。综观上述病情，初起为阳热实证，经月余之后，仍有轻度压痛和少许脓汁，神疲，食少，肿硬如石，皮肤青紫，则属半阴半阳，少阳经气郁结之象。投方如下：柴胡 10g，黄芩 10g，法半夏 10g，郁金 10g，王不留行 20g，忍冬藤 30g，鸡血藤 30g，铁菱角 30g，鹿角霜 10g，干姜炭 10g，制三棱 10g，制莪术 10g，半枝莲 30g，败酱草 15g，莱菔子 10g。略有加减，共服药 20 日，来人告知，肿硬全消，病情告愈。

乳房疾患，其常见者，尚有乳腺小叶增生、乳腺良性肿块之类，若病机与前述相同者，均可依上述情形，权衡治法，不一一列举。

加减小柴胡汤的临床运用，在笔者医案中，尚有胆木犯胃所致之胃痛、胃胀、反酸、呕吐、胸腹胀痛；枢机不利，经脉郁滞所致之痛经、痤疮、关节疼痛；枢机不利，阳邪微结所致之便秘等，因篇幅所限，兹从略。

［梅国强. 湖北中医杂志. 2006，28（12）：3-6］

（三）加减柴胡陷胸汤临证思辨录

《伤寒论》有小柴胡汤和小陷胸汤，而柴胡陷胸汤（以下简称"柴陷汤"）出于何时、何书，未曾详考，见明代童养学纂辑陶节庵《伤寒六书纂要辨疑》在探讨大、小柴胡汤证时云："若按之心胸虽满闷不痛，尚为在表，未入乎腑，乃邪气填乎胸中，小柴胡加枳桔以治其闷，如未效，本方对小陷胸，一服如神。"此即柴陷汤意。俞根初遗著，经徐荣斋整理之《重订通俗伤寒论》大抵依据陶氏书定名为柴陷汤（谓俞氏经验方）：柴胡、姜半夏、川黄连、桔梗、黄芩、瓜蒌仁、枳实、生姜汁，属和解开降法。观其方，乃小柴胡汤去人参、大枣、炙甘草与小陷胸汤加枳实、桔梗而成，此虽与陶氏所言小有差异，然则如此加减，对外感疾病，痰热阻于胃脘、胸膈者，似胜陶氏一筹。何秀山按："栝蒌（仁）……善涤胸中垢腻，具开膈达膜之专功，故为少阳结胸之良方，历试辄验。"

何廉臣按："小陷胸汤加枳实，善能疏气解结，本为宽胸开结之良剂、俞氏用小柴胡中主药三味，以其尚有寒热也，减去参、枣、草之腻补；用生姜汁辛润疏利，亦善于化裁处。"观此，则陶、俞二氏用此方是为外感病立法明矣。笔者用其方诚宗俞氏法，即小柴胡汤中去参、枣、草、姜；小陷胸汤中枳实常用，而桔梗一般不用，以此为规矩，临证加减以为方圆。所治证则多为杂病，与陶、俞二氏不同，然基本理法则一。

小柴胡汤、小陷胸汤，为千古名方，亦当今临床之常用方，恕不繁言。笔者运用此方之临床判断标准如下：①发热，或恶寒发热，或往来寒热，或寒热起伏不定，或午后热甚，以其病有兼夹，故其寒热未可一言而终故也；②咳嗽、胸闷、胸痛、胁痛；③胃脘（或剑突偏右、偏左）痞结疼痛，或兼胸胁疼痛；④少阳或阳明经脉所过之处酸楚疼痛；⑤脉弦、缓、数等；⑥舌红或绛，苔白薄或白厚、或黄薄、黄厚。若属外感病，具备第①条之某种热象，第⑥条之某种舌象，即可使用本方，若兼其他任何标准中的某一症状，则更为确切。若属杂病，具备第②、③、④条所述标准之一，同时与第⑥条之舌象相合，亦可使用本方。笔者临证多年，常用此方，仿佛如何秀山所言"历试辄验"。谨据笔者医案整理分析，思辨如下。

1. 痰热阻肺，病兼少阳

小柴胡汤治在少阳，病位以胸胁为主，其有外感者，多有寒热现象，或见他症。小陷胸汤证，《伤寒论》记载过于简略，第 138 条曰："小结胸病，正在心下，按之则痛，脉浮滑者，小陷胸汤主之。"然依以方测证原理及后世运用经验，大抵属痰热阻滞中上二焦，故见证以胃脘（心下）、胸胁之痞结闷痛为主，或有咳嗽。小柴胡汤证见于《伤寒论》第 96 条、第 236 条，兹从略。而柴陷汤所主之证，当属二者之综合。如张某（本节例 6），男，27 岁。夏令突遇寒潮，正在旅途，无所回避，次日恶寒发热，体温 39.2℃，自服感冒清之类药物，欲其速愈，而增量服之，汗出如注，惧而停药投医：体温虽降至 38℃左右，而恶寒依旧，汗出不畅，三日如斯。咳嗽更为严重，白黏痰少许，难以咯出，胸胁痛，舌质鲜红，苔白薄，脉数。笔者以为病如小结胸证，然此证一般无寒热现象，而患者明显，当是病兼少阳。问曰：既兼少阳，何不见少阳症？答曰：大汗之后，胸胁痛立见，仍发热恶寒，是少阳病已成也。《伤寒论》第 37 条："太阳病，十日去，脉浮细而嗜卧者，外已解也。设胸满胁痛者，与小柴胡汤。脉但浮者，与麻黄汤。"第 266 条："太阳病不解，转入少阳者，胁下硬满，干呕不能食，往来寒热，尚未吐下，脉沉紧者，与小柴胡汤。"观此，当无疑虑。或曰：既兼少阳证，何以不见往来寒热？答曰：一则病有兼夹，寒热难以典型，前已述及。再则《伤寒论》小柴胡汤证，除往来寒热外，尚有"身热恶风"（第 99 条）、"潮热"（第 229 条）、"发热"（第 379 条），可见临证之中，知常达变，最为紧要。为透达六经辨证精神，不妨从另一角度思考，即表病经大汗之后，即使表证残存，决不可再用汗法；病者无阳明燥热可征，而三阴证与患者风牛马不相及，得非少阳病乎？此即为学者所称道之"排除诊断法"。辨证既明，故无掣肘之忧。书方如下：柴胡 25g，黄芩 10g，法夏 10g，全瓜蒌 10g，黄连 10g，枳实 20g，浙贝母 10g，桔梗 10g，鱼腥草 30g，野菊花 10g，百部 15g，前胡 10g。7 剂。服 2 剂，则寒热已尽，咳嗽胸痛减轻，7 剂之后，诸症豁然。

以上为外感证而使用本方，更有外感与杂病相兼者，其发病过程、彼此轻重虽不相同，而原理则一。如袁某，男，41 岁。素有咳嗽胸痛病史，时发时愈，于初夏来诊，诉发热、恶风、自汗数日，体温 37.4～37.5℃（口腔），头昏，偶有头痛，左胸隐痛，周身乏力，口干，不欲饮，睡眠不安，心悸，小便黄，量略少，舌苔淡灰厚腻，脉弦。此例属痰热阻滞上焦，未曾根治，最易招致外邪，是外感引动宿疾，证象小结胸兼少阳证，先投柴胡蒿芩汤（小柴胡汤合蒿芩清胆汤），服药 4 周，低热始退，以湿性缠绵故也。其后左胸仍痛，心悸消失，自觉燥热（体温正常），汗出以上半身为明显，二日未曾大便，舌红而胖，苔薄白，仍属痰热未尽，少阳经气不利，故改投柴陷汤：柴胡 10g，黄芩 10g，法半夏 10g，太子参 10g，全瓜蒌 10g，黄连 6g，枳实 20g，炒川楝 10g，虎杖 10g，延胡索 15g，郁金 10g，片姜黄 10g，土鳖虫 10g，红花 10g。再治 3 周，诸症消失。观其方，似无用土鳖虫、红花之理，然则痰热胸痛既久，络脉为之不利，必兼活血通络之品，其效始彰。加用虎杖者，一则助其清热化痰之功，再则利于通便，因痰热未解者，不可妄用大黄之类下法。

2. 痰热阻肺，久咳不愈

肺居胸中，少阳经脉循行于胸胁，若属痰热阻肺，少阳经脉为之郁滞者，除咳嗽而外，胸胁满痛，为必见之症，虽无寒热，此方亦为佳方。有孙某，女，41 岁。咳嗽多年，发作 2 个月，经治不愈，症见咳嗽白黏痰，尚易咯出，咽喉及气管有明显刺激感，胸闷，脉缓，舌苔白薄，质红。先以清热宣肺化痰为治，用药 2 周，不唯咳嗽不减，而胸闷及咽喉、气管刺激感加重。揣其原因，乃对胸闷等症失察所致。盖少阳经行于胸胁，而咽喉不特为肺之门户，亦为足少阳胆之使，能不兼顾？由是，改投柴陷汤加减：柴胡 10g，炒黄芩 25g，法夏 10g，全瓜蒌 15g，黄连 10g，桑白皮 20g，地骨皮 15g，浙贝母 10g，桔梗 10g，山豆根 10g，前胡 15g，百部 10g，僵蚕 10g，蝉蜕 10g，治疗 2 周，症状消失。犹需申言者，咽喉、气管刺激感，俗称咽痒，痒多兼风，故用僵蚕、蝉蜕二味。

3. 痰热中阻，少阳经气不利

前言痰热阻肺，久咳不愈，是上焦痰热，兼少阳经气不利，而柴陷汤亦可治中焦痰热，兼少阳经气不利，正如前述。"小结胸病，正在心下"，此即胃脘。痰热阻于此处，故有痞结胀满、疼痛，或反酸，或呕恶之类。所云兼少阳经气不利者，是指沿少阳经脉所发生的某些症状，如酸麻疼痛之类，此亦为使用本方之前提条件，兹概要分析于后。王某（本节例 8），女，45 岁。有胃病病史 8 年。胃镜诊断为慢性浅表-萎缩性胃炎、十二指肠球部溃疡瘢痕、充血性糜烂性胃窦炎、反流性食管炎。目前胃脘痞胀隐痛，按之痛甚，胸骨后灼热感，纳少，反酸，口水多，喜唾。双肩背疼痛，颈部酸痛，脉沉弱，苔薄白，质红。此例胃脘痞痛，按之痛甚等，乃痰热结于胃脘所致，与小结胸证较为吻合。征之苔薄白、质红，亦为痰热之外象。或曰：口水多而喜唾，脉沉弱，似乎中阳不足，脾运失常，何言痰热？答曰：中阳虚者，舌质一般偏淡，或为正常舌质，而反红者，与中阳虚不牟甚矣，正所谓察苗窍者也。关于此类，《伤寒论》所述甚少，实为温病学家之突出贡献，故业《伤寒论》者，当与温病合参。须知大凡痰热（湿）内阻，则阴阳气机运行不畅，乃喜唾而脉沉弱之根由，理同湿（痰）胜伤阳，而非正阳虚也。又胸骨后灼热（甚或疼痛），以部位而论，与前述食管炎相合；从经脉而论，胃与胆之经脉，皆从缺盆，下胸中贯膈，与食管相近，故有内在联系。然则少阳主胸胁，其关系应更为密切。由此可见，食管与胃，固然管腔相通，血肉相连，而在人体，因横膈而分断上、中二部；经脉之分亦各有所别，故断曰痰热中阻，少阳经脉不利。书方如下：柴胡 10g，黄芩 10g，法夏 10g，全瓜蒌 10g，黄连 10g，吴茱萸 5g，枳实 20g，炒川楝 10g，延胡索 10g，郁金 10g，片姜黄 10g，乌贼骨 15g，广木香 10g，砂仁 10g，共治疗 7 周，少有加减，症状消失。笔者以为食管炎较之胃炎或溃疡，更为难治，若能在所用法中，兼顾少阳，似胜一筹。

汪某（本节例 9），女，43 岁。有慢性胃炎、食管炎病史多年，胃痛，胸骨后灼热疼痛，断续来诊，多法调治历时 2 年，症状消失，病情稳定。2 年后，因感冒咳嗽，而使用大量抗生素类药静脉注射剂，以致复发，见胃脘及胸骨后灼热疼痛，脘痞，反酸，嗳气，口秽，纳少，便溏，脉沉缓，舌绛，苔淡黄略厚。据其脉证，属痰热中阻，以小陷胸汤加味治之 7 日，罔效。因思胸骨后痛，乃足少阳所主部位，故改投柴陷汤：柴胡 10g，黄芩 10g，法夏 10g，全瓜蒌 10g，黄连 10g，吴茱萸 6g，乌贼骨 15g，枳实 25g，广木香 10g，砂仁 10g，延胡索 15g，炒川楝 10g，郁金 10g。治疗 3 周，症状基本消失，至今未发。

4. 痰热弥漫，三焦失和

前述为痰热阻滞，病涉上、中二焦，然亦有病涉三焦者（指温病学所言上、中、下三焦之部位）。

盖痰热所生，若在杂病，多缘于太阴、阳明功能失调；既成之后，随气机升降及脏腑虚实，可影响上、中、下三焦。若痰热弥漫，侵犯三焦者，有类温病学之湿热弥漫三焦。论其治法，或分消走泄、或清化痰热以畅达少阳之气，俱属可取之法，然须据证选用。因文题后限，仅论其后者。如王某（本节例4），女，40岁。感冒后咽喉不适20余日。微咳痰少，胸闷，心悸，胃脘、肩、背及胸部隐痛，反酸。右下腹痛，经期为甚，伴双乳胀痛。脉弦缓，舌苔白厚腻，质红。有十二指肠球部溃疡及慢性胃炎史10年，5年前有上消化道出血史。妇科B超提示"陶氏腔积液"，乃慢性炎症所致。观此证情，则痰邪弥漫，三焦失和明矣。书方于下：柴胡10g，黄芩10g，法半夏10g，全瓜蒌10g，黄连10g，枳实20g，射干10g，山豆根10g，忍冬藤30g，广木香10g，砂仁10g，延胡索10g，郁金10g，金刚藤30g。服药1周，不咳，他症亦有减轻，因而据病情之进退，以为方药之加减，于3个半月中，共服药63剂，诸症明显缓解。后因热象不显，而痰湿残存，故以温胆汤加减为主法，再服药42剂，症状基本消失，月经正常，经期反应不再。继以温胆汤加减，作丸剂以善其后。前言分消走泄，予清化痰热以畅达少阳之气，各有所宜，不得混同，而在一病之中，随病情变化，有相继而用者，更显灵通。

李某，女，38岁。慢性浅表性胃炎、十二指肠球炎病史10年。刻下咽干口燥，胸骨后有灼热感，甚则疼痛，中腹右侧疼痛，纳差。经期右下腹痛，赤带，脉缓，舌苔白厚。曾作妇科检查，诊断为慢性盆腔炎。书方于下：柴胡10g，黄芩10g，法半夏10g，太子参10g，全瓜蒌10g，黄连8g，枳实25g，郁金10g，延胡索20g，藿香10g，佩兰10g，炒川楝10g，乌贼骨15g，金刚藤30g，乌药10g。服药7剂，诸症减轻，正值月经来潮，右下腹痛不明显，再服7剂，症状基本消失。

5. 痰热相火，上犯清阳

痰热多因湿热胶结不解，或湿邪内伏，郁久化热而成，在痰湿体质者，尤为多见。相火寄于肝、肾二部，分属心包络、膀胱、三焦、胆腑。在生理状态下，火寓水中，不可得见，所能见者，唯脏腑和顺，身体强壮，故为生生不息之造化。朱丹溪云"天非此火不能生物，人非此火不能有生"（《格致余论·相火论》）。相火虽曰"守位禀命"，亦必禀命于君火，而为之运动变化，故亦恒于动，动而合度。在病理状态下，或由阴虚，或因邪扰，则相火妄动，必然损害机体，故云"相火者，元气之贼"（《格致余论·相火论》）。彼也相火，此也相火，名称为一，而生理、病理，判若霄壤。本文所言相炎，属于后者。又因文题所限，仅涉及胆与三焦之相火。

痰热与相火，似乎难以并存，实则有之。盖三焦（指手少阳三焦，为六腑之一）为水火气机运行之道路，若道路障碍，则水得以停，热得以聚，蕴酿过久，焉无痰热之患！故痰热本身，即寓含相火妄动之意。又三焦属火，胆为甲木，而风木易于化火，亦成妄动之相火，反之亦然。痰热与相火，常互为因果，狼狈为奸，甚则上犯清阳。如刘某，男，49岁。头昏10余年，伴高血压。在服降压药条件下，血压仍波动在130～180/100～150mmHg，阵发心悸。近2周来，头昏加重，右侧头痛，难以缓解，耳鸣，颈项强，脉弦，舌苔白薄腻，质红。断为痰热相火，上犯清阳，投方如下：银柴胡10g，黄芩10g，法半夏10g，黄连8g，枳实20g，焦白术10g，钩藤30g，茺蔚子20g，夏枯草30g，土鳖虫10g，红花10g，胆南星10g，丹参30g。共服3周，头痛、耳鸣消失，头昏、项强甚轻，血压稳定在120/90mmHg。必须说明的是，此类患者，在服中药时，不停降压药，则对西药难以控制的高血压患者，不仅有较好的协同作用，而且对缓解症状，具有独特优势。

6. 痰热内阻，胆心同病

痰热内阻，影响胆腑功能，以致经脉不利，进而累及心脏，或心为痰热阻闭，更兼胆腑失和，即成胆心同病。《灵枢·经别》曰："足少阳……别者，入季胁之间，循胸里，属胆，散之，上肝，贯心，以上挟咽。"可见，此类病证，既有脏腑功能相互影响，复有经脉联系。如王某（本节例11），男，50岁。有慢性胆囊炎、胆石症、高血压、冠心病病史多年。因进食猪腿，以致胆囊炎急性发作，且心绞痛频发，心功能III级，因而急诊住院治疗。使用大量抗生素及血管扩张剂，病情得以控制，血象正常而出院。来门诊时，诉出院半个月来，仍胸闷而有压迫感，心悸，心前区隐痛，每于活动时发生，服硝酸异山梨酯之类可及时缓解。胆区亦痛，厌油，恶心，纳差，下肢凹陷性浮肿。头昏，睡眠欠佳。脉弦缓，舌苔白厚，质红。血压150/110mmHg。观此，则痰热内阻，胆心同病，不解自明。处方：柴胡10g，黄芩10g，法半夏10g，生晒参（另包，泡服）6g，全瓜蒌10g，黄连10g，枳实15g，当归10g，川芎10g，茯苓10g，泽泻15g，益母草30g，土鳖虫10g，水蛭10g。服药1周，胆区痛未发，不厌油，胸闷、心悸、心前区疼痛明显好转。血压未降，嘱续服降压西药。并于原方中有所增减，继续服药1周，除下肢轻度浮肿外，余症已不明显，血压正常（130/70mmHg）。此时停止中药，改用西药治疗，以投简便，后3年未见发作。

7. 痰热内阻，胃心同病

痰热结于心下（胃脘），前已述及，恕不重复。而痰热上扰，侵犯心脏，既为医籍所载，亦为临床常见。况且"足阳明之正……入腹里，属胃，散之，上通于心……"（《灵枢·经别》），"胃之大络，名曰虚里……出于左乳下，其动应衣，脉宗气也"（《素问·平人气象论》）。此即胃心同病之经脉联系。有张某，男，62岁。2001年元月突发心绞痛，急诊住院治疗，诊断为心前间壁心肌梗死，住院20天，缓解出院。于3月23日来门诊，诉心前区轻度刺痛，持续约10分钟，活动时易发。胸闷，短气，乏力。胃胀，偶尔胃脘隐痛，肠鸣，嗳气（有十二指肠球部溃疡病史）。脉弦细，舌苔黄厚。此例就中医诊断而言，似可定为胃脘痛、胸痹。因其舌苔黄厚，则病机为痰热内阻无疑。若据六经辨证精神，并参合变证规律，则可断为痰热内阻，胃心同病。可见《伤寒论》之与内科学，有互补之妙，而无龃龉之势。处方于下：柴胡10g，黄芩10g，法半夏10g，全瓜蒌10g，黄连8g，枳实20g，胆南星10g，莱菔子10g，当归10g，川芎10g，土鳖虫10g，红花10g，丹参30g，延胡索15g。服药2周，胸闷、胸痛减轻，发作减少。仍有气短，胃胀，嗳气。因舌苔转为薄白，知痰热渐除；大病之后，正气已虚，清解至十分之六七，必以扶正为主，祛湿次之，继用黄芪生脉饮以善其后。又如赵某，女，70岁。有冠心病、慢性胃炎病史多年。刻下胃脘、心前区、左肩背疼痛难以入眠，伴阵发性心悸，胃脘痞胀，大便干结。脉缓，舌苔白厚腻，质红。处方如下：柴胡10g，黄芩10g，法半夏10g，全瓜蒌10g，黄连10g，枳实10g，吴茱萸6g，乌贼骨15g，延胡索20g，郁金10g，炒川楝10g，片姜黄10g，莱菔子10g，土鳖虫10g，当归10g。痛甚则加红花、全蝎、蜈蚣，共服药2周，诸症大减，因经费困难而停药。

8. 痰热内阻，颈心同病

痰热内阻，上扰于心，是为心病，前已论及。然则与颈何干？答曰：温病学家将膈以上至头部，概属上焦，故痰热上扰，侵犯头、项、颈部者，为临床常见。此与水湿痰饮上犯清阳之地，证候病机有别，而理出一贯，此其一也。既在柴陷汤下论此问题，自然兼有小柴胡汤之见症，亦须综合考虑。其方为少阳主方，而足少阳胆经"……下耳后，循颈……"，"是动则病……心胁痛"，可见足少阳经上至头侧与颈部，其病有心胁痛，是经脉之自然联系，此其二也。合而观之，则痰热内阻，颈心则病，当可成立。如潘某，男，74岁。有冠心病、心绞痛、右束支完全传导阻滞及颈椎病病史多年。来诊时诉周身疼痛10年，加重3个月，刻下右颈、肩、背疼痛显著，伴心悸、心前区阵发性刺痛，胸闷气短，活动后尤甚，饮食一般，大便干结。周身皮肤瘙痒，脉弦缓，舌苔白厚腻，质红。显属痰热上扰于心，且妨碍足少阳之经脉。此例若分而治之，则分属心血管内科与骨科，必令病者往返于两科之间，姑且不论，而两科用药，是否尽相合拍，则更为重要。观此，反不如按六经辨证原理，从六经变证出发，参考古今学说，作辨证论治之统一思考，常可发现，一方可治一人之多种疾患，是以为之书方：柴胡 10g，黄芩 10g，法半夏 10g，全瓜蒌 10g，黄连 10g，枳实 15g，虎杖 15g，苍术 15g，厚朴 20g，陈皮 10g，茯苓 30g，刘寄奴 25g，徐长卿 25g，全蝎 10g，蜈蚣 2条。服 2 周，心悸，胸闷，胸痛，颈、肩、背痛消失。唯全身皮肤瘙痒未愈（病史 20 余年），夜间痒甚，局部红色丘疹，凡皮肤受摩擦或受刺激处易发，脉弦，舌苔白厚腻。是湿热熏蒸肌肤所致，故以四妙散为主方，以善其后。

至于本方治疗冠心病之类，所谓痰热内结，病在心胸者，亦不罕见，观前文所述，原理俱在，故从略。思辨未精，请多指正。

〔梅国强. 湖北中医学院学报. 2003，5（4）：43-46〕

第三节　成肇仁教授医案

一、医家简介

成肇仁（1944 年生人），男，湖北中医药大学教授，主任医师，硕士生导师，湖北省首批名老中医学术经验继承工作指导老师。

二、医案

例 1　彭某，女，37 岁。

2002 年 7 月初诊。诉剑下痞满不适 2 年，伴嗳气、肠鸣、下利夹红白黏液。外院诊断为"糜烂性胃炎，慢性结肠炎"。纳差，小便尚可。舌暗红、苔薄白而润，脉沉细。

例 2　许某，男，20 岁。2003 年 10 月 8 日初诊。

诉胃脘胀满疼痛，食后为甚 1 个月余，伴胸胁不适、呃逆、嗳气、口臭、纳减、目昏、大便干结、小便较多。B 超检查示胆囊息肉。舌淡红，苔薄黄而腻，脉弦细。

例 3　蒋某，女，51 岁，大学教授。2005 年 7 月 10 日就诊。

患者因结肠癌术后转移求治于师，期间曾数次出现肠梗阻，治疗数月后，病情已稳定向愈。近日因进食水果和稀粥，再次发生梗阻，经某医院用保留灌肠治疗 3 日无效。患者小腹部阵发性疼痛，恶心呕吐，大便不通，舌质暗红，舌苔微黄而腻，脉沉细而弦。

例 4　乐某，女，55 岁。2006 年 5 月 7 日初诊。

患者因溃疡性结肠炎合并结肠息肉，数年间曾先后 5 次手术，也未能根治。1 年前检查发现结肠内满是息肉结节，疑为癌前病变，中医前后治疗半载，未曾收效。诊时自述脐周隐痛，项背拘急不舒，汗多，大便稀溏，每日 4～5 次，颇为苦恼，舌边尖红，苔薄白，脉沉细而弦。

例 5　尹某，男，41 岁。2001 年 4 月 4 日初诊。

反复上腹部胀痛，食欲不振 3 年。曾口服庆大霉素、阿莫西林、甲硝唑、多潘立酮等治疗，症状可改善，但易复发而求治于中医。诊见上腹部胀痛，食后和空腹时症状加剧，纳呆、嗳气、大便软。舌质淡、舌苔薄白，脉细弱。胃镜检查诊断为慢性浅表性胃窦炎，幽门螺杆菌（+）。

例 6　张某，女，45 岁。2005 年 10 月 9 日初诊。

患者眩晕 10 余年，虽求医无数，却未收寸功。后在其母陪同下至师处求治。诊时体重 37kg，头眩晕，轻度活动则心悸，肋间肩背疼痛，四肢乏力，心下拘急，嗳气，大便偏稀，舌淡红，苔薄白，脉沉细而弦。

第四节　邱明义教授医案

一、医家简介

邱明义（1946 年生人），男，湖北中医药大学教授，主任医师，博士生导师。湖北省首批名老中医学术经验继承工作指导老师，湖北中医名师。

二、医案

例 1　叶某，男，53 岁。1980 年 8 月 6 日初诊。

患者有慢性咳喘病史五六年，近几年常反复发作。10 天前因受凉而致恶寒、发热、胸闷、咳嗽、咳白色泡沫痰，经用庆大霉素、土霉素等抗生素及解热药，发热咳嗽不减轻。近几天热度升高，呈不规则发热，每天约于上午 10 点左右开始发热，下午最高，多在 39℃ 左右，最高达 39.6℃，夜晚三点钟以后热退，热退无汗；咳嗽亦加剧，咳痰变黄，质稠黏，痰味臭，咯出较难，痰量多，每日在 100ml 以上。伴恶寒无汗，头痛，周身疼痛不适。口苦、口干喜凉饮，大便干结，小便黄，微喘等症。查体温 39℃，心率 96 次/分，呼吸 40 次/分，呈慢性重病容，痛苦表情，精神差，胸廓略呈桶状，呼吸运动浅而快，肋间隙增宽，双肺叩诊呈过清音，听诊双肺呼吸音粗糙，未闻干湿啰音，舌质红、苔少、舌根部苔黄腻、脉弦数。

化验检查：白细胞计数 9×10^9/L、中性粒细胞 0.83、淋巴细胞 0.17。胸片：双肺纹理增多紊乱，部分呈网状、双肺透亮度稍增强。

例 2　姚某，男，53 岁。

患者上腹部疼痛 1 周，伴便血 1 天而入院。入院前 1 周复发胃脘痛，为隐隐作痛，每次疼痛约 1 小时，食后稍缓，恶心泛酸，不欲饮食。就诊前 1 天下柏油样便 3 次，每次量约 200ml，伴上腹部不适，精神差，四肢倦怠乏力，口干思饮。查 "OB" 强阳性，舌苔黄腻，脉细。

例 3　胡某，男，43 岁。1990 年 5 月 18 日初诊。

患者宿有胃脘疼痛，近又复发。现症见胃脘隐隐作痛，入夜痛加，得温则舒，遇寒则甚。腹胀不欲饮食，神疲乏力，大便微溏，舌质淡、苔白润，脉缓弱。

例 4　晏某，男，42 岁。

胃脘痛反复发作 10 年，加重 20 天而入院。患者 10 年前开始出现上腹部隐痛，每于冬春易发，并逐年加重。近 20 天又发胃脘痛，为上腹部隐痛，空腹痛甚，得食则缓，但食后又觉胃脘部膨胀不适，伴神疲纳差，肢软无力，大便稀溏，失眠多汗，口干口苦，时泛酸水，舌质红，舌根部苔黄，脉弦缓。

例 5　阚某，男，34 岁。1990 年 8 月 26 日就诊。

患者胃脘疼痛发作 1 周，加重 1 天。现症见胃脘疼痛较剧，呈绞痛，有烧灼感，嗳气频作，口干，不欲饮食，大便干结，时有咳嗽。查其剑突下有按压痛，舌苔微黄腻，脉弦缓。

例 6 胡某，男，51 岁。1980 年 3 月 25 日初诊。

患者胸闷，如有物捆绑，时发胸痛，每次发作约一分钟至数分钟，伴左侧头痛，头晕，口苦，口干不欲饮，舌尖红，舌体胖，苔黄厚腻，脉缓。心电图检查 ST-T 有轻度改变，心电图运动试验：阳性。

例 7 黄某，男，19 岁。1980 年 6 月 19 日初诊。

患者发热，胸闷，呼吸不利，深吸气及右侧卧时感胸部闷痛，右胸如有物堵塞之感，呼吸不畅。体温每天下午上升，清晨汗出，体温略降，然不能降至正常，身倦乏力，口干不欲饮，大便干结，小便黄。查体温波动在 38～39.9℃，右肺第六肋间（肩胛线）以下叩诊浊，听诊呼吸音减弱，语言震颤及支气管语音均减弱，脉浮滑数，苔微黄腻。

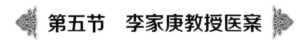

第五节 李家庚教授医案

一、医家简介

李家庚（1954 年生人），男，湖北中医药大学教授，主任医师，博士生导师。第六批全国老中医药专家学术经验继承工作指导老师，湖北中医名师。

二、医案

例 1 吴某，男，62 岁。1983 年 5 月 26 日初诊。

发热头痛 5 天，时有恶寒，全身肌肉酸痛，鼻塞流涕，口干口苦，咽痛咳嗽，痰少黏稠，经用中药银翘片、感冒冲剂及注射西药青霉素等，发热不退，体温徘徊于 38.5～39.2℃。舌质红，苔薄黄，脉浮数。查体肺部可闻少许湿啰音。X 线检查肺部可见散在斑片阴影。

例 2 吴某，女，51 岁。工人，1979 年 8 月 18 日初诊。

右上腹绞痛，发热恶寒，恶心呕吐 7 天，伴黄疸。曾在某医院就诊，经超声波等检查，诊断为胆石症，胆系感染。始入外科考虑手术，后因气候酷热，手术不宜，而转内科保守治疗。经西药抗炎、解痉、输液及对症处理，病无缓解。无奈之下，内科一负责医生用中药大承气汤煎汁与服，痛势不减，而请中医诊治。

刻诊所见：右上腹绞痛，恶心呕吐，身目尿黄，发热恶寒，大便干结，数日未行，舌红苔黄厚腻，脉弦滑数。

附 本章医案解析

第一节 李培生教授医案

例 1

诊断：梅核气郁证（慢性食管炎）。

病机分析：此为情志不畅，肝郁不舒，气机不利，日久化火，气滞痰结，痰气搏于咽喉，故见自觉咽喉部如物堵塞，吞之不下，咯之不出。

治法：清火化痰，宣郁散结。

处方：方用清化解郁汤。

炒黄芩 10g，玄参、牡蛎各 12g，海蛤粉、连翘各 15g，制香附 6g，昆布 15g，白僵蚕、青果各 10g。

复诊：服药 10 剂后，患者上述症状均减轻。药已中的，效不更方，继服上方。坚持服药近 2 个月，其病告愈。

按：慢性咽喉炎属梅核气者，从肝论治，对肝郁气滞型确有良效。食管位于膈之上，属于上焦，在治疗上要注意"治上焦如羽"，选用质轻之品。在方剂上，李教授根据自己几十年的临床经验创造了清化解郁汤，药用黄芩、玄参、贝母、海蛤粉、牛蒡子、僵蚕、昆布、牡蛎、夏枯草、制香附、青橄榄等，全方共奏清热散结化痰之功。在随证化裁时，药物亦多选择连翘、蒲公英、杏仁、佩兰、枇杷叶等质轻之品。

例 2

诊断：肝气犯胃胃痛（慢性胃炎）。

病机分析：忧思恼怒，情志不遂，肝失疏泄，气机阻滞，横逆犯胃，胃失和降，故发胃痛。

治法：疏肝解郁，行气止痛。

处方：金铃子散加味。

炒枳实 10g，炒白芍 10g，丹参 15g，麦芽 15g，佛手 10g，延胡索 10g，川楝子 10g，陈皮络各 8g，砂仁 8g，炒山楂 10g，炒瓜蒌皮 10g，制香附 8g。

复诊：服药 7 剂后患者腹胀、嗳气缓解，疼痛持续时间缩短。寐可，纳可，二便可。舌红苔白稍厚，脉弦细。药已中的，治疗不变，酌加理气之品。药用：丹参 15g，麦芽 15g，佛手 10g，茯神 15g，炒枳壳 10g，炒白芍 10g，延胡索 10g，瓜蒌皮 10g，砂仁 8g，陈皮络各 8g，苏梗 8g，制香附 8g。服药 14 剂后患者胃脘胀痛、嗳气基本消失，仅在情绪激动时有腹胀。寐可，纳可，二便如常。舌红苔薄白，脉弦细。继服上方 7 剂调理。后追踪患者恢复如常人。

按：金铃子散中延胡索、川楝子清热活血，理气止痛，加白芍、川芎、香附疏肝解郁，陈皮、枳壳、砂仁、甘草理气和中，共奏疏肝理气、和胃止痛之功。若腹胀甚，可加用青皮、木香以理气解郁；若纳差，加用炒二芽、鸡内金以消食和胃；若气滞日久，血行郁滞，则导致瘀血内停，症见痛有定处，且多呈针刺样疼痛，口干不欲饮，舌暗，多加用丹参、山楂炭以行气活血。

例 3

诊断：肝阴不足胁痛（乙肝病毒携带者）。

病机分析：肝肾阴亏，肝郁乘脾，兼夹湿热，故见肝区隐痛；肝阴不足，故见口干咽燥，心烦失眠。

治法：滋阴柔肝，疏肝健脾。

处方：一贯煎加减。

生地 15g，沙参 15g，丹参 30g，枸杞 15g，柴胡 10g，枳壳 10g，延胡索 10g，川楝子 10g，香橼皮 10g，茯神 15g，赤芍 15g，白芍 15g，白花蛇舌草 30g，炒三仙各 10g。

复诊：服上方 30 余剂，患者肝区疼痛基本缓解，口干咽燥、心烦失眠明显好转，月经正常，唯四肢乏力，纳食欠佳，小便稍黄，舌红苔薄黄，脉细数。肝功能检查结果同前。药用：生地 10g，沙参 15g，丹参 30g，枸杞 15g，芦根 15g，太子参 15g，五味子 15g，虎杖 15g，炒二芽各 15g，白茅根 15g，麦冬 10g，香橼皮 10g，川楝子 10g，丹参 30g，白花蛇舌草 30g。前后随症加减服药 100 余剂，患者肝病诸症消失，肝功能恢复正常。继用养血柔肝、健脾和胃、清热解毒之法调理 20 余剂，病方痊愈。随访半年患者未再发病。

按：肝血不足或因攻伐太过，或误用辛燥之品，伤津耗液，出现肝肾阴虚。一贯煎中生地、枸杞滋养肝肾，沙参、白芍养阴柔肝，川楝子疏肝理气止痛，加用柴胡、枳壳、香橼皮、延胡索疏肝理气止痛，丹参、赤芍活血化瘀，炒三仙健脾和胃。全方共奏滋阴柔肝、疏肝健脾之功。热扰心神者，加莲子、炒栀子以清热；小便不利者，加白茅根、车前子以通利小便；口干者，加芦根、石斛以清热生津；纳差、腹胀者，加砂仁、陈皮、麦芽、鸡内金以健脾和胃；寐差多梦者，加茯神、夜交藤、枣仁以养心安神。

例 4

诊断：头痛（厥阴经头痛）。

病机分析：寒邪袭于厥阴，经脉凝滞，阳气不得伸展，浊阴上逆，故有头痛在巅顶，手足发冷，干呕，吐涎沫等表现。

治法：暖肝散寒、降逆止呕。

处方：吴茱萸汤加减。

吴茱萸 8g，细辛 3g，藁本 10g，桂枝 6g，炙全蝎 6g，陈皮络各 8g，茯苓 10g，生姜 3 片，炙甘草 6g。水煎服，日 1 剂。

复诊：服药 5 剂后，头痛缓解，原方继续服用 1 个月，诸症悉除。

按：足厥阴肝经，起于大趾丛毛之际，上循过阴器，抵小腹，夹胃，属肝，络胆，上贯膈，布胁肋，循喉咙之后，上入颃颡，连目系，上出额，与督脉会于巅。病在厥阴经，无论外感内伤，寒热虚实，均可见头巅顶痛，连及目系。本案患者因寒邪袭于厥阴，经脉凝滞，阳气不得伸展，浊阴上逆，故有头痛在巅顶，手足发冷，干呕，吐涎沫等表现。李老运用暖肝散寒、降逆止呕之法，方用吴茱萸汤加减，配以细辛、桂枝、全蝎等温经通络之品，使患者多年不愈的顽疾得以清除。

例 5

诊断：头痛之痰浊阻窍型。

病机分析：患者形体肥胖，痰湿素盛，久郁化热，阻闭头窍，故有头痛、嗜睡、痰多、大便数日不通等表现。

治法：豁痰泄浊。

处方：涤痰汤加减。

茯苓 10g，枳实 10g，法夏 10g，陈皮络各 8g，泽泻 8g，川芎 10g，蔓荆子 10g，丹参 15g，石菖蒲 10g。水煎服，日 1 剂。

复诊：连服上方 5 剂，头昏好转，大便得解，带有黏液，嗜睡消失。连续服 5 剂巩固，大便质稀溏薄，日 3～4 次。恐攻伐太过，脾气受损，原方中加入党参、白术、山楂等，调理 3 个月，病情一直稳定。

按：足太阴脾经为后天之本，主身之肌肉，以阳气为本运化水湿。其人多形体丰腴，或嗜烟酒肥厚，致脾土受困，痰湿内生，壅遏清窍而成。风湿之邪内犯，"始虽外受，终归脾胃"，内困中阳，脾运失司，郁滞不化，上扰清窍，清阳不得舒展，故而头痛发作。本案患者形体肥胖，体内多痰湿，从而清窍为痰浊所闭，时发头痛，李老用涤痰汤加减，使痰湿去，清窍得通，头痛自然缓解。复诊时患者有脾虚腹泻之象，李老恐攻伐太过，损伤脾阳，而加用健运脾胃之品，一攻一补，相得益彰，足见李老用方之精妙。

例 6

诊断：气机郁滞便秘（功能性便秘）。

病机分析：情志不畅，导致肝郁气滞，影响气机运行，故见大便不畅，腹胀，肠鸣矢气，心烦易怒。

治法：疏肝解郁，顺气导滞。

处方：逍遥散加减。

柴胡 10g，白芍 15g，当归 15g，白术 15g，枳壳 15g，甘草 6g，火麻仁 10g，柏子仁 10g，麦冬 15g。

复诊：患者服上方近 15 剂，大便正常，日一行，食欲正常，偶有腹胀。嘱患者继服中成药逍遥丸。随访半年，患者便秘未见复发。

按：肝主疏泄，调畅一身气机，促进脾胃运化。脾胃的升清降浊功能有赖于肝气之条达，大肠的传导作用为胃气降浊功能的延伸。忧愁思虑过度、情志不舒或久坐少动，每致肝气郁结，不能条达，而致脾胃升降失常、大肠传导失职；另外，肝气郁结，久而化火，灼伤胃肠津液，也可造成便秘。逍遥散中柴胡、当归疏肝柔肝，白术、甘草健脾益气，加用枳壳理气除滞，火麻仁、柏子仁、麦冬润肠通便。全方共奏疏肝解郁、顺气导滞之功。

例 7

诊断：寒湿泄泻（急性肠炎）。

病机分析：外来湿邪，最易困阻脾土，以至于升降失常，清浊不分，水谷混杂而下发生泄泻；寒邪能直接损伤脾胃，使脾胃功能发生障碍，引起泄泻，故见水样大便。

治法：芳香化湿，解表散寒。

处方：藿香正气散加减。

藿香 8g，大腹皮 8g，砂仁 8g，炒白芍 10g，炒枳壳 10g，佛手 10g，麦芽 15g，山楂炭 8g，茯神 15g，丹参 10g，炒莱菔子 8g。

复诊：患者诉服药 5 剂后大便已成形，腹痛、嗳气已消失，精神食欲可。舌红苔薄白。继服 10 剂后，症状消失。

按：藿香正气散方中藿香辛温散寒、芳香化湿，茯苓健脾除湿，大腹皮理气除满，加用枳壳、佛手、莱菔子增强理气之功，麦芽、山楂炭、丹参、白芍，起到活血和胃之功。全方共奏芳香化湿、解表散寒之功。若湿邪偏重，泻如水样，腹满肠鸣，小便不利或小便清长，多加用茅根、车前子利小便以实大便，如《景岳全书·泄泻》说"凡泄泻之病，多由水谷不分，故以利水为上策"；若寒湿阻滞，脾失健运，气机升降失调，症见脘腹胀满，纳差，多加用莱菔子、砂仁、佛手、制香附、陈皮络以健脾理气。

例 8

诊断：肝郁泄泻（慢性肠炎）。患者乃脾虚失健，肝失疏泄，兼有湿热，故见腹泻反复发作。

治法：抑肝扶脾。

处方：痛泻要方合香连丸加减。

焦白术 10g，炒白芍 15g，防风 10g，陈皮 10g，川连 6g，煨广木香 6g，建曲 6g，大腹皮 10g，莱菔子 10g，枳壳 10g，香橼皮 10g，炒二芽各 15g。

复诊：服药 7 剂后，大便次数减少，1～2 次/天，基本成形，无明显里急后重，食欲增加，腹胀基本缓解。继服上方 10 剂，大便已成形，无里急后重、腹胀。药已中病，仍宗原法。处方：大腹皮 10g，厚朴花 10g，广木香 6g，香橼皮 10g，莱菔子 10g，枳壳 10g，川连 6g，陈皮 10g，鸡内金 10g，建曲 6g，二芽各 15g，山楂炭 10g。

按：脾虚易为肝木侮克，或脾未虚而肝旺，致肝木克伐脾土，或平素情绪不畅，精神抑郁，气机不畅，肝失条达，横逆侮脾，脾失健运，使气机壅滞，升降失常，故致腹泻。即《医方考》中说：

"泻责之脾，痛责之肝；肝责之实，脾责之虚，脾虚肝实，故令痛泻。"临床多运用抑肝扶脾法，方用痛泻要方加减。痛泻要方中白芍养血柔肝，白术健脾补虚，陈皮理气醒脾，防风升清止泻，加用香连丸以清热理气，并加用大腹皮、莱菔子、枳壳、香橼皮以加强其理气之功。若肝郁气滞明显，见脘腹胀痛，加用炒枳壳、制香附、佛手、川楝子、厚朴等以疏肝理气；若脾虚明显，见大便完谷不化，纳差，神疲乏力，加用砂仁、鸡内金、炒二芽、陈皮络等健脾；若脾虚湿停，日久郁而化热，症见腹痛，里急后重，口干口苦，身热，舌苔黄腻，则多加黄连、金银花、连翘、制香附、木香等以清热燥湿，行气化滞。

例 9

诊断：湿热泄泻（慢性直肠炎）。

病机分析：饮食不节，伤及肠胃，致使胃肠湿热蕴结。热邪类火，火性急迫，故见腹泻，大便带有红白胨子。

治法：清化湿热，调理升降，健运脾胃。

处方：香连丸加味。

赤白芍各15g，当归10g，炒川连6g，木香10g，大腹皮10g，炒枳壳10g，陈皮10g，炒黄芩10g，金银花10g，焦三仙各24g，香橼皮10g，炙草6g。

复诊：服上方27剂后大便成形，带少量白色胨子，日一次，食欲增进。现腹部隐痛，舌红苔薄黄，脉弦细。药已中的，略为加减。药用：赤白芍各15g，当归10g，炒川连6g，金银花10g，马齿苋30g，木香6g，炒枳壳10g，炒黄芩10g，焦三仙各24g，香橼皮10g。继服20剂后，大便成形，色黄，无红白胨子，纳食正常，腹痛减轻，苔薄黄，脉弦。药方对症，湿热已清，但气机仍未畅通，宜加理气止痛之品。药用：延胡索12g，炒川楝子10g，炒瓜蒌皮10g，炒枳实10g，木香6g，炒川连6g，金银花15g，马齿苋30g，当归10g，赤白芍15g，焦三仙24g。

按：患者病程长达2年，利久正虚，以脾胃失运，湿热阻滞为主，故有大便带有红白胨子，腹痛隐隐的证候。治用清化湿热、健脾理气之法。方中赤白芍、当归养血活血，补虚扶正；黄连、黄芩、金银花、马齿苋清热解毒，燥湿坚阴；陈皮、木香、大腹皮、枳壳行气止痛，健脾和胃。初试见效，而腹痛仍然，则于前方略为变通，酌加行气止痛、宽胸利膈之品。马齿苋一味，乃李教授临床运用治疗慢性肠炎、慢性痢疾之有效经验用药，能清利肠中湿热，去肠中湿热之滞。木香一味，能去油脂，佐黄连清而不过，又能防止油脂速去而使下利加重，以正常发挥调气健胃之效。全方共奏清化湿热、调理升降、健运脾胃之功。

例 10

诊断：脾肾阳虚泄泻（慢性肠炎）。

病机分析：久病之后，肾阳受损，后累及脾阳，导致脾肾阳虚，故见腹泻，平时畏寒，指尖冷，纳差，小便清长。

治法：复阳益阴，温中散寒。

处方：附子理中丸加味。

人参8g，附片6g，干姜8g，白术10g，白芍10g，枣仁8g，炙甘草7g。

复诊：服药8剂后，患者畏寒肢冷减半，食欲增加，大便转稠，3次/天，下肢拘急，上身燥热症状减轻，精神尚可，舌脉如故。药用：人参6g，附子6g，干姜8g，白术10g，白芍10g，枣仁8g，炙甘草7g。继服上方6剂，患者大便成形，1~2次/天，畏寒肢冷、下肢拘急、上身燥热基本消失，食欲正常。舌红苔薄白，脉细，重按较前有力。拟调理中焦为法，药用党参10g，干姜8g，白术8g，炙甘草4g，黄芪8g，白芍10g，枣仁8g，陈皮6g，茯苓8g，木香6g，益智仁15g。继续服药30余剂，症状消失。

按：年老体弱，肾气不足；或久病之后，肾阳受损；或房事无度，命门火衰，脾失温煦，运化失职，水饮内停，而成泄泻。且肾为胃之关，主二便，若肾气不足，关门不利，则大便下泻。《景岳全书·泄泻》中说："肾为胃关，开窍于前后二阴，所以二便之开闭，皆肾脏之所主，今肾中阳气不足，则命门火衰，而阴寒独盛……即令人洞泄不止也。"附子理中丸中人参大补元气，干姜、白术、炙甘草温中健脾，附片补益肾阳，白芍、甘草合用缓急止痛。全方共奏复阳益阴、温中散寒之功。

例 11

诊断：心悸怔忡之气机阻滞，肝阳上亢。

治法：宽胸理气，平肝潜阳。

处方：天麻钩藤饮加减。

夏枯草 15g，丹参 10g，制香附 8g，天麻 10g，炒二芽各 10g，石决明 10g，桑叶 10g，草决明 10g，陈皮络各 8g，茯神 15g。水煎服，日 1 剂。

复诊：服药 20 剂后，心慌消失，头昏头痛未发，其他诸症皆除。2006 年 1 月 6 日复查 Holter 示：①窦性心律，偶发室性期前收缩，偶发房性期前收缩；②全程 ST-T 无异常改变。

按：本案患者因情志因素导致气机郁滞，气行不畅故而心慌；加之患者肝阳上亢，肝风上扰头目，所以头昏。李老紧扣病机，运用天麻钩藤饮加减。天麻、石决明、草决明平肝潜阳；制香附、陈皮络行气解郁；夏枯草、桑叶清利头目；丹参、茯神活血化瘀，养心安神。全方共奏宽胸理气、平肝潜阳之功。经服药 20 多剂后，患者疾病基本痊愈。

例 12

诊断：心悸怔忡之气机阻滞型。

病机分析：心主血脉，肝主疏泄，脾主运化，情志不遂，滥用补益，则肝气郁滞，脾胃失运，血运失常，心神失养，故有心悸胸闷、纳差腹胀、性情烦躁、脉来结代等症也。

治法：疏肝解郁，宽胸理气，健脾和胃，养心安神。

处方：柴胡疏肝散加减。

柴胡 10g，炒枳壳 10g，制香附 10g，苏梗 8g，郁金 10g，瓜蒌皮 10g，薤白 10g，橘红 8g，白芍 10g，炒丹皮 10g，茯神 15g，合欢皮 10g，麦芽 15g。水煎服，日 1 剂。

复诊：连服上方 5 剂，心悸好转，浮肿腹胀减轻，大便也较前通畅，脉转细数，唯稍有胸闷，故于前方适量参入丹参、赤芍等养血活血之品。方用：柴胡 10g，炒枳壳 10g，丹参 15g，赤白芍各 15g，瓜蒌皮 10g，薤白 10g，郁金 10g，苏梗 8g，制香附 10g，合欢皮 15g，麦芽 15g。连服 15 剂，心悸胸闷消失，身无浮肿，纳食正常，脉象细而带弦。唯食后稍感腹部不适。后用疏肝健脾、养血和血之剂调治而愈。

按：情志失调是导致心悸怔忡的常见病因之一。《灵枢·口问》谓："心者，五脏六腑之大主也……故悲哀愁忧则动心，心动则五脏六腑皆摇。"《素问·举痛论》云："惊则心无所倚，神无所归，虑无所定，故气乱矣。"可见，各种情志刺激都可能伤及心脏，心神受损又可以影响其他脏腑，反过来加重心脏病情。从临床观察，情志失调引起心悸怔忡以肝气郁结为多见。因此调理脏腑气机、解郁行滞是治疗此病的一个方面。本案患者因肝气郁结，脾胃失运，血运失常，心神失养而导致心悸的表现，李老紧扣病机，用柴胡疏肝散疏肝解郁、宽胸理气，酌加健脾和胃、养心安神、宣痹通阳之品，使患者疾病向愈。

例 13

诊断：心悸怔忡之气虚血瘀型。

治法：益气活血化瘀。

处方：瓜蒌薤白白酒汤加减。

瓜蒌皮 10g，薤白 10g，丹参 20g，赤白芍各 15g，陈皮络各 8g，当归 10g，太子参 10g，五味子 10g，茯神 20g，炒山楂 15g，川连 6g，煅龙牡各 15g。水煎服，日 1 剂。

复诊：连服上方 5 剂，心慌明显好转，无胸闷，鼻塞消失，夜寐欠安。遂以上方去川连、煅龙牡，加夜交藤 15g，再进 40 余剂后，诸症悉除。

按：本案患者素感外邪，伤及心气，心气不足，则发心慌，气虚日久，无力推动血液运行，日久则胸闷。李老四诊合参，紧扣病机，用瓜蒌薤白白酒汤加减，太子参、五味子益气补阴；瓜蒌皮、薤白宣痹通阳；丹参、赤芍、当归、炒山楂活血化瘀；陈皮络、川连、白芍理气和胃；煅龙牡、茯神镇静安神。全方共奏益气活血化瘀之功。后李老针对病情变化，微调方药，终使疾病痊愈。

例 14

诊断：心悸怔忡之痰湿阻络型。

病机分析：因胸阳痹阻，痰浊凝聚，脉络不通，故而心慌胸闷，咳嗽咯血。

治法：宣痹通阳，涤痰散结，活血止血。

处方：瓜蒌薤白白酒汤加减。

炒瓜蒌皮 15g，薤白 10g，川贝母 10g，丹参 30g，赤芍 30g，当归 15g，制乳没各 6g，茯苓 30g，血余炭 10g，白茅根 30g，仙鹤草 30g，木通 6g，三七粉（另包吞服）6g，炒山楂 15g，橘皮络各 10g。水煎服，日 1 剂。并嘱患者多休息，忌劳累，忌发物、辛辣刺激，保持心情舒畅。

复诊：连服上方 5 剂，咯血即止，胸闷缓解，咳喘亦轻，小便通利，浮肿先退，唯活动后稍有喘气，肢体乏力，舌质暗红，苔薄白，脉结代。遂以上方去血余炭、仙鹤草、木通，酌加太子参、麦冬、五味子，迭进 60 余剂，诸症缓解。后以通阳散结、活血通络、养心安神之法调治收功。随访 2 年未发。

按：痰湿阻络是心悸怔忡的又一重要病机。《证治汇补》所谓："痰迷于心，为心痛惊悸怔忡恍惚。"李时珍亦云"迟司脏病或多痰"（《濒湖脉学》）。可见痰湿亦能导致心律紊乱。因诸阳受气于胸，邪恋胸中，胸阳不振，津液不布，凝聚为痰，痰阻气机，则胸痛胸闷；痰浊阻滞，肺失宣降，而有咳嗽短气诸症。本案患者年老体衰，痰浊凝聚，胸阳痹阻，脉络不通，因此心慌胸闷，呼吸困难，咳嗽咯血，李老用瓜蒌薤白白酒汤加减，其中瓜蒌皮、薤白宣痹通阳；川贝母止咳化痰；丹参、赤芍、当归、血余炭、仙鹤草、三七粉活血止血；炒山楂、橘皮络、制乳没健脾行气止痛；木通、白茅根利水消肿。全方共奏宣痹通阳、涤痰散结、活血止血之功。

例 15

诊断：心悸怔忡之心脾不足，表虚不固。

治法：养心健脾，固表止汗。

处方：生脉散合归脾汤加减。

太子参 8g，麦冬 8g，五味子 6g，茯神 15g，丹参 10g，生地 10g，煅龙骨 10g，浮小麦 15g，川贝母 6g，山楂炭 8g，陈皮 8g，龙眼肉 10g。水煎服，日 1 剂。

复诊：服药 5 剂后，心慌汗出好转，食欲渐佳，已无咳嗽。因此继续以养心健脾、敛汗固表为法。在原方中去龙骨、浮小麦，加酸枣仁 8g，柏子仁 8g，炒二芽各 15g。连服 40 剂后，诸症皆除。

按：本案患者因外邪入侵，伤及心系，影响肺脾。伤及心脉，心气不足，则见心慌，心气不足，脾亦虚弱，肌表不固则见汗出，脾虚失运，则纳食一般。李老辨证论治，用生脉散加味治疗。太子参、麦冬、五味子、茯神、丹参、生地滋补阴液，养心安神；龙骨、浮小麦固表止汗；陈皮、龙眼肉、山楂炭健运脾胃；川贝母止咳化痰。全方共奏养心健脾，固表止汗之功。后李老针对病情微调方药，终使患者疾病痊愈。

例16

诊断：心悸怔忡之血瘀气滞型。

病机分析：因心血瘀阻，脉络不通，阴津亏耗，心神失养，故有心悸气短、胸闷不适、时有胸痛、痛如针刺、动则喘气、睡眠多梦、口干舌燥等表现。

治法：活血通络，理气宽胸，滋阴复脉。

处方：桃红四物汤合生脉散加减。

丹参30g，赤白芍各15g，桃仁10g，红花10g，炒枳壳10g，郁金10g，瓜蒌仁10g，生地10g，太子参10g，麦冬15g，五味子10g，炙甘草6g，炒山楂15g。水煎服，日1剂。

复诊：连服上方6剂，心悸气短好转，胸痛消失，大便通畅，舌面有少许津液，但仍有胸闷，稍有气喘，睡不安神，舌暗红边有瘀点，苔有光剥较前为好转，脉代。时血脉瘀滞未去，心阴亏虚证在，宗上方略为出入为治。处方：丹参20g，赤白芍各20g，制乳没各10g，瓜蒌仁15g，柏子仁15g，茯神15g，西洋参6g，麦冬15g，五味子10g，炙甘草6g，生地15g，山楂炭15g，香橼皮10g，橘皮络各10g。连服15剂，心悸胸闷气短缓解，喘促已平，舌上有薄白苔，脉转细数。心电图基本正常。以养血活血、滋阴复脉、宽胸理气之法调治数月而愈。

按：血瘀气滞于心悸怔忡之极为常见。盖气为血帅，血为气母，气行则血行，气滞则血瘀，若禀赋不足，或脏腑失调，劳役过度，寒热扰心，情志不舒等，均可导致气血凝滞，血脉不通，而发生心律失常，李时珍所谓"结脉皆因气血凝"（《濒湖脉学》）是也。本案患者因心血瘀阻，脉络不通，阴津亏耗，心神失养，故而心慌，胸闷，脉结代。李老紧扣病机，用桃红四物汤加减。丹参、赤芍、桃仁、红花活血化瘀；炒枳壳、郁金行气解郁；生脉散滋阴复脉；瓜蒌仁、生地滋阴润肠；炒山楂、炙甘草健脾和中。全方共奏养血活血、滋阴复脉、宽胸理气之功。后李老略微加减方药，终使疾病痊愈。

例17

诊断：心悸怔忡之阴阳两虚型。

病机分析：劳心太过，阴液虚而不得濡润，阳气虚而不得通畅，遂致心主受累，而见脉结代心动悸之病。

治法：益气补虚，滋阴和阳，宁心安神。

处方：炙甘草汤加减。

炙甘草12g，人参10g，生地15g，阿胶12g，炒麻仁12g，茯神15g，龙骨15g，煅牡蛎12g，桂枝3g，生姜3g，大枣10g。上药一剂分三服，服时兑入米酒半汤匙，并嘱其戒烟酒、辛辣之品，以安神摄养为宜。

复诊：药进15剂，心悸失眠好转，脉搏仍有间歇，唯面部有时浮肿，腹满不适，李老认为患者不适的表现是因方中有碍胃之品，遂以上方去龙牡，生地减量，而加茯苓、楂炭、陈皮、橘络以理气消胀。连服15剂，心悸各证大减。以脉搏歇止偶尔见诊，则于前方中加入丹参、柏子仁以养心安神。至年底，患者特来致谢，云服药30剂后，复查心电图已见正常，现已参加工作云云。

按：心悸怔忡者，每有气阴两虚之脉证。盖心主血脉，血以养心，而血气互用，所谓血载气、气帅血是也。外邪入心，心阴阳受损，气血亏虚，心失所养，鼓动无力，则心悸气短，脉结或代。当以滋阴养血、通阳复脉为主，兼以治标。本案患者因劳累耗伤心之阴阳，从而引起心悸不宁之症。方用炙甘草汤加减，酌加龙骨、牡蛎之镇惊安神之品。后复诊经随证加减，终使疾病渐愈。

例 18

诊断：肝气郁滞腹胀（慢性乙肝）。

病机分析：饮食不节，感染毒邪，导致肝气郁结，脾虚失运，兼夹湿热，故见纳食呆滞，脘腹胀，性情急躁，小便色黄。

治法：疏肝理气，健脾益气，清热化湿解毒。

处方：自拟方药。

太子参 10g，五味子 6g，柴胡 6g，云苓 15g，炒白术 10g，当归 6g，赤芍 15g，白芍 15g，陈皮 8g，白花蛇舌草 18g，虎杖 10g，炒山楂 12g，连翘 12g，炒二芽各 15g。

复诊：服上方 20 余剂，面色较前红润，腹胀缓解，纳食增进，唯食后胃脘稍有不适，舌红苔薄白，脉弦。守上方加益气养阴、和胃消滞之品。药用：太子参 10g，五味子 6g，麦冬 6g，丹参 15g，炒神曲 10g，茯神 15g，鸡内金 6g，郁金 6g，陈皮 10g，虎杖 12g，贯众 10g，白花蛇舌草 18g，连翘 10g，茯神 15g，茅根 15g。患者前后加减服用 150 余剂，患者腹胀消失，食欲旺盛，面色润泽，二便通利，肝功能检查正常。

按：肝性条达，最忌抑郁，郁则百病丛生。肝病又多兼夹气郁、痰郁、湿郁、热郁、寒郁、食郁等，治法亦随兼夹之证而变通。肝病最易克伐脾胃，故治疗当本着"见肝之病，知肝传脾，当先实脾"之旨。方中太子参、茯苓、白术益气健脾，当归、白芍养血柔肝，柴胡、虎杖、白花蛇舌草疏肝解毒，陈皮、山楂、连翘、炒二芽理气和胃健胃。全方共奏疏肝理气、健脾益气、清热化湿解毒之功。

例 19

诊断：阳黄黄疸（慢性乙肝活动期）。

病机分析：湿热内蕴，熏蒸肝胆，疏泄失常，胆汁横溢，故见肝区作胀，身目发黄，小便色黄，纳差厌油。

治法：清热化湿，利胆退黄。

处方：自拟清肝败毒饮。

茵陈 30g，炒栀子 10g，茯苓 30g，泽泻 10g，猪苓 15g，炒竹茹 10g，郁金 10g，陈皮 8g，赤芍 30g，丹参 30g，白花蛇舌草 30g，炒山楂 15g。

复诊：服上方 20 余剂，患者身目不黄，纳食增进，小便淡黄，舌红苔薄黄而干，脉弦细。复查肝功能正常。现湿热未尽，又有热邪伤阴之象。治疗上加入清热生津之品，药用：茵陈 30g，炒栀子 10g，赤芍 15g，白芍 15g，丹参 18g，白花蛇舌草 30g，败酱草 30g，制香附 10g，香橼皮 10g，炒山楂 10g，橘皮 10g，茅根 18g，芦根 30g。继上方连服 10 剂，黄疸尽退，小便清利，唯劳累后精神疲惫，肢体乏力，舌质暗红，苔薄黄，脉弦细。治用清热解毒、理气活血、健脾益气之法。前后随症加减服药 140 余剂，诸症消失，肝功能正常。随访半年，患者未复发。

按：肝脾主升，胆胃主降，是病机相关，若肝胆失疏，脾胃运化失职，三焦壅滞，湿热疫毒蕴结于中，则上焦不通，下焦郁闭，津液不下，胆汁排泄不畅，外溢肌肤，故见目小便俱黄；湿热蕴结不解，则脘痞纳呆；脾湿不化，则大便溏而不爽；若热浊气上逆，则口淡呕恶乏味；肝失条达，气机不畅，则两胁胀痛；湿遏热伏，则舌苔厚腻或黄白相兼，脉弦滑或弦细而数。李教授诊此类肝病患者，积临床数十年之经验，融伤寒温病于一炉，提出"寒温统一，妙在神合"之论。所谓神合，即从临床实践中去结合，颇有见地。故自拟清肝败毒饮（柴胡、黄芩、杏仁、厚朴、茯苓、麦芽、茵陈、败酱草、白花蛇舌草）。全方旨在和解少阳，清利三焦，起宣上、宽中、导下、疏肝利胆、调理脾胃之功。使湿热疫毒之邪，由上、中、下三焦分而解之。其加减运用法：胸腹痞满者，加瓜蒌皮、藿香、大腹皮；呕恶纳呆者，加姜夏、连苏饮之类；胸胁胀痛者，加橘络、丹参、金铃子散之属；湿遏热伏，小便不利者，加芦根、滑石之流；腹痛便秘者，加赤芍、白芍、山楂、大黄炭等。

例 20

诊断：肝脾血瘀臌胀（肝硬化）。

病机分析：饮食不洁，感受疫毒，复加劳累，以致正虚邪入，湿热毒遏，肝失疏泄，脾失运化，气滞血瘀，故见肝区胀痛，四肢乏力，纳食减退，口干口苦，小便色黄。

治法：活血化瘀，疏肝健脾。

处方：醋炒鳖甲、麦芽、赤白芍、丹参各15g，炮甲珠（代）、柴胡、炒枳壳、桃仁、红花、香橼皮、炒川楝子、橘皮、延胡索各10g，酒炒土鳖虫6g，白茅根30g。

复诊：服上方15剂，精神渐振，胃纳渐进，面色渐红，肝区疼痛缓解，二便通利，睡眠有时欠佳。复查肝功能正常，B超示脾大较前缩小。舌红苔薄黄，脉弦。守上方加养心安神之品。药用：醋炒鳖甲、赤白芍、丹参、茯神各15g，当归、郁金、炮甲珠（代）、制香附、橘皮、炒枳壳、延胡索、金铃子、柏子仁、柴胡、炒三仙各10g，白花蛇舌草、白茅根各30g，酒炒土鳖虫6g。服上方20剂，患者临床症状明显缓解，但未坚持服药，并参加工作，经常熬夜，时过4日，肝区疼痛再次发作。肝区作胀，纳食减退，脘腹胀气，肢体乏力，腹大坚满，出现腹水，身目黄染，小便深黄，大便时干时稀。舌质暗红，舌苔黄略腻，脉弦细。查肝功能：总胆红素300μmol/L，谷丙转氨酶100U/L，B超示：肝硬化并腹水。遂到中医院住院1个月余，症状无明显缓解。李教授诊之曰：此肝病顽疾，治未彻底，又妄为劳作，正虚邪实，瘀血症积，湿热蕴结，水气内停，发生臌胀，治当清热解毒，利水去湿，化瘀消积。药用：茵陈、赤芍各20g，丹参、茯苓、茅根、白花蛇舌草各30g，醋炒鳖甲、车前草、炒二芽各15g，炒栀子、泽泻、陈皮、制香附、炮甲珠（代）各10g，酒炒土鳖虫6g，三七粉（吞服）6g。服上方12剂，患者腹水消退，腹胀缓解，黄疸亦消退，精神渐振，小便较前通利，大便成形，唯纳差乏力明显，舌暗红苔黄，脉弦细。再以清热解毒，行气活血，疏肝健脾治之。药用：茵陈、赤芍各20g，丹参、茯苓、茅根、白花蛇舌草各30g，醋炒鳖甲、炒二芽各15g，猪苓12g，炒栀子、炒黄柏、炒白术、泽泻、陈皮、炮甲珠（代）各10g，制香附10g，三七粉（吞服）6g。加减用药50余剂，诸症皆除，肝功能恢复正常，脾脏大小恢复正常。随访1年半未发。

按：李教授认为饮食不洁，感受疫毒，复加劳累，以致正虚邪入，湿热毒遏，肝失疏泄，脾失运化，久延不愈，则脉络瘀阻，以致瘀血积聚，而成积块。方中醋炒鳖甲、酒炒土鳖虫、炮甲珠（代）、桃仁、红花、赤芍、丹参软坚散结，活血化瘀，柴胡、枳壳、香橼皮、炒川楝子、橘皮、延胡索疏肝理气止痛，白芍柔肝，白茅根清热。全方共奏活血化瘀、疏肝健脾之功。

例 21

诊断：肝脾血瘀臌胀（①肝内胆管结石并阻塞性黄疸；②胆汁淤积性肝硬化）。

病机分析：病在肝胆，祸及脾胃，湿热毒壅，气血瘀阻，水湿不行，故见右上腹攻撑胀痛，连及满腹，腹大如鼓，腹部青筋暴露。

治法：活血化瘀，清热解毒，利胆排石。

处方：茵陈蒿汤合下瘀血汤、五苓散加减。

丹参30g，赤芍50g，炒鳖甲15g，茵陈50g，炒栀子10g，大黄10g，柴胡10g，法半夏10g，黄芩10g，炒枳壳15g，延胡索15g，蒲公英30g，金钱草50g，海金沙15g，茯苓30g，茅根30g，炒鸡内金15g，炒山楂15g。

复诊：上药加减前后服用20余剂，腹水消退，腹痛缓解，黄疸渐清。B超复查结果示：肝内胆管多发结石仅见残留泥沙样结石，胰腺肿大消失。继以清热解毒、利胆排石、理气和血、健运脾胃之剂调理2个月有余，临床告愈。

按：长期肝外胆道阻塞或肝内胆汁滞留，如胆石症、肝内胆管结石久治不愈，或结石术后结石反复发生，严重感染，肝脏实质性损害，则易致气滞血瘀，湿热壅阻，水邪内停，症见腹胁攻痛，腹大坚满，面色萎黄，甚则暗黑，或身目尿黄，唇口色紫，烦热口干，小便短赤，大便秘结或便溏，大便不爽，舌质紫暗，苔黄腻，脉弦数或滑数。茵陈蒿汤合下瘀血汤、五苓散加减，方中茵陈、炒栀子、大黄、桃仁、茯苓、猪苓、泽泻、白术、茅根、车前草共奏活血化瘀、清热解毒、利胆排石之功。若气滞腹胀甚者，加柴胡、炒枳实、厚朴等以行气消滞；瘀血积聚甚者，加炒三棱、炒莪术、炒水蛭以破血逐瘀；水道不利，胀满甚者，加牡蛎、商陆等以攻逐水饮；湿热毒甚，发热恶寒者，加蒲公英、败酱草、黄芩、黄连等以清热解毒；脘闷纳呆者，加炒山楂、炒神曲、炒鸡内金等以健脾和胃；肝胆结石者，加金钱草、海金沙、鸡内金等以利胆排石。整个治疗过程中，须注意患者体质虚实的不同变化。

例 22

诊断：胆腑郁热胆胀（急性胆囊炎）。

病机分析：胆腑郁热，疏泄不及，移热于下焦，故见上腹痛甚，以右侧为重，嗳气，恶心欲呕，纳呆，大便秘结。

治法：疏利肝胆，通腑导滞。

处方：大柴胡汤加减。

柴胡 10g，炒枳实 15g，川厚朴 15g，赤白芍各 30g，延胡索 20g，炒川楝子 10g，蒲公英 30g，炒竹茹 12g，大黄 10g，芒硝（后下冲服）5g，炙甘草 6g。

煎服法：予 2 剂。嘱先煎服 1 剂，若大便得通，腹痛缓解，则勿再服；若服后，病无缓解，则续进第 2 剂。患者遵嘱，回家后急煎一剂与服，服后一时许下黑粪结如珠者甚多，腹痛旋即而止，后以米粥自养病即告愈。

按：胆附于肝，与肝互为表里，肝经属肝络胆，胆经属胆络肝。肝主疏泄，胆汁借肝之余气，溢入于胆；胆以通降为顺，肝气条达，则胆汁分泌和排泄正常，若肝郁气滞，则胆汁壅阻，湿热内生，而成胆病。大柴胡汤中小柴胡汤和解少阳，大承气汤通下导滞，加用延胡索、川楝子加强行气，竹茹清热化痰。若气滞腹胀甚者，加厚朴、香附以行气消滞；气滞夹瘀，胁痛甚者，加赤芍、当归、丹参以活血通络；木横侮土，气逆呕吐者，加竹茹、法夏、生姜以降逆止呕；湿热发热者，加蒲公英、败酱草以清热去湿解毒；胃纳呆滞，口苦口臭者，加藿香、佩兰、炒山楂以芳香化浊，健运脾胃；热结胃肠，大便不通者，加芒硝、麻仁以泻下里实。

例 23

诊断：肝胆湿热胆胀（胆囊结石）。

病机分析：肝胆湿热内蕴，煎熬胆汁，化为结石，阻滞气机，故见右上腹绞痛，恶心呕吐，身目尿黄，发热恶寒，大便秘结。

治法：和解少阳，通下腑实，利胆排石。

处方：大柴胡汤合茵陈蒿汤加减。

茵陈 30g，炒栀子 10g，大黄 15g，柴胡 10g，黄芩 10g，炒枳实 15g，法夏 10g，炒竹茹 12g，金钱草 40g，海金沙 20g，蒲公英 30g，延胡索 15g，炒金铃子 10g，赤白芍各 20g，白茅根 30g，炒鸡内金 15g，甘草 6g。

煎服法：予 2 剂。嘱停用一切西药，急煎中药一剂与服，因呕吐不止，药难下咽，则先取鲜生姜若干榨汁一小酒杯饮服，呕吐见止，再取中药 200ml 服下。服后一时许，未见任何反应，则急煎另一剂续服。服后半时许，患者腹痛突然增剧，且从床上跃起，大呼痛死我也，然话音未落，腹中剧痛霍然而去，脸上笑意顿生，并急欲索食也。

复诊：后以清热解毒、利胆退黄、健运脾胃之法，调治周余而愈。

按：肝胆郁滞，不能通行水道，则水饮停滞而生湿；湿浊内困，脾气不能宣达，郁蒸而生热。胆为中清之腑，湿热侵犯肝胆，则湿热壅阻。湿热内蕴，熏蒸肝胆，胆汁受其煎熬，化为结石，阻滞气机而发病。症见右胁绞痛，口苦纳呆，高热畏寒，大便秘结，小便短赤，或伴黄疸，舌苔黄腻，脉弦滑数。大柴胡汤合茵陈蒿汤加减，方中茵陈、炒栀子、柴胡、黄芩、法夏、枳实、赤芍、大黄、生姜共奏和解少阳、通下腑实、利胆排石之功。若气滞痛甚者，加延胡索、炒金铃子等以行气止痛；兼有瘀血者，加桃仁、红花等以活血化瘀；若有结石内生者，加金钱草、海金沙、鸡内金等以利胆排石；湿热毒盛者，加蒲公英、败酱草等以清热解毒；湿热伤阴者，加生地、石斛等以清热养阴。

例 24

诊断：心气不足，阴液耗损。

病机分析：因劳累过度，外加情志刺激，耗伤气阴，气有亏损，运血无力，血脉瘀滞，故见胸闷不适，心痛隐隐，时有刺痛，时作时止，心悸短气，睡眠多梦等表现。

治法：益气养阴、活血通络、宁心安神。

处方：生脉散加减。

太子参15g，炒瓜蒌皮15g，山楂炭15g，麦冬10g，五味子10g，当归10g，桃仁10g，制香附10g，橘络10g，郁金10g，丹参30g，茯神30g，枣仁20g，红枣6g。水煎服，日1剂。

复诊：连服上方5剂后，胸闷心痛好转，精神渐振，唯睡眠欠佳，时发头昏，舌红，苔薄黄，脉细略数。李老谓：倦怠懒言，面色少华，舌质偏红，苔薄黄，脉细略数是心病日久，心气阴两虚时，肾阴亦亏；心病得治，而肾阴虚显然，故有头昏等症也。上方加滋养肝肾、清利头目之品。

处方：太子参、赤白芍、女贞子、旱莲草、夏枯草、野菊花、炒山楂各15g；麦冬、五味子、桃仁、橘络、制香附、炒柏仁各10g；茯神、丹参各30g。连服10剂，胸闷心痛消失，头昏得除，睡亦安神，唯有时心烦，舌红苔薄黄，脉细弦略数。继以养心安神、清热除烦之剂调治而愈。随访2年未发。

按：气阴两虚是胸痹心痛的常见病机。究其原因，或禀赋不足，素体虚弱，邪热犯心，心阴耗伤，或思虑过度，积劳虚损，耗伤气阴，气有亏损，运血无力，血脉瘀滞，则发心痛。本案患者因劳累过度，耗伤气阴，气有亏损，运血无力，从而出现心脉痹阻的表现。故用太子参、麦冬、五味子益气养阴；山楂炭、当归、桃仁、丹参活血化瘀；制香附、橘络、郁金行气解郁；茯神、枣仁、红枣养心安神，炒瓜蒌皮宣痹通阳。复诊时患者又诉睡眠欠佳，时发头昏，李老辨为心气阴两虚时，肾阴亦亏，故在原方的基础上酌加滋养肝肾、清利头目之品，从而使疾病向愈，药到病除。

例 25

诊断：眩晕之肝风上扰。

病机分析：因水不涵木则肝风上扰清窍，故有头晕目眩，头胀痛，上肢麻木，腰膝酸软等表现。

治法：滋阴潜阳，平肝息风。

处方：天麻钩藤饮加减。

天麻10g，钩藤15g，石决明10g，川牛膝6g，杜仲15g，茯苓15g，夏枯草15g，僵蚕10g，夜交藤15g，桑寄生10g，白芍15g。水煎服，日1剂。

复诊：服上方5剂后，头晕目眩明显缓解，肢体麻木及腰膝酸软症状也减轻，舌红，苔薄白，脉弦。守原方继续服药1个月余，头昏目眩消失，诸症悉除。

按：本案患者患有高血压，因情绪因素诱发眩晕加重。李老认为水亏则木旺，水不涵木则肝风上扰清窍，而致头目眩晕；腰膝酸软，肢体麻木为阴虚肝木失养之象，故治疗宜滋阴潜阳，平肝息风。方用天麻钩藤饮加减。方中天麻、钩藤、白芍平肝柔肝，息风定眩，石决明滋阴潜阳；杜仲、桑寄生、川牛膝补肾强腰；夏枯草清肝散郁；僵蚕通络息风止痉；茯苓、夜交藤养心安神，诸药共奏滋阴潜阳、平肝息风之功。如此阴阳协调，水火相济，故眩晕得止。

例 26

诊断：眩晕之肝胃虚寒，胃气上逆。

病机分析：肝胃虚寒，脾运水湿功能失常，水饮不化，故有胃寒隐痛，头昏目眩，呕吐痰涎，耳鸣等表现。

治法：暖肝和胃，降逆止呕。

处方：吴茱萸汤加减。

吴茱萸 10g，太子参 6g，法夏 10g，生姜 10g，大枣 10g，白术 12g，甘草 6g。水煎服，日 1 剂。

复诊：服上方 5 剂后，头晕目眩明显缓解，呕吐痰涎及胃脘隐痛症状消失，舌苔薄白，脉弦滑。继进 5 剂，诸症悉除。

按：本案患者体瘦，肝胃虚寒，胃失和降，水饮不化，上逆为呕，上犯清窍，致头晕目眩。故治宜暖肝和胃，降逆止呕。方选吴茱萸汤加味，方中太子参健脾益气；吴茱萸温中暖肝，理气止痛；法夏和胃降逆止呕；白术健脾燥湿；甘草益气和中，调和诸药。全方合用，使之不治眩而眩晕自止。

例 27

诊断：眩晕之痰湿阻滞，上泛清窍。

病机分析：痰湿壅阻清窍，清气不能上达濡养头目，故有头重如裹，视物晕眩，呕吐痰涎等表现。

治法：燥湿化痰，息风定眩。

处方：二陈汤加减。

法夏 8g，陈皮 10g，橘络 10g，茯苓 10g，钩藤 15g，天麻 10g，白术 12g，泽泻 10g，甘草 6g。水煎服，日 1 剂。

复诊：服药 5 剂后，头晕目眩明显缓解，呕吐痰涎的症状也减轻，舌苔薄白，脉弦滑。继服 5 剂而瘥。

按：本案患者形体丰腴，多湿多痰。痰湿中阻则胸闷；上蒙清窍则头重如裹，头目眩晕；痰湿阻滞中州则胃气上逆致恶心呕吐。舌苔白腻，脉弦滑乃痰湿阻滞之征象。故投以燥湿化痰、健脾和胃之品，拟二陈汤加味而愈。方中二陈汤燥湿化痰，理气和胃；白术健脾祛湿；天麻、钩藤乃平肝息风定眩之要药。本方药精效宏，故投之辄效。

第三节　成肇仁教授医案

例 1

辨证：寒热错杂于中，兼湿热壅滞肠道。

治法：和胃消痞，清热化湿解毒。

处方：姜半夏、黄芩、秦皮、枳壳、川厚朴、广木香各 10g，炮姜、黄连、甘草各 6g，白芍、党参各 15g，焦三仙各 15g，当归、白术各 12g。

半个月后复诊，诉诸症大减，胃脘部偶有不适，大便夹少许白色黏液。舌脉同上。于上方中加木瓜 10g，调理 2 个月告愈。

按：慢性胃炎有寒热虚实之分，但因其病程日久，病情较为复杂，临床每多寒热错杂。本例即属虚实、寒热错杂于中，气机升降失常所致。盖脾胃居于中焦，脾主升清，胃主降浊，为气机升降的枢纽。脾胃失和，寒热夹杂，气机不利，在上则为嗳气、呕逆，在中则为脘腹胀满，在下则为肠鸣泄泻。成师常以半夏泻心汤化裁，寒热并用，辛开苦降，调畅气机。胀满疼痛者加枳壳、木香、延胡索、川楝子；痛甚者加白芍、甘草；反酸者加左金丸、乌贼骨；利下赤白者加白头翁汤。

例 2

辨证：肝气郁滞，胃蕴痰热。

治法：疏肝理气，清热化痰和胃。

处方：柴胡、枳壳、法半夏、旋覆花（布包）、广木香各 10g，白芍、茯苓各 15g，焦二仙各 15g，黄连、桂枝、砂仁、甘草各 6g，吴茱萸 3g，煅赭石（先煎）20g。

2 周后复诊，诉诸症稍轻。但受凉后泛吐清水泡沫、口干欲饮、小便多、大便先干后稀。舌红、苔薄黄、脉弦细。以黄连温胆汤加减调理月余而愈。

按：肝胆与脾胃同处中焦，生理上相辅相成，病理上亦相互影响。许多患者伴有胸胁不适或兼有胆系疾患，情志因素常常是本病加重的重要原因。以肝气不舒、横逆克犯脾土，郁而化火生痰为主要病理。成师常用四逆散合温胆汤或小陷胸汤加减，以疏肝理气、化痰和胃。痛甚加延胡索、川楝子，呕逆嗳气加旋覆花、代赭石；痛处固定如针刺加丹参、赤芍；胃脘灼热、幽门螺杆菌阳性加黄连、蒲公英；反酸加左金丸；腹痛泄泻加痛泻要方。需要注意的是，临床用药宜轻灵不可过于香燥，以免克伐过度，损耗正气。

例 3

成师认为，急则治其标，遂处以小承气汤加味。处方：生大黄（后下）12g，厚朴 12g，炒莱菔子 30g，枳壳 12g，代赭石（先煎）20g，广木香 10g，徐长卿 15g。3 剂，日 1 剂，水煎服。嘱其大便通则停药，不必尽剂。3 日后，其夫陪同来诊，告知上方 1 剂未尽，大便即通，遂处以活血化瘀、理气止痛之剂，以治其痼疾。

按：《伤寒论》214 条曰："阳明病，谵语，发潮热脉滑而疾者，小承气汤主之。"208 条亦云："若腹大满不通者，可与小承气汤。"然本案无谵语、潮热诸证，仅见小腹部阵痛，大便不通，究其病机，显属腑实不通之证，故以小承气汤加味以通腑消滞除满。方中大黄推陈致新，涤荡腑实；枳壳、厚朴宽中下气；广木香理滞气；代赭石降逆气；莱菔子消食下气；徐长卿理气镇痛。诸药合用，共奏殊功。由是观之，《伤寒论》第 101 条"但见一证便是，不必悉具"之说，似又不拘于柴胡证，诸证皆然也，贵在谨守病机耳！

例 4

辨证：肝热脾寒。

治法：温清并用，缓肝调脾。

处方：乌梅丸加减。

乌梅 15g，党参 15g，白术 12g，茯苓 15g，黄芪 30g，炒扁豆 10g，山药 30g，甘草 6g，黄连 6g，广木香 10g，木瓜 10g，干姜 6g，薏苡仁 15g，白芍 15g，葛根 15g，桂枝 6g。日 1 剂，水煎服。

服药 1 周后，大便已经成形，唯便次及便量较多，舌脉同前，守上方增乌梅至 20g，加诃子 10g，继服。若偏热则去干姜，加川楝子 10g，黄柏 10g；偏寒则加川椒 6g，细辛 6g；或伍以僵蚕、生牡蛎以软坚散结，或配以防风、当归以疏肝和脾。前后服药近百剂，诸症尽除。

按：《伤寒论》338 条言乌梅丸"又主久利"，本方于辛酸入肝药中微加苦寒，以解阴阳错杂之邪，名曰安蛔，实则安胃。故凡阴阳不相顺接而下利者，皆可用之。本案患者便溏，汗多，脾之寒也；舌边尖红，脉弦，肝之热也。故以乌梅丸加减，平厥阴之邪，扶脾胃之阳，随证加减，守方徐图，以收显效。方中乌梅性虽酸涩，然梅占春先，得生发之气最早，其功效与兜涩之品不可同日而语，实为止利妙品。

例 5

辨证：脾胃气虚，气滞湿阻中焦。

治法：健脾益气，行气化湿和胃。

处方：太子参、陈皮、厚朴、木香各 10g，茯苓 15g，焦二仙各 15g，炒白术、法半夏、延胡索各 12g，砂仁、甘草各 6g，蒲公英 30g。

一诊诉胃脘胀痛明显减轻，食欲增加，矢气较多。药已中的，继服上方 1 周。二诊诉时有反酸，守上方加黄连 6g，吴茱萸 3g。四诊已无明显不适，上方去延胡索，加丹参 15g，继续调理 3 个月而愈。

按：脾胃主受纳运化水谷，参与全身的水液代谢。患者病程日久，脾胃虚弱，脾失健运，从而蕴痰生湿。本例患者系脾失健运，蕴痰生湿所致。成师多用香砂六君子汤化裁，以健脾益气、行气化湿和胃。常加厚朴、郁金以行气活血化瘀。若湿邪较甚者加藿香、苏叶；少气乏力者加山药、黄芪；便溏者加白扁豆、薏苡仁；小便不利者加白茅根、车前子；面色少华、上腹隐痛者加黄芪、桂枝、白芍。

例 6

辨证：肝胆脾胃不和。

治法：调和肝脾。

处方：柴胡桂枝汤加减。

柴胡 10g，黄芩 10g，法夏 10g，桂枝 10g，白芍 15g，党参 15g，葛根 12g，当归 12g，川芎 10g，天麻 10g，茯苓 15g，焦三仙各 15g，怀牛膝 15g，生龙牡（先煎）各 20g，钩藤 15g，甘草 6g。日 1 剂，水煎服。

服药期间适逢月经来潮，经前乳房作胀，舌脉同前，遂守方去天麻，加枳壳 10g，郁金 12g，继服。期间若肋间肩背痛甚则加红花 10g，鸡血藤 30g；胸闷则加瓜蒌皮 15g；颈部拘急甚则增葛根为 20g，加丹参 15g。前后共计服药 40 余剂，10 余年痼疾竟霍然痊愈。

按：《伤寒论》146 条曰："伤寒六七日，发热微恶寒，支节烦疼，微呕，心下支结，外证未去者，柴胡桂枝汤主之。"按仲景原意，此方为少阳兼太阳表证之主方，小柴胡汤外以和解少阳，治在半表半里，内以运转枢机，治在肝胆之间；桂枝汤外以解表和营卫，内以化气调阴阳，治在中焦脾胃。二方相合实有调和肝胆脾胃之功。杂病中证属肝胆脾胃不和者，"随机应用，无往不宜"（王晋三语）。本案以眩晕不能独行为苦，经言"诸风掉眩，皆属于肝"，兼见心下拘急，肋间疼痛等少阳经气不疏之证；而嗳气、四肢乏力、大便偏稀诸症，又是中焦脾胃之疾也，故处以柴胡桂枝汤加减，以调和肝胆脾胃，甚合病机，故收显效。殊堪一提者，方中始终用龙骨、牡蛎二味，盖取其镇惊安神之功也，此又不可不知。

第四节　邱明义教授医案

例 1

诊断：慢性支气管炎并感染。

辨证：风温外搏，痰热内壅。

治法：内清痰热，外散风热。

处方：小陷胸汤合银翘散加减。

黄连 9g，法夏 10g，全瓜蒌 30g，芦根 30g，苡仁 18g，桃仁 12g，冬瓜子 18g，二花 18g，连翘 12g，桔梗 10g，薄荷 6g，杏仁 10g，鱼腥草 18g。水煎服，每日 2 剂。

服上方 2 天后，体温下降至 37.3℃（腋下）。兹后中药改为每日 1 剂，继服上方 3 剂，体温下降至正常，咳嗽、咳痰减轻，痰量减少，其余诸症消失。

例 2

辨证：胃火郁结，损伤血络。

治法：清热泻火，凉血止血。

处方：大黄黄连泻心汤加减。

大黄 10g，黄芩炭 10g，黄连 6g，丹皮 10g，白及粉 30g，地榆炭 15g。

3 剂后，黑便止，大便转为黄土色，查大便隐血阴性。但上腹部仍感隐痛，舌苔黄，脉弦。继用上方去丹皮加延胡索 10g，再服 3 剂后，患者上腹痛消失。后续以此方化裁巩固治疗 1 周而出院。

例 3

辨证：脾气虚寒之胃脘痛。

治法：温中健脾，调和阴阳。

处方：黄芪建中汤加味。

黄芪 20g，桂枝 10g，白芍 24g，生姜 10g，炙甘草 10g，大枣 5 枚，佛手 10g，炒二芽各 10g，高良姜 10g，枳壳 10g，饴糖 30g。3 剂，胃痛即止。

例 4

辨证：脾胃虚寒，内夹郁热，寒热错杂中焦。

治法：辛开苦降，调和脾胃。

处方：半夏泻心汤加减。

党参 15g，干姜 6g，黄连 6g，黄芩 12g，法夏 12g，白术 9g，乌药 9g，炙甘草 9g。

5 剂后，胃脘痛明显减轻。再服上方 3 剂，胃脘痛消失，大便转为成形便，仅轻微腹胀，续以上方化裁 1 个月，诸症完全消失。随访 1 年，病情稳定未发。

例 5

辨证：胃热胃脘痛。

治法：清热泻火，理气止痛。

处方：大黄黄连泻心汤化裁。

黄连 10g，黄芩 10g，熟军 10g，延胡索 10g，川楝子 10g，佛手 10g，甘松 10g，焦楂曲各 10g。1 剂后，疼痛即止，唯嗳气未除，仍微咳，继以旋覆代赭汤合麦门冬汤治疗而愈。

此外，大黄黄连泻心汤又为治疗热盛吐血、衄血、便血之良方，故胃脘痛兼出血者，用此方亦有良效。

例 6

西医诊断：冠心病。

中医辨证：痰热结胸，胸阳阻痹。

治法：清热化痰开结兼以活血化瘀。

处方：小陷胸汤加味。

黄连 6g，法夏 9g，全瓜蒌 24g，杏仁 9g，郁金 9g，枳实 9g，茯苓 18g，橘红 12g，赤芍 15g，丹参 30g，远志 9g，石菖蒲 9g。水煎服，每日 1 剂。

服上方 4 剂后，胸闷头晕好转，继以上方加减治疗月余，胸痛消失，仅感胸部微闷。心电图 ST-T 恢复正常。病情缓解出院。

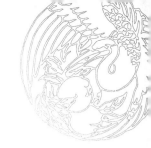

例 7

西医诊断：结核性渗出性胸膜炎，包裹性积液。

中医辨证：水热互结胸胁之悬饮证。

治法：清热化饮，泻肺行水。

处方：柴胡陷胸汤加味。

黄连 9g，法夏 10g，全瓜蒌 30g，黄芩 12g，柴胡 10g，葶苈子 10g，椒目 10g，芫花 1.5g，白芥子 10g，车前草 15g，杏仁 10g，大枣 5 枚。水煎服，每日 2 剂。控涎丹 2 粒（6~7g），每日 2 次。

用上法治疗 10 天后，体温下降至 38℃ 以下，兹后，仍用上方加减，每日中药改为 1 剂，控涎丹 2 粒，每日 3 次，继续治疗月余，体温下降至正常，胸腔积液完全吸收，诸症消失，痊愈出院。

第五节　李家庚教授医案

例 1

西医诊断：流感型肺炎。

中医辨证：邪热入侵表里之间，肺失清肃。

治法：清热解毒，和解枢机。

处方：小柴胡汤加味。

柴胡 10g，黄芩 12g，法夏 10g，党参 10g，连翘 12g，银花 12g，川贝母 10g，石膏 30g，生甘草 9g，生姜 6g，大枣 1 枚。

上药连服 3 剂，热势渐退，咽痛咳嗽减轻，服至 6 剂，热除身凉，头痛身痛诸症消失。X 线复查肺部未见斑点阴影。

按：本例患者，年逾花甲，外感病毒，并发肺炎，西药抗炎剂无显效。投用小柴胡和解退热，扶正抗邪，加入连翘、银花、石膏、川贝母等品，既有清热解毒之功，又有宣肺止咳之能，协同运用，使邪外解而热自去，肺气清而咳自平，病自愈矣。

例 2

辨证：少阳腑实证。

治法：和解少阳，通下腑实，利胆排石。

处方：茵陈 30g，炒栀子 10g，大黄 15g，柴胡 10g，黄芩 10g，炒枳实 15g，法夏 10g，炒竹茹 12g，金钱草 40g，海金沙 20g，蒲公英 30g，延胡索 15g，炒金铃子 10g，赤白芍各 20g，白茅根 30g，炒鸡内金 15g，甘草 6g。2 剂。嘱停用一切西药，急煎中药一剂与服，因呕吐不止，药难下咽，则先取鲜生姜若干榨汁一小酒杯饮服，呕吐见止，再取中药 300ml 服下。

服后一时许，未见任何反应，则急煎另一剂中药续服。服后半时许，患者腹痛突然增剧，且从床上跃起，大呼痛死我也，然话音未落，腹中剧痛霍然而去，回来后脸上笑意顿生，并急欲索食也。后以清热解毒、利胆退黄、健运脾胃之法，调治周余而愈。

第三章　古今名医精选医案赏析

第一节　曹颖甫医案赏析

《经方实验录》

案1　桂枝汤证其一

汤左，二月十八日太阳，中风，发热，有汗，恶风，头痛，鼻塞，脉浮而缓，桂枝汤主之。

川桂枝三钱，生白芍三钱，生甘草钱半，生姜三片，红枣六枚。

【按】大论曰：太阳病，发热，汗出，恶风，脉缓者，名曰中风。又曰：太阳病，头痛，发热，汗出，恶风，桂枝汤主之。观此二条，知桂枝汤证又名曰中风。所谓名曰者，知前人本有此名，仲圣不过沿而用之。惟严格言之，桂枝汤证四字，其义较广，中风二字，其义较狭。易言之，中风特桂枝汤证之一耳。又此中风非杂病中之中风，即非西医所谓脑溢血、脑充血之中风。中医病证名称每多重复，有待整理，此其一斑耳。至考此所以异证同名之理，盖为其均属风也。中之者浅，则仅在肌肉，此为《伤寒论》之中风。中之者深，则内及经络，甚至内及五脏，此为杂病之中风，所谓风为百病之长也。

仲圣方之药量，以斤两计，骤观之，似甚重。实则古今权衡不同，未许齐观。历来学者考证，达数千家，比例各异，莫知适从。且古今煎法服法悬殊。古者若桂枝汤但取初煎之汁，分之为三，曰一服，二服，三服。今则取初煎为一服，次煎为二服，是其间不无径庭。姑摒此种种勿论，简言之，吾师之用量，大抵为原方之什一，例如桂枝、芍药原作三两者，师常用三钱是也。余视证之较轻者，病之可疑者，更减半用之，例如桂、芍各用钱半是也。以此为准，利多弊少。

曹颖甫曰：桂枝汤一方，予用之而取效者屡矣。尝于高长顺先生家，治其子女，一方治二人，皆愈。大约夏令汗液大泄，毛孔大开，开窗而卧，外风中其毛孔，即病中风，于是有发热自汗之证。故近日桂枝汤方独于夏令为宜一也。

【又按】近世章太炎以汉五株钱考证，每两约当今三钱，则原方三两，一剂当得九钱，再以分温三服折之，每服亦仅得三钱耳。由是观之，原方三两，今用三钱，于古法正无不合也。

【赏析】在同证同治方面，案中所治高长顺子女三人，以桂枝汤一方统治而愈。他指出："大约夏令汗液大泄，毛孔大开，开窗而卧，外风中其毛孔，即病中风，于是有发热自汗之证，故近日桂枝汤方独于夏令为宜。"说明夏季感受风寒或冷食伤脾，有其证即用此方，不必因季节关系而束缚手脚也。

案2　麻黄汤证其一

范左，伤寒六七日，形寒发热，无汗，而喘，头项腰脊强痛，两脉浮紧，为不传也，麻黄汤主之。

麻黄一钱，桂枝一钱，炙草八分，杏仁三钱。

【按】比吾师早年之方也，规其药量之轻，可以证矣。师近日所疏麻桂之量，常在三五钱之间，因是一剂即可愈疾。师常诏余侪曰：予之用大量，实由渐逐加来，非敢以人命为儿戏也。夫轻剂愈疾也缓，重量愈病也迅。医者以愈病为职者也，然则予之用重量，又岂得已也哉？

何公度作《悼恽铁樵先生》文中之一节云：……越年，二公子三公子相继病伤寒殇。先生痛定思痛，乃苦攻《伤寒论》。……如是者有年，而四公子又病伤寒。发热，无汗而喘。遍请诸医家，其所疏方，仍不外乎历次所用之豆豉，山栀，豆卷，桑叶，菊花，薄荷，连翘，杏仁，象贝等味。服药后，热势依然，喘益加剧。先生乃终夜不寝，绕室踌躇。迨天微明，乃毅然曰：此非《伤寒论》"太阳病，头痛，发热，身疼，腰痛，骨节疼痛，恶风，无汗，而喘者，麻黄汤主之"之病而何？乃援笔书：麻黄七分，桂枝七分，杏仁三钱，炙草五分。

持方与夫人曰：吾三儿皆死于是，今四儿病，医家又谢不敏。与其坐而待毙，曷若含药而亡！夫人默然。嗣以计无他出，乃即配药煎服。先生则仍至商务印书馆服务。及归，见病儿喘较平，肌肤有润意，乃更续予药，竟得汗出喘平而愈。四公子既庆更生，先生乃益信伤寒方。……（录《现代中医月刊》第二卷第九期）

以上所引文字，不过寥寥数行。然而以吾观之，其中含蓄之精义实多。时医遇风热轻证，能以桑菊栀翘愈之，一遇伤寒重恙，遂不能用麻黄主方。罹其殃者，夫岂惟恽氏三儿而已哉？此其一义也。恽先生苦攻《伤寒论》有年，及用轻剂麻黄汤，尚且绕室踌躇，足见医学之难。此其二义也。然此诸义非吾所欲讨论，吾之所求者，借以表白麻黄汤全证耳。

麻黄汤之全部脉证，厥为喘，其甚者鼻煽，两脉浮紧，按之鼓指，头痛，恶寒，无汗，或已发热，或未发热，呕逆，身疼腰痛，骨节酸疼等等。考其简要病理，厥为寒气外犯皮毛，内侵肺脏。肺脏因寒而闭，呼吸不利，故上逆而作喘。

肺脏既失职，鼻管起代偿动作，故鼻煽。皮毛因寒而收，排泄失司，故凛冽而恶寒。血液循环起救济，故发热。血运呈紧张，故脉紧。胃受影响，故呕。神经不舒，故痛。若欲求其详，虽长篇累牍难以尽之。但凭脉证以施治，已足以效如桴鼓，此仲圣之教，所以为万世法也！

【赏析】本案为太阳伤寒正局。桂枝汤为太阳中风表虚证，麻黄汤为太阳伤寒表实证。患者伤寒六七日，仍形寒（热伤气，寒伤形，形寒即概括头项腰脊强痛等症）发热，无汗而喘，脉浮紧，虽六七日，伤寒表证仍在，所以为不传也。伤寒六经传变，有循序的，有不循序的，不要为时间所拘，贵在辨证施治，故仍以麻黄汤主之，方证相符，不用加减。太阳为开，主表，寒邪束表，阳气向上向外，故头痛发热；寒邪闭表，经气怫郁不舒，故身疼腰痛，骨节疼痛，表闭则卫气不伸，不能御寒，故恶风；营气不能通达于表，玄府（汗腺也）闭塞，则无汗，寒邪郁闭皮毛，邪气不得外泄，肺气不能宣通，故无汗而喘。麻黄证与桂枝证之鉴别。桂枝证脉缓自汗，为卫阳浮盛，营阴内弱；麻黄证为脉紧无汗，为卫阳外闭，营阴内郁。一虚一实，判若天渊。《内经》说：发表不远热，故麻黄汤为辛温发汗峻剂。伤寒初起，寒未化热，方用麻黄为君，辛温走表，开毛窍，逐风寒，入肺经，宣肺定喘；桂枝为臣，味辛温，色赤入心，入于营分，升腾阳气；佐以杏仁辛温，利肺降气；甘草甘平，调和诸药，共奏安内攘外之功。伤寒为大病，每多传变。《内经》说："伤寒一日，太阳受之。二日，阳明受之。"《伤寒论》原文第5条说："伤寒二三日，阳明少阳证不见者，为不传也。"病之传与不传，主要以人身正气的盛衰为转移，正能胜邪则少传或不传，正不胜邪则多传变，故传者言其常也，不传者言其变也，知常而不知变，何以为医？本案伤寒六七日，病仍在太阳，若计日治病而不明辨证，妄以三阴方投之，岂不偾事！故仲景传经之说，并非刻板之论，要在医者之灵活对待。

汗法理论源于《素问·阴阳应象大论》"其在皮者，汗而发之"，通过发汗祛邪外出，达到腠理开、营卫和、肺气畅、血脉通之功效。汗法药物多具有辛味，辛能发散，故能解表。在临床上主要用于治疗外感风寒、风热等表证，有辛温、辛凉解表之法。

案中已详细分析了使用麻黄汤治疗本案之原因。其理论源于《伤寒论》之"太阳病，头痛，发热，身疼，腰痛，骨节疼痛，恶风，无汗，而喘者，麻黄汤主之"，后世概括称其为"麻黄八证"。其病因为外感风寒，寒邪为甚；其病机主要在于三个方面，其一是外感风寒，侵袭太阳经脉，寒性收引，经脉拘急，而致太阳经脉所过部位疼痛不舒，故有"头痛、身疼、腰痛、骨节疼痛"等症；其二是风寒外袭，卫气奋起抗邪而被寒邪束闭于内，营阴郁滞不能外出，即卫闭营郁而表现出恶寒、发热、无汗等症；其三是风寒外袭皮毛，内舍于肺，肺气不利而表现出咳喘等症。

案中又描述了服药后病愈之征象"喘较平，肌肤有润意，乃更续予药，竟得汗出喘平而愈"。正合《伤寒论》中解表治疗病愈之反映，读者读及此处，当细心体味。

至于麻黄汤与桑菊饮、银翘散之区别，前者主治风寒表证，后二者主治风热表证，主治迥异，不必赘述。现仅就桑菊饮、银翘散加以论述。案中所述"遍请诸医家，其所疏方，仍不外乎历次所用之豆豉，山栀，豆卷，桑叶，菊花，薄荷，连翘，杏仁，象贝等味"，观其用药，多系桑菊饮、银翘散等方。桑菊饮、银翘散皆具疏风清热功用，均用于治疗外感风热表证。其中桑菊饮多辛凉之品，且以疏散风热，清宣肺热的桑叶、菊花、连翘、薄荷、桔梗、芦根、甘草为主要药物，并配伍肃降肺气的杏仁，故其肃肺止咳之力大，宜用治温病初起，表证较轻，邪热不甚，肺失清肃之咳嗽、身热不甚、口微渴、脉浮数；银翘散中银花、连翘用量较重，并配有荆芥、淡豆豉、牛蒡子等辛散透表之品，则解表清热之力强，宜于温病初起，邪热较甚，偏重于卫表之发热、微恶风寒、无汗或有汗不畅、头痛口渴、咳嗽咽痛、舌尖红、苔薄白或薄黄、脉浮数。

案3　葛根汤证其一

封姓缝匠，病恶寒，遍身无汗，循背脊之筋骨疼痛不能转侧，脉浮紧。余诊之曰：此外邪袭于皮毛，故恶寒无汗，况脉浮紧，证属麻黄，而项背强痛，因邪气已侵及背输经络，比之麻黄证更进一层，宜治以葛根汤。

葛根五钱，麻黄三钱，桂枝二钱，白芍三钱，甘草二钱，生姜四片，红枣四枚。

方意系借葛根之升提，达水液至皮肤，更佐麻黄之力，推运至毛孔之外。两解肌表，虽与桂枝二麻黄一汤同意，而用却不同。服后顷刻，觉背内微热，再服，背汗遂出，次及周身，安睡一宵，病遂告瘥。

【按】葛根汤主治温病者也。学者当知今人所谓温病，非仲圣所谓温病。仲圣所谓温病，非今人所谓温病。吾人先具今人温病之概观，乃读《伤寒论》温病之条文，无怪格不相入。我姑仿狭义伤寒，广义伤寒之例，当日仲圣所谓温病乃狭义温病，今人所谓温病乃广义温病。虽然，我但愿学者心知此意，我却不愿杜撰名辞，转滋纠纷。今为求名正言顺计，不妨称仲圣之所谓温病为太阳温病，如是，即可别于今人之所谓温病。称仲圣之所谓伤寒，与温病对称者，为太阳伤寒，如是，即可别于《伤寒论》广义之伤寒。称仲圣之所谓中风，与伤寒对称者，为太阳中风，如是，即可别于杂病中之中风。命名既定，乃论大旨。

然则太阳温病之异于太阳中风、太阳伤寒者何在乎？余斗胆，敢揭一旨。曰：太阳中风、太阳伤寒是皆太阳病之津液未伤者也。若其人先自伤津，续得太阳病，是即太阳温病。是故"伤津"二字，实为太阳温病之内蕴，此乃绝无可疑者。惟其内津已伤，不能上承口舌，故作渴。故仲圣曰：太阳病，发热，而渴，……者，为温病。且将"渴"字特置于"而"字之下，以彰其首要。惟其内津已伤，不能注输背脊，故非但头痛项强，且进而为背部亦强几几矣。故仲圣曰："太阳病，项背强几几，……葛根汤主之。"是故渴与项背强几几同是伤津之外证，实一而二，二而一者也。

学者既已知"渴"与"项背强几几"同为太阳温病葛根汤证之主证，更可由此左右推求，自得逢源之乐。例如由太阳温病之渴，可以推知太阳中风太阳伤寒之不渴。

故恽铁樵先生教学子谓：桂枝汤、麻黄汤当同以口中和为主证云云。学子遵此施治，不啻指南良针。实则口中和即不渴之易辞，不渴即由太阳温病之渴字悟来。仲圣待人以智，故遂不自觉其言之约耳。更如由太阳温病之"项背强几几"，可以推知太阳痉病之"背反张"，"身体强几几"然者，乃疾病之传变也。诚以项背强几几尚为津伤邪袭之轻者，若治不如法，更汗下伤其津，势必"背反张"、"身体强几几"然，而为进一层之痉病矣。此《伤寒论》、《金匮要略》之可以通释者也。

阅者必将发问曰：然则《伤寒论》温病条下之"若发汗已，身灼热者，名曰风温"又作如何解说？答曰：此乃仲圣后人之注语，非仲圣原文也。虽然，彼为仲圣之后人，犹为吾侪之前贤，故其言非无理致。彼之意若曰：假使逢太阳温病之葛根汤证，医者误认为太阳伤寒之麻黄汤证，径予麻黄汤以发其汗，则汗虽出，表虽解，必将引起全身之灼热，必不克一剂而竟全功，若是者，其初病非为伤寒，实为温病。但嫌温病之"病"字与太阳病之"病"字重，故不若改称风温，因葛根汤原有麻桂以治风，葛根以治温也。由是观之，风温即是温病之别名，初不必另眼视之。

又此风温与近日温热家所说之风温亦异，为免除混淆计，宁削而不论。抑尤有进者，学者当知发汗已，身灼热，并非绝对坏病之谓，不过由太阳转入阳明。此时但随其证，或用白虎以清之，或用麻杏甘石以开之，或用葛根芩连以折之，其病即得全瘳，初不必过事张皇。惟经方家之治病，其可以一剂愈者，不当用二剂，即其可以用葛根汤一剂全愈者，不当用麻黄汤使人阳明，以致二剂而愈。

阅者又将问曰：然则《伤寒论》原文"风温为病，脉阴旧俱浮，自汗出，身重，多眠睡，鼻息必鼾，语言难出，若被下者，小便大利，直视，失溲，若被火者，微发黄色，剧则如惊痫，时瘛疭，若火熏之，一逆尚引日，再逆促命期"又作如何解说？答曰：此亦仲圣后人之言也。注家有视此为错误，任意颠倒改易，以求曲符己意者矣。是乃窃所不取。细按此条大意，重在申明二禁，一禁被下，二禁被火。何以禁下？盖下为阳明正治，今温病病在太阳，未到阳明，故不可下，下之将更伤其津。何以禁火？盖温病津液既已内伤，安堪更以火灼烁之？如此治之，是为一逆再逆。逆之重者，促命期。逆之轻者，或语言难出，或直视，或惊痫，或瘛疭，合考种种证状，无一不由津液内竭，神经失其濡养所致。或小便不利，则伤津之重者，几无余液足以外泄。或微发黄色，则津竭血溶，血液变色，尤为显明之病理。夫下与被火未始合于太阳中风太阳伤寒之治，今独于温病条下剀切告诫者，抑亦何哉？无非中风伤寒者津液未伤，虽误下误火，逆犹不甚，今温病者津液已伤，实未许毫厘误治故也。鸣呼，前贤之旨微矣！

【赏析】本案中，曹颖甫认为"背脊之筋骨疼痛不能转侧"乃是"项背强几几"之意，"身疼腰痛"是由表寒甚而背输经络凝涩不通所致，而"项背强几几"则是伤津之表现，故宜葛根汤而不宜麻黄汤。

在阐述本案中，曹颖甫认为，《伤寒论》所谓温病乃狭义温病，今人所谓温病乃广义温病。为求名正言顺，不妨称仲圣所谓温病为太阳温病。之所以称其为太阳温病，是认为其属于太阳病。他认为，太阳病篇论述温病原文中"不恶寒"并非"不恶风"，其意乃"微恶风寒"，如此则不能尽脱恶寒本色，而合于太阳首条提纲之旨，故仲圣称其为太阳病。同时，曹颖甫认为，合"太阳病，发热而渴，不恶寒者，为温病"及"太阳病，项背强几几，无汗恶风，葛根汤主之"二条为一，推断认为，葛根汤主治温病者也。

案4　白虎汤证其一

住三角街梅寄里屠人吴某之室，病起四五日，脉大身热，大汗，不谵语，不头痛，惟口中大渴。时方初夏，思食西瓜，家人不敢以应，乃延予诊。予曰：此白虎汤证也。随书方如下：

生石膏一两，肥知母八钱，生甘草三钱，洋参一钱，粳米一小杯。

服后，渴稍解。知药不误，明日再服原方。至第三日，仍如是，惟较初诊时略安，本拟用犀角地黄汤，以其家寒，仍以白虎原剂，增石膏至二两，加赤芍一两，丹皮一两，生地一两，大小蓟五钱，并令买西瓜与食，二剂略安，五剂全愈。

【按】本案方原为白虎加人参汤，却标作白虎汤证者，盖为求说解便利，示学者以大范故耳。石膏所以清热，人参所以养阴，养阴所以佐清热之不逮，同属于里，非若白虎加桂枝汤，桂枝加大黄汤之兼有表里者，故今姑一并及之。后人于白虎汤中加元参、生地、麦冬之属，即是人参之变味，不足异也。

【赏析】白虎汤是仲景辛寒清热之主方，治疗伤寒，脉浮滑，表里俱热的阳明病。本案中曹氏察患者症见"脉大，身热，大汗"，知其里热炽盛，"不谵语，不头痛"，当不属热犯心包或热结阳明，"惟口中大渴"，津液大伤，辨为白虎汤证。服三剂后稍解，犹恐热入血分，调重石膏用量，加入清热凉血之品，五剂全愈。病案记录精详，用药得当。

案 5　麻黄杏仁甘草石膏汤证其一

钟右，住圣母院路，初诊，十一月初三日。

伤寒七日，发热无汗，微恶寒，一身尽疼，咯痰不畅，肺气闭塞使然也。痰色黄，中已化热，宜麻黄杏仁甘草石膏汤加浮萍。

净麻黄三钱，光杏仁五钱，生石膏四钱，青黛四分（同打），生草三钱，浮萍三钱。

【按】据史惠甫师兄言，钟姓少妇先因外出探望其父病，心滋忧戚，归途白雪纷飞，到家即病。曾经中西医师杂治未痊，又因身怀六甲，家人忧惧万分。耳师名，叩请出诊，惠甫兄随侍焉。初诊时，病者面赤气喘，频频呼痛，脸都尤甚，按脉浮紧。师谓此证易治，不足忧，径疏本方。

二诊：十一月初四日。

昨进麻杏甘石汤加浮萍，汗泄而热稍除，惟咳嗽咯痰不畅，引胸腹而俱痛，脉仍浮紧，仍宜前法以泄之。

净麻黄三钱五分，生甘草二钱，生石膏六钱，薄荷末一钱（同打），光杏仁四钱，苦桔梗五钱，生薏仁一两，中川朴二钱，苏叶五钱。

【又按】据史惠甫师兄言，二诊时患者已能与师对语，神情爽适，不若初诊时之但呼痛矣。稔知服药后，微汗出，一身尽疼者悉除。惟于咳嗽时，胸腹部尚觉牵痛耳。师谓本可一剂全愈，适值天时阴雨，故稍缠绵，乃加苡仁、厚朴、苏叶等与之。

自服第二方后，又出微汗，身热全除，但胸背腹部尚有微痛，游移不居。又越一日，病乃全瘥，起床如常人。

【赏析】析发热无汗，微恶寒，一身尽疼，咯痰不畅，肺气闭塞使然也。痰色黄，中已化热，宜麻杏甘石汤加浮萍。其门人姜佐景按语补述该病者已身怀六甲，于雪天感寒后，除上述症状外，尚有面赤气喘，频呼腹痛，脉浮紧，径予上方，病稍愈，咳嗽痰阻，腹痛，脉浮紧如前，乃去浮萍，加薄荷、桔梗、生薏仁、厚朴、苏叶，继续宣表和中而获愈。按麻杏甘石汤证，当系表邪未解，热已传入气分，肺闭喘咳不止，或小儿麻疹早期变证，选用每效。盖此为通治肺经热病之总方，近世有于方中加鱼腥草一味，适应于急性肺部炎症。《经方实验录》介绍其门人应用本方，亦能匠心独运，善于化裁。其治喉蛾肿痛，即不强调用经方，而仿效辛凉甘润之法，以薄荷、蝉衣、牛蒡、桔梗、僵蚕清咽透表；桑叶、连翘、芦根、马勃解毒除热，是师其意而不用其方，也收到异曲同工之妙。

本案为伤寒病不解，肺气壅遏化热证。患者发热无汗，微恶寒，一身尽疼，似麻黄汤证。但麻黄汤证无痰色黄，咯痰不畅等症。本案辨证关键，在于痰色黄，盖痰黄为里热之征，因里热重于表寒，故用麻杏甘石汤加味，以清里热宣肺气。由于发热无汗，微恶寒，一身尽疼，故又加辛寒之浮萍，佐麻黄以解热，则其力更优也。太阳病桂枝证，汗后表证仍在，可再与桂枝汤，但发汗后，亦有不可更行桂枝汤者，如《伤寒论》说："发汗后，不可更行桂枝汤，汗出而喘，无大热者，可与麻黄杏仁石膏甘草汤。"于此可见，本方为发汗后邪热留肺作喘治法。方用麻黄汤去桂枝加石膏而成。麻黄辛温，开泄肺气；石膏辛寒，直清里热；杏仁苦温，降气平喘；甘草甘温，甘缓和中。肺中之邪，非麻黄不能发，寒郁之热，非石膏不能清，甘草不特救肺之困，又以缓石膏之悍，使不伤胃气。四味配合，共奏宣肺清热之功。有疑有汗用麻黄，无大热用石膏者，要知麻黄发汗，合桂枝而其效更显，不合桂枝而合杏仁，则仅能治喘咳与水气。至于无大热，为表无大热，而非里无大热，汗出而喘，正是肺热甚重也。或疑汗出而喘用麻黄，岂不犯有汗不得用麻黄之忌？然果无汗而喘用石膏，又岂不犯无汗不得用石膏之忌？不知原本汗出，乃承上发汗字来，正谓既汗出，后有此喘，仍是汗出不畅，故可与无汗而喘之青龙证同一治法，本案病机，亦复如是，故于麻石杏甘汤中，更加浮萍即此意也。

案6　葛根黄连黄芩汤证其一（附列门人治验）

李孩，疹发未畅，下利而臭，日行二十余次，舌质绛，而苔白腐，唇干，目赤，脉数，寐不安，宜葛根芩连汤加味。

粉葛根六钱，细川连一钱，淮山药五钱，生甘草三钱，淡黄芩二钱，天花粉六钱，升麻钱半。

【按】李孩服后，其利渐稀，疹透有增无减，逐渐调理而安。湘人师兄亦在红十字会医院，屡遇小孩发麻疹时下利，必治以本汤，良佳。又有溏泄发于疹后者，亦可以推治。

麻疹之利属于热者，常十居七八，属于寒者，十不过二三，故宜予葛根芩连汤者十常七八，宜予理中汤或桂枝人参汤者十不过二三。一或不慎，误投汤药，祸乃立至，可不畏哉！今人每以葛根芩连汤证之利为协热利，实则葛根芩连汤证之利虽属热性，仲圣并未称之为协热利，至桂枝人参汤证之寒性利，反称之为协热而利。盖协热者，犹言挟表热也，此不可不知。

太阳病，当解表，若不予解表，而用治阳明法以下之，则变证。但或从寒化，或从热化，每无定局。正气盛者多从热化，正气衰者则从寒化。仲圣云："太阳病，外证未除，而数下之，遂协热而利，利下不止，心下痞鞕，表里不解者，桂枝人参汤主之。"此从寒化之例也。又曰："太阳病，桂枝证，医反下之，利遂不止，脉促者，表未解也，喘而汗出者，葛根黄连黄芩汤主之。"此从热化之例也。

本条有余意，有省文，若欲知其详，而不嫌辞赘者，可在"也"字下，加"宜葛根汤，若利不止"诸字样，则经旨明矣。意谓桂枝汤证因下伤津，利不止亦伤津，而脉促近于浮，为表未解，故宜葛根汤，以解其表，而养其津。若表解之后，内热甚炽，肺受热灼而喘，汗受热蒸而出者，当用葛根芩连汤以直折之。

余前谓桂枝汤证化热，则为白虎汤证，麻黄汤证化热，则为麻杏甘石汤证，今当续为之说，曰葛根汤证化热则为葛根芩连汤证。征之于临床，考之于经文，历历不爽。

曹颖甫曰：表未解者，必不汗出，盖利不止而脉促为表未解。表未解者，宜葛根汤。利不止而喘汗，为表病入里，则宜葛根芩连汤。脉促为脉紧变文，前于《伤寒发微》中已略中其旨。固知葛根芩连汤惟已经化热者宜之耳。惟其化热者宜之，而舌苔白腐，唇干目赤，乃无乎不宜，不惟热利为然也。

【赏析】本案为疹发未畅，而兼下利之症。患孩麻疹下利，疹发未畅，与太阳病桂枝证，医反下之，邪陷阳明之热利病机相符。《伤寒论》云："太阳病，桂枝证，医反下之，利遂不止，脉促者，表未解也，喘而汗出者，葛根黄芩黄连汤主之。"葛根芩连汤原为太阳病邪陷阳明之解表清里方，然误下邪陷于里者十之七，而留于表者十之三，其病为表里并受之症，其方为表里两解之方。患孩服本方而愈，亦表里两解法也。方加升麻者，以其味辛，性微寒，葛根得之，透疹解表之力更强也；加花粉者，以其性寒，味酸甘，生津润燥也；加山药者，以其味甘，性微温，甘淡养脾益气，以妨芩连苦寒伤胃也。

案7　大承气汤证其三

予尝诊江阴街肉庄吴姓妇人，病起已六七日，壮热，头汗出，脉大，便闭，七日未行，身不发黄，胸不结，腹不胀满，惟满头剧痛，不言语，眼张，瞳神不能瞬，人过其前，亦不能辨，证颇危重。余曰：目中不了了，睛不和，燥热上冲，此《阳明篇》三急下证之第一证也。不速治，病不可为矣。于是遂书大承气汤方与之。

大黄四钱，枳实三钱，川朴一钱，芒硝三钱。

并嘱其家人速煎服之，竟一剂而愈。盖阳明燥气上冲颠顶，故头汗出，满头剧痛，神识不清，目不辨人，其势危在顷刻。今一剂而下，亦如釜底抽薪，泄去胃热，胃热一平，则上冲燥气因下无所继，随之俱下，故头目清明，病遂霍然。非若有宿食积滞，腹胀而痛，壮热谵语，必经数剂方能奏效，此缓急之所由分。是故无形之气与有形之积，宜加辨别，方不至临诊茫然也。

【按】余尝见一男子病者，神志恍惚，四肢痉厥，左手按额上，右于按其阴器，两足相向弯曲而崛起。傍人虽用大力，不能使之直伸，目张而赤，近光则强闭，脉凌乱隐约，大便多日不行，数日来头痛，病起仅七八日，服药五六日，即至如此地步，据谓前曾宿娼患疮，外治而愈。余曰：此大承气证失治者也。顾口噤药不能下，侍者用简便法，纳甘油锭于其肛中，凡三次，毫无效验。惜无亲人作主，不能试胆导法。次日汗出、夜毙，是可悯也。

又一男子病者感病数日，腹中微痛，医以四逆散作汤与之，痛略瘥，而目中之不了了更显。与之言，半是半非，其夜即毙。

由上实验证之，目中不了了，睛不和，确为至危至急之候，虽伤寒不过六七日，无表里证，身但微热，大便但难而不结，即为实，当急下之，宜大承气汤。仲圣笔之于论，同甚明了也。果能治之得法，获效亦捷，如本案所示者是。

目中不了了，睛不和，即为脑病之外征。外见目疾，内实脑病，较之上案所言仅满头剧痛者，其病为更胜一筹，其情为更急一等，其方药分量当更重若干，而治无第二法门，舍大承气莫属也。虽然，大论又曰："伤寒，若吐，若下后，不解，不大便五六日，上至十余日，日晡所发潮热，不恶寒，独语，如见鬼状，若剧者，发则不识人，循衣摸床，惕而不安，微喘，直视，脉弦则生，涩者死，微者，但发热谵语者，大承气汤主之。"可见脑神经病至于不识人，至于独语如见鬼状，至于循衣摸床，至于脉涩，其微者大承气汤尚可得而主之，其剧者纵投本汤，亦无效矣。试推求其无效之故安在，曰：大承气但能治肠热之病源，不能治神经之病所，病源虽去，而病所燎原之势已成，诸神经悉受烧灼，故外见种种恶状，卒致不救也。然则当此时也，将何药以救之乎？曰：有之，其惟羚羊角乎。《本草纲目》曰："本品平肝舒筋，定风安魂，散血下风，辟恶解毒，治子痫痉疾。"云云。所谓恶者，毒者，因热而生也，所谓肝者，筋者，即指神经也。热毒熏灼神经，则见痉挛抽搐，是即所谓肝风动阳。羚羊角能凉和神经，使之舒静，故用之得法合量，可以治大承气所不能治之证。他药如石决、钩藤、蝎尾、蜈蚣，皆可以为佐。

曹颖甫曰：恽铁樵治王鹿萍子脑膜炎，用羚羊角、犀角奏效，此王鹿萍子亲为予言之。证以佐景所言，益复可信。足见治危急之证，原有经方所不备，而借力于后贤之发明者，故治病贵具通识一也。

【赏析】本例属热病急症。患者已出现不语、眼张、瞳神不能瞬、目不辨人等候，显系阳明燥热上扰元神之府，为至危至急之证。曹氏果断地采用大承气苦寒下夺，釜底抽薪，使胃热下泄，无上冲颠顶之害，则头目清明，元神自复，病遂霍然而愈。

案8　桂枝二麻黄一汤证其一

王右，六月二十二日。寒热往来，一日两度发，仲景所谓宜桂枝二麻黄一汤之证也。前医用小柴胡，原自不谬，但差一间耳！

川桂枝五钱，白芍四钱，生草三钱，生麻黄二钱，光杏仁五钱，生姜三片，红枣五枚。

【按】病者服此，盖被自卧，须臾发热，遍身漐漐汗出，其病愈矣。又服药时，最好在寒热发作前约一二小时许，其效为著。依仲圣法，凡发热恶寒自一日再发（指发热二次，非谓合发热恶寒为二次）以至十数度发，皆为太阳病。若一日一发，以至三数日一发，皆为少阳病。少阳病多先寒而后热，太阳如疟证却有先热而后寒者，观大论称少阳曰寒热往来，称太阳如疟曰发热恶寒，热多寒少，不无微意于其间欤。以言治法，少阳病宜柴胡剂，太阳病宜麻桂剂，证之实验，历历不爽。若反其道以行之，以柴胡剂治寒热日数度发之太阳如疟，每每不效，以麻桂剂治寒热一作之少阳病，虽偶或得效，究未能恰中规矩。

《方极》云："桂枝二麻黄一汤治桂枝汤证多，麻黄汤证少。桂枝麻黄各半汤治桂枝汤、麻黄汤二方证相半者。"此言似是而非，将令人有无从衡量之苦。余则凭证用方，凡发热恶寒同时皆作，有汗者用桂枝汤，无汗者用麻黄汤，发热恶寒次第间作，自再发以至十数度发者，择用桂二麻一等三方，层次厘然，绝无混淆。

曹颖甫曰：少阳病之所以异于太阳者，以其有间也。若日再发或二三度发，则为无间矣。太阳所以异于阳明者，以其有寒也，若但热不寒，直谓之阳明可矣，恶得谓之太阳病乎？固知有寒有热，一日之中循环不已者为太阳病，寒热日发，有间隙如无病之人者为少阳病，此麻桂二汤合用与柴胡汤独用之别也。病理既明，随证用药可矣。

【赏析】《伤寒论》第25条曰："服桂枝汤，大汗出脉洪大者，与桂枝汤如前法，若形如疟，一日再发者，汗出必解，宜桂枝二麻黄一汤。"本案患者"寒热往来，一日两度发"，正与仲景所述相同，故用桂枝二麻黄一汤治疗而愈。

发热恶寒即可见于桂枝二麻黄一汤证，亦可见于小柴胡证。故有前医用小柴胡汤治疗之误。其辨别，一是，从发生时间及频率而言，"凡发热恶寒自一日再发（指发热二次，非谓合发热恶寒为二次）以至十数度发，皆为太阳病。若一日一发，以至三数日一发，皆为少阳病"。二是，从寒热先后来看，"少阳病多先寒而后热，太阳如疟证却有先热而后寒"，皆系曹氏临证细察所得，学者可于临证之际验而证之。

案9 桂枝麻黄各半汤证

顾左，住方斜路。十月二十一寒热交作，一日十数度发，此非疟疾，乃太阳病，宜桂枝麻黄各半汤。

桂枝三钱，甘草钱半，杏仁五钱，麻黄钱半，白芍钱半，生姜二片，大枣四枚。

【按】桂枝麻黄各半汤方，原法分为三服，桂枝二麻黄一汤方，原法分为再服。取前方原量三之一，后方原量二之一而较之，得麻杏同量，而后方之桂、芍、姜、草、枣悉比前方约多一倍，故前方名各半，而后方名桂二麻一也。然而近代煎服法，率分二次煎服，与古者不同，况其分量上下，又甚微细，故吾人但知此二方之应用足矣，初不必过分斤斤于铢两之间也。

曹颖甫曰：此证甚轻，故轻剂而病易愈，不徒与铢两不合已也。

【赏析】《伤寒论》第27条曰："太阳病得之八九日，如疟状，发热恶寒，热多寒少，其人不呕，清便欲自可，一日二三度发。脉微缓者，为欲愈也；脉微而恶寒者，此阴阳俱虚，不可更发汗更下更吐也；面色反有热色者，未欲解也，以其不能得小汗出，身必痒，宜桂枝麻黄各半汤。"本案证候表现与论中一致，属太阳表郁轻证，故以桂枝麻黄各半汤治疗而愈。至于该方与桂枝二麻黄一汤之区别，案中已从药物剂量中进行了区分，后方量稍大，故其主治证候较之本证又稍重。

案10 桂枝加大黄汤证

庆孙，七月二十七日起病。由于暴感风寒，大便不行，头顶痛，此为太阳阳明同病。自服救命丹，大便行，而头痛稍愈。今表证未尽，里证亦未尽，脉浮缓，身常有汗，宜桂枝加大黄汤。

川桂枝三钱，生白芍三钱，生草一钱，生川军三钱，生姜三片，红枣三枚。

【按】治病当先解其表，后攻其里，此常法也，前固言之稔矣。余依临床所得，常有表解之后，其里自通，初不须假药力之助者。缘先表束之时，病者元气只顾应付表证，不暇及里，及表解之后，则元气自能反旆对里。夫元气之进退往返，谁能目之者，然而事实如此，勿可诬也。故余逢表束里张之证，若便闭未越三日者，恒置通里于不问，非不问也，将待其自得耳。

若本汤之合解表通里药为一方者，又是一法。然其间解表者占七分，通里者占三分，不无宾主之分。以其已用里药，故通里为宾，以其未用表药，故解表为主，双管齐下，病去而元气乃无忧。

【赏析】本案为太阳阳明同病，故用桂枝加大黄汤表里两解法。患者表证未解，头痛，自汗，脉浮缓，故用桂枝汤以解表；里证亦未尽，加大黄之苦寒，以导其滞。本方为解表攻里的温清方，传经热邪，陷入太阴，温燥不行，亦当温利自阳明出，桂枝汤中少加大黄，七表三里，以杀其势，故与大柴胡汤之用大黄同义。方用大黄攻阳明之实热，以除腹痛；桂枝举下陷之阳邪，以解肌表，白芍敛阴和里；甘草缓中调胃；姜之辛散，枣之甘润，务使营卫振发，则阳邪不致内陷，而腹大实痛自除。太阴病无纯用寒下法：此因误下而反见太阴之实邪，故用大黄与桂枝温下，此其精神也。

案11　小青龙汤证（附列门人治验）

张志明，住五洲大药房。

初诊十月十八日。暑天多水浴，因而致咳，诸药乏效，遇寒则增剧，此为心下有水气，小青龙汤主之。

净麻黄钱半，川桂枝钱半，大白芍二钱，生甘草一钱，北细辛钱半，五味子钱半，干姜钱半，姜半夏三钱。

【按】张君志明为余之好友，尝患疗毒。自以西药治之，增剧，因就余以中药治愈，乃叹中药之神。自后恙无大小，每必垂询，顾余以事冗，居恒外出，致常相左。某晨，君又贲临，曰：咳嗽小恙耳，何中医久治不瘥？并出方相示，则清水豆卷、冬桑叶、前胡、杏仁、赤苓、枳壳、桔梗、竹茹、牛蒡、贝母、瓜蒌皮、冬瓜子、枇杷叶之属。因询之曰：君于夏月尝习游泳乎？曰：然。君之咳遇寒则增剧乎？曰：然。余乃慰之曰：此证甚易，一剂可愈，幸毋为虑。因书上方与之。越二日，来告曰：咳瘥矣。即为书下方调理焉。

二诊，十月二十。咳已全愈，但觉微喘耳，此为余邪，宜三拗汤轻剂，夫药味以稀为贵。

净麻黄六分，光杏仁三钱，甘草八分。

余屡用本方治咳，皆有奇效。顾必审其咳而属于水气者，然后用之，非以之尽治诸咳也。水气者何？言邪气之属于水者也。如本案张君因习游泳而得水气，其一例也。又如多进果品冷饮，而得水气，其二例也。又如远行冒雨露，因得水气，其三例也。更如凤患痰饮，为风寒所激，其四例也。凡此种水气之咳，本汤皆能优治之。顾药量又有轻重之分。其身热重，头痛恶寒甚者，当重用麻桂。其身微热，微恶寒者，当减轻麻桂，甚可以豆豉代麻黄，苏叶代桂枝。其痰饮水气甚者，当重用姜辛半味，因此四者协力合作，犹一药然，吾师用五味尝多至三钱，切勿畏其酸收。其咳久致腹皮挛急而痛者，当重用芍草以安之。否则，轻用或省除之，奏效如一。要之小青龙证。在里为水气，在表为咳（咳之前喉可常作痒）其表证之重轻，初可勿拘，其舌苔亦不必限于白腻。遑论其他或喘或渴或利或噎哉？此皆经验之谈，不必泥于书本者也。

本年夏，友好多人皆习游泳，耽之不倦，虽雨天不已，一月前后，十九患咳，余悉以本汤加减愈之。

曹颖甫曰：予近日治丁姓妇，十年痰饮，遇寒即剧，日晡所恶寒而喘，亦用此方。方用麻黄三钱、细辛二钱、干姜三钱、白术三钱、半夏二钱、桂枝四钱。服经二剂，咳喘略减，而无汗恶寒如故。再加麻黄二钱，合五钱，细辛加一钱，合三钱，外加杏仁四钱，炮附子四钱，效否待明日方知。然则姜生治张君，两用轻剂而即效者，实由本年新病，不同宿疾之未易奏功也。

【赏析】本案患者虽非伤寒证，然因暑天多浴水致咳，遇寒则增剧，其病理机制，亦为心下有水气的小青龙汤证，故仍以小青龙汤治之。辨证眼目在于遇寒则增剧，服诸药无效，其为心下有水气无疑。医者对患者投方，固应因时而施，然有病则病受，不能无条件为时令所拘，脱离辨证。观此案可见虽在暑月，有小青龙汤证者，仍须用小青龙汤，若轻描淡写，习用一般治咳套方，病必难除，是以医者贵在圆机活法也。

"……余乃慰之曰：此证甚易，一剂可愈，幸毋为虑。因书上方与之，越二日，来告曰：咳瘥矣"。《伤寒论》曰："伤寒表不解，心下有水气，干呕，发热而咳，或渴，或利，或噎，或小便不利,少腹满,或喘者,小青龙汤主之。"本案除咳嗽,遇寒加剧外,并无其他方证可辨。临床辨证,不患症多,每患症少。症少则无据可审,茫然无措。本案之所以辨为"心下有水气,小青龙汤主之",是通过问诊,了解到发病是由于"夏月尝习游泳"来判断的。佐景按曰:"水气者何?言邪气之属于水者也。……因习游泳而得水气,其一例也;又如多进果品冷饮,而得水气,其二例也;又如远行冒雨露,因得水气,其三例也;更如凤患痰饮,为风寒所激,其四例也。凡此种水气之咳,本汤皆能优治之。"所举四例,尤其是前三例,在症少难于辨证时,均可通过察病源辨证选方。若举一反三,推此及彼,则于经方之活用,岂不又辟一径?

案12　桂枝加龙骨牡蛎汤证其二

季左,十月十二日。夜寐喜盗汗,脉阳浮阴弱,宜桂枝加龙骨牡蛎汤。

川桂枝四钱,生白芍三钱,生草一钱,龙骨四钱,左牡蛎一两,生姜八片,红枣十二枚。

【按】《金匮要略》云:"男子平人,脉虚弱细微者,喜盗汗也。"《诸病源候论·虚劳盗汗候》云:"盗汗者,因眠睡而身体流汗也。此由阳虚所致,久不已,令人羸瘠枯瘦,心气不足,亡津液故也。诊其脉,男子平人脉虚弱微细,皆为盗汗脉也。"丹波氏云:"《金鉴》云此节脉证不合,必有脱简,未知其意如何,盖虚劳盗汗,脉多虚数,故有此说乎?"吾师则曰:此证桂枝加龙骨牡蛎汤所得而主之也。如本案所示,即其一例。服药后,每每周身得微微热汗出,以后即不盗汗矣。余用本方者屡,得效与治失精同。吴兄凝轩昔尝患盗汗之恙,医用浮小麦、麻黄根、糯稻根以止其汗。顾汗之止仅止于皮毛之里,而不止于肌肉之间,因是皮肤作痒异常,颇觉不舒。后自检方书,得本汤服之,汗止于不知不觉之间云。本汤既可治盗汗,又可治遗精,更可治盗汗之兼遗精者,所谓虚劳人是也。

【赏析】本案属阳气虚损,阳不护阴所致。方中桂枝、甘草辛甘化阳,芍药、甘草酸甘化阴,寓"补阴求阳"之义,再加龙骨、牡蛎潜阳敛阴。

案13　炙甘草汤证其一

律师姚建,现住小西门外大兴街,尝来请诊,眠食无恙,按其脉结代,约十余至一停,或二三十至一停不等,又以事繁,心常跳跃不宁,此仲师所谓"心动悸,脉结代,炙甘草汤主之"之证是也,因书经方与之,服十余剂而瘥。

炙甘草四钱,生姜三钱,桂枝三钱,潞党参二钱,生地一两,真阿胶二钱(烊冲),麦冬四钱,麻仁四钱,大枣四枚。

【按】大论原文煎法,用清酒七升,水八升,合煎,吾师生之用本汤,每不用酒,亦效。惟阿胶当另烊冲入,或后纳烊消尽,以免胶质为他药粘去。余用阿胶至少六钱,分二次冲,因其质重故也。

曹颖甫曰:阳气结涩不舒,故谓之结,阴气缺乏不续,故谓之代,代之为言,贷也,恒产告罄,而称贷以为生,其能久乎?固知《伤寒论·太阳篇》所谓难治者,乃专指代脉言,非并指结脉言也。

案14　小建中汤证其一

王右,腹痛,喜按,痛时自觉有寒气自上下迫,脉虚弦,微恶寒,此为肝乘脾,小建中汤主之。

川桂枝三钱,大白芍六钱,生草二钱,生姜五片,大枣十二枚,饴糖一两。

【按】大论曰:"伤寒二三日,心中悸而烦者,小建中汤主之。"又曰:"伤寒,阳脉涩,阴脉弦,法当腹中急痛,先与小建中汤。"《金匮要略》曰:"虚劳,里急,悸,衄,腹中痛,梦失精,四肢酸疼,手足烦热,咽干,口燥,小建中汤主之。"似未言有寒气上自胸中、下迫腹中之证,惟吾师以本汤治此寒气下迫之证,而兼腹痛者,其效如神。

推原药理,有可得而言者,盖芍药能活静脉之血故也。详言之,人体下身静脉之血自下上行,以汇于大静脉管,而返注于心脏。意者本证静脉管中必发生病变,有气逆流下行,故痛。须重用芍药，以增静脉回流之力。而消其病变，故病可愈。昔吴兄凝轩患腹中痛，就医久治不愈。自检方书，得小建中汤，乐其能治腹痛，即照录原方，用白芍至六钱，桂枝至三钱。自以为药量仅及古人什之一，轻甚，且未用饴糖。服后，腹中痛随除，惟反觉其处若空洞无物，重按更适。盖其时腹中静脉血向上回流过盛，动脉血不及调剂，又无饴糖以资补充故也。凝轩曾历历为吾言，可为明证。学者可暂识此理，更与下述奔豚各案合考之（未载），自得贯通之乐。

今之医者每不用饴糖，闲尝与一药铺中之老伙友攀谈，问其历来所见方中，有用饴糖者乎？笑曰：未也，可见一斑。先贤汪讱庵曰："今人用小建中者，绝不用饴糖，失仲景遗意矣。然则近古已然，曷胜叹息。"夫小建中汤之不用饴糖，犹桂枝汤之不用桂枝，有是理乎？

【赏析】本案为中阳不足，里虚腹痛证。患者腹痛喜按，脉虚弦，恶寒，为阴寒气盛，中阳不足，肝木乘脾所致，故以小建中汤治之而愈。本汤功能补虚安中，缓急止痛。汤名建中者，建者立也，因中气不足，以此重立之也，此汤寓发汗于不发之中。曰小者，以半为解表，不全固中也。小建中汤重用饴糖，甘温为君补中；白芍为臣，酸甘益阴；佐以桂枝之辛温发散，合白芍以调合营卫；又以甘草、大枣、生姜甘缓辛温，养胃和中，故能温养中气，平补阴阳，调合营卫。本案与前案症状略有出入，前案阴寒更盛，里虚较重，故用小建中汤加味，此案较轻，故以小建中汤主之而不加味，但其为里虚则一也。

案15　芍药甘草汤证其一

四嫂，十一月十三日。足遇多行走时则肿痛，而色紫，始则右足，继乃痛及左足。天寒不可向火，见火则痛剧。故虽甚恶寒，必得耐冷。然天气过冷，则又痛。眠睡至浃晨，而肿痛止，至夜则痛如故。按历节病足亦肿，但肿常不退，今有时退者，非历节也。惟痛甚时筋挛，先用芍药甘草汤以舒筋。

赤白芍各一两，生甘草八钱。

拙巢注：二剂愈。

【赏析】本案为气血滞凝，脉络瘀阻证。患者两足肿痛，痛甚筋挛，肿痛色紫，并非伤寒误治所致，但其气血流行不畅，络脉瘀阻则同，故用白芍以滋其不足之阴血；赤芍以疏其瘀阻之络脉；甘草缓急，合芍药酸肝化阴，善舒挛急而镇痛。本方为治脚挛急之专方，以脾主四肢，胃主津液，阳盛阴虚，脾不能为胃行其津液，以灌四旁，故足挛急。用甘草以生阳明之津，芍药以和太阴之液，其脚即伸，此亦用阴和阳法也。芍药甘草汤治脚痛神效，患者服三剂病即愈。其治腹痛亦最效，如脉迟为寒，本方加干姜；脉洪为热，加黄连，具有左宜右有之妙用。

案16　桃核承气汤证其二

住毛家弄鸿兴里门人沈石顽之妹，年未二十，体颇羸弱。一日出外市物，骤受惊吓，归即发狂，逢人乱殴，力大无穷。石顽亦被击伤腰部，因不能起。数日后，乃邀余诊。病已七八日矣，狂仍如故。石顽扶伤出见。问之，方知病者经事二月未行。遂乘睡入室诊察，脉沉紧，少腹似胀。因出谓石顽曰，此蓄血证也，下之可愈。遂疏桃核承气汤与之。

桃仁一两，生军五钱，芒硝二钱，炙甘草二钱，桂枝二钱，枳实三钱。

翌日问之，知服后下黑血甚多，狂止，体亦不疲，且能暖粥，见人羞避不出。乃书一善后之方与之，不复再诊。

【按】狂上体不疲者，以病者体弱不甚，而药复适中病也。即使病者体气过虚，或药量过剂，致下后疲惫者，不妨用补剂以调之。病家至此，慎勿惊惶，反令医者不克竟其技也。

【赏析】本案诊断要点有三：其一，"发狂，逢人乱殴"，与《伤寒论》"其人如狂"相类；其二，"经事二月未行"，此即提示蓄血之来源；其三，"脉沉紧，少腹似胀"，与《伤寒论》所述蓄血脉证相合。因此，曹氏断之曰"此蓄血证也，下之可愈。遂疏桃核承气汤与之"而愈。

案 17　抵当汤证其一

余尝诊一周姓少女，住小南门，年约十八九，经事三月未行，面色萎黄，少腹微胀，证似干血劳初起。因嘱其吞服大黄䗪虫丸，每服三钱，日三次，尽月可愈。自是之后，遂不复来，意其瘥矣。越三月，忽一中年妇人扶一女子来请医。顾视此女，面颊以下几瘦不成人，背驼腹胀，两手自按，呻吟不绝。余怪而问之，病已至此，何不早治？妇泣而告曰：此吾女也，三月之前，曾就诊于先生，先生令服丸药，今腹胀加，四肢日削，背骨突出，经仍不行，故再求诊！余闻而骇然，深悔前药之误。然病已奄奄，尤不能不一尽心力。第察其情状，皮骨仅存，少腹胀硬，重按痛益甚。此瘀积内结，不攻其瘀，病焉能除？又虑其元气已伤，恐不胜攻，思先补之。然补能恋邪，尤为不可。于是决以抵当汤予之。

虻虫一钱，水蛭一钱，大黄五钱，桃仁五十粒。

明日母女复偕来，知女下黑瘀甚多，胀减痛平。惟脉虚甚，不宜再下，乃以生地、黄芪、当归、潞党、川芎、白芍、陈皮、茺蔚子活血行气，导其瘀积。一剂之后，遂不复来。后六年，值于途，已生子，年四五岁矣。

【按】丸药之效否，与其原料之是否道地，修合之是否如法，储藏之是否妥善，在在有关，故服大黄䗪虫丸而未效者，不能即谓此丸竟无用也。

【赏析】本案以曹颖甫据病情之缓急、方药之轻重，在临床上注重纠误纠偏的辨证用药思路。案中用抵当汤下积癥治干血劳，曹颖甫嘱其吞服大黄䗪虫丸，少腹胀硬，重按痛益甚，四肢日削，背骨突出，曹颖甫深悔前药之误，再察其情状，此瘀积内结，不攻其瘀，病痛必不能除？但虑其元气已伤，恐不胜攻，但曹颖甫认为补能恋邪，于是仍以抵当汤予之。此女服药后下黑癥血甚多，胀减痛消。案中所用的大黄䗪虫丸、抵当汤二方均可用于治疗瘀血证候，但前方主要用于治疗干血劳，虚实夹杂缓证，是取该方攻补兼施之功；后方"汤"者"荡"也，是取其峻祛瘀血之职。然患者服前方后，病情益甚，因思其因在于"补能恋邪"，故易抵当汤而获效。

应用经方，特别是作用峻烈的方剂，要有胆有识。有识，就是要求医者对仲景的理法方药，特别是组方的奥义，要潜心领会，熟练掌握；有胆，就是要求医者在辨证正确的前提下，大胆果断地采取相应措施，该用猛药峻剂的，切勿犹豫。本例虚实兼夹，但病变重心仍在于"实"。曹氏揆度病情，权衡虚实，果断地投以抵当汤，遂使顽疾转机，险定得安。此等验案，值得三思。

案 18　麻子仁丸证

徐左，能食，夜卧则汗出，不寐，脉大，大便难，此为脾约。

脾约麻仁丸一两。

作三服，开水送下。

【按】麻子仁丸原方为麻子仁二升，芍药半斤，枳实半斤（炙），大黄一斤（去皮），厚朴一尺（炙，去皮），杏仁一升（去皮尖、熬别作脂），等六味，蜜和丸，如梧桐子大。今药铺中通称曰脾约麻仁丸者，即是也。本方以麻子仁为君，凡仁中皆有油质，功能润下，故借之以通便，施于虚弱体质之不胜攻伐者允宜。

以上自大陷胸汤至麻子仁丸凡七证，虽有缓急之分，皆不离下法。或以结胸为主，或以瘀血为主，或以蓄血为主，或以热利为主，或以肠燥为主，其病所或偏于上，或偏于中，或偏于下。夫下则通，通则不痛，此治阳明热结之总诀也。

【赏析】本案为脾约证。患者脉大能食，大便难，为胃中有热，热盛伤阴，津液亏损，不能濡润大肠，故大便硬；邪热伤阴，故夜卧多汗，而不寐。《伤寒论》云："趺阳脉浮而涩，浮则胃气弱，涩则小便数，浮涩相搏，大便则硬，其脾为约，麻子仁丸主之。"本案症状与此条不尽相符，但胃强脾弱之病理机转则一，故以火麻仁丸治之愈。方用火麻仁之甘平，以润燥滋肠；佐杏仁之苦温，以肃肺降气，有助于通便；枳实之苦寒，厚朴之苦温，以破气行滞；白芍酸寒养阴，大黄苦寒攻下清热，合之为养液润燥，清热通幽之剂，用治肠中干燥而大便难甚效。

案 19　白头翁汤证

米右，方浜路肇方弄十四号。年七十有八，而体气壮实，热利下重，两脉大，苔黄，夜不安寐，宜白头翁汤为主方。

白头翁三钱，秦皮三钱，川连五分，黄柏三钱，生川军三钱（后下），枳实一钱，桃仁泥三钱，芒硝二钱（另冲）。

【按】米姓妇家贫。有一子，现年三十余龄，卖旧货为业，不娶妻，母病卧床匝月，无力延医，安奉汤药！便器秽物悉其子亲洁之。史君惠甫有姑母居相近，闻妇苦病，慨代延师出诊。本案方系初诊方，即系末诊方。何者，老妇服此之后，得快利，得安寐，复何求者？依法，病后当事调理。但妇以劳师远驾，心实不安，即任之。竟复健康如中年人。

余尚忆曾治一杨左白头翁汤证，其脉案曰："利下，色鲜红，日二十行，无表证，渴欲饮水，脉洪大。论曰：热利下重者，又曰：下利欲饮水者，以有热故也，白头翁汤主之。"其药味为白头翁三钱、秦皮三钱、枳实二钱、黄连五分、生甘草钱半、黄芩钱半、黄柏三钱，复诊大效。

夫肠中热而有燥矢者，此为实热，宜承气汤。肠中热而无燥矢者，此为虚热（在比较上言，犹言空虚之意），宜白头翁汤。胃里有实邪者，宜吐法，用瓜蒂散。胃里有虚热（亦在比较上言）者，宜清法，用白虎汤。故胃之有白虎，无异肠之有白头翁。肠之有承气，无异胃之有瓜蒂。然而胃患虚热时多，患实邪时少，肠患实热时多，患虚热时少。仲圣取其多者常者为法，故立白虎承气为阳明正治，而以瓜蒂白头翁为阳明辅治。若问肠何以患实时多，胃何以患虚时多？曰：胃居肠上，肠生胃下，上者可以传之下，下者莫能还之上也。经旨点穿，令人微笑。

【赏析】本案为厥阴热痢。患者脉症供实，年虽高而体壮，不但用本方，更伍小承气汤以下之，方与证合，其效可必。白头翁苦寒，止痢解毒；黄连苦寒，清湿热，厚肠胃；黄柏苦寒，泻下焦之火；秦皮性味苦寒，又涩，止痢清热。三阴俱有下利症，自利不渴者属太阴；自利而渴者属少阴。惟厥阴下利，属于寒者，厥而不渴；属于热者，消渴，下利，下重，便脓血。此案患者热痢下重，乃火郁湿蒸，胆气不升，火邪下陷。白头翁清理血分湿热，佐秦皮以平肝升阳，协之连柏，清火除湿而止痢，为治热痢之清剂。更伍承气以导滞泻热，桃仁之苦平以活血润肠，是釜底抽薪法也，用治热痢，疗效卓著。

第二节　喻嘉言医案赏析

本节喻嘉言医案均摘自《寓意草》。

案 1　治金鉴伤寒死证奇验

金鉴春月病温，误治二旬，酿成极重死证。壮热不退，谵语无伦，皮肤枯涩，胸膛板结，舌卷唇焦，身蜷足冷，二便略通，半渴不渴，面上一团黑滞。从前诸医所用之药，大率不过汗下和温之法，绝无一效，求救于余。余曰：此证与两感伤寒无异，但两感证日传二经，三日传经已尽即死；不死者，又三日再传一周，定死矣。此春温证不传经，故虽邪气留连不退，亦必多延几日，待元气竭绝乃死。观其阴证、阳证，两下混在一区[1]，治阳则碍阴，治阴则碍阳，与两感证之病情符合。仲景原谓死证，不立治法。然曰发表攻里，本自不同。又谓活法在人，神而明之，未尝教人执定勿药也。吾有一法，即以仲景表里二方为治。虽未经试验，吾天机[2]勃勃自动，忽生变化，若有鬼神相助，必可效也。于是以麻黄附子细辛汤，两解其在表阴阳之邪，果然皮间透汗，而热全清。再

98　伤寒名医医案赏析

以附子泻心汤，两解其在里阴阳之邪，果肤[3]胸前柔活，人事明了，诸症俱退。次日即思粥，以后竟不需药。只此二剂，而起一生于九死[4]。快哉！

【注】

[1] 一区：一处，一团，一类之意。

[2] 天机：天赋的灵机，即灵性。此句意为，我的灵感勃然产生。

[3] 肤（rán）：古字，同"然"。

[4] 起一生于九死：源于"九死一生"，此意为将患者的生命从十分危险的境地挽救出来。

【赏析】本案为温病误治成少阴两感之表里阴阳寒热错杂证。患者壮热谵语、舌卷唇焦，似为阳明里热证，然二便略通，口渴不甚，无汗而皮肤枯涩，则非阳明热证或实证。更兼身蜷足冷，面上黑滞，显然内挟阴寒，为少阴阳虚兼外感风寒（太阳少阴两感）证。壮热谵语、胸膛板结等为内热，身蜷足冷为外寒。从其后用药推测，患者还当有恶寒无汗、舌淡苔黄、脉沉细而数等症；其虽有胸膛板结，但无疼痛拒按，或心下痞塞、口臭等。表里同病，尚能发热，表明正气尚未极虚，治宜先表后里，此即《伤寒论》164条言热痞兼表者，"心下痞，恶寒者，表未解也，不可攻痞，当先解表，表解乃可攻痞"之意。然患者兼少阴阳虚阴盛，故不可用桂枝汤，当用麻黄细辛附子汤温经扶阳解表，透皮间之汗而热全清，两解其在表阴阳之邪，又可防邪陷。方中麻黄散太阳之表邪，附子温少阴之里，补命门之阳，细辛专入少阴，既可散少阴之寒邪，又可解表。继用附子泻心汤温经扶阳，兼泻热消痞，两解在里阴阳之邪以收全功。方中附子温经扶阳补火，三黄（大黄、黄连、黄芩）泻热消痞，气机得通，则胸脘胀满结硬板结可除；中焦脾升胃降，气机枢纽复常，则胃口得开，饮食渐进。若先里后表，不仅表邪易内陷，且有阳脱之虞。

本案阴阳表里寒热虚实俱全，病重症杂，但喻氏辨证精准，治疗有序，选方精当，故仅二剂而愈。

另外，本案为温病误治后两感，喻氏用伤寒法及方药治愈，临床上亦不可视为唯一效方，因伤寒方治温病，局限性较大，后世温病学派叶薛吴王之治法方药仍为首选。

案2　辨徐国桢伤寒疑难急症治验

徐国桢伤寒六七日，身热目赤，索水到前，复置不饮，异常大躁，将门牖[1]洞启，身卧地上，展转不快，更求入井。一医汹汹[2]，急以承气与服。余诊其脉，洪大无伦，重按无力。谓曰：此用人参、附子、干姜之症，奈何认为下症耶？医曰：身热目赤，有余之邪，躁急若此，再以人参、附子、干姜服之，逾垣[3]上屋矣！余曰：阳欲暴脱，外显假热，内有真寒，以姜附投之，尚恐不胜回阳之任，况敢以纯阴之药，重劫其阳乎？观其得水不欲咽，情已大露，岂水尚不欲咽，而反可咽大黄、芒硝乎？天气燠蒸[4]，必有大雨。此症顷刻一身大汗，不可救矣。且既认大热为阳证，则下之必成结胸，更可虑也。惟用姜附，可谓补中有发，并可以散邪退热，一举两得，至稳至当之法，何可致疑！吾在此久坐，如有差误，吾任其咎[5]。于是以附子、干姜各五钱，人参三钱，甘草二钱，煎成冷服。服后寒战，戛[6]齿有声，以重绵和头覆之，缩手不肯与诊，阳微之状始著。再与前药一剂，微汗热退而安。

胡卣臣先生曰：雄辩可谓当仁[7]。

【注】

[1] 牖（yǒu）：窗户。

[2] 汹汹（xiōng xiōng）：同"汹汹"，水腾涌的样子，形容因争论而引起的喧嚷，或声音喧闹的样子。

[3] 垣（yuán）：墙，矮墙。

[4] 燠（yù）蒸：燠，暖，热之意。燠蒸，即闷热如蒸。

[5] 咎（jiù）：过失，罪过。

[6] 戛（jiá）：敲，敲打。

[7] 当仁：当之无愧之意。

【赏析】本案为真寒假热证。患者身热目赤，异常大躁，开门窗卧于地上，要求喝水，甚则欲入井求凉，看似一派阳热亢盛之象，然喻氏从患者"水不欲咽""脉洪大无伦，重按无力"，识其为真寒假热证。因真热证必大渴饮冷，脉洪大有力，重按滑或沉实。从后面用四逆加人参汤后取效，且寒象方显，出现"寒战，戛齿有声，以重绵和头覆之，缩手不肯与诊"，亦证明前者为阳越，后者为阳微，喻氏之眼光独到与辨证准确令人叹服。值得注意的是，本案采取热因热用、热药冷服"反佐"之法，使药物易于被机体吸收而发挥作用，避免热药为外越之虚阳所格拒。

临床上症状千变万化，其中寒热、虚实皆有真伪，万不可草率。"大实有羸状，至虚有盛候"，寒极似热，热极似寒，若仅看部分表象，不细心推究，则生死在反掌之间。这方面各医家均有不少经验及验案以资学习，如《伤寒论》第11条即以患者喜恶来辨寒热真假，"病人身大热，反欲得衣者，热在皮肤，寒在骨髓也；身大寒，反不欲近衣者，寒在皮肤，热在骨髓也"。除喜恶外，脉诊也是一项重要参考指标，如本例即是从一派热极之象中识其脉虽"洪大无伦"，但"重按无力"而得。故医者不可不深究脉诊。

汗出为四诊的重要资料，如本案中提到大汗亡阳时"一身大汗，不可救矣"，是为危候；若回阳后则"微汗热退而安"，为阴阳平衡，营卫协调的佳兆。临床上亦当留心。

案3　治钱仲昭伤寒发危症奇验

钱仲昭患时气外感三五日，发热头痛，服表汗药，疼止热不清，口干唇裂，因而下之，遍身红瘢，神昏谵语，食饮不入，大便复秘，小便热赤，脉见紧小而急。谓曰：此症全因误治，阳明胃经表里不清，邪热在内，如火燎原，津液尽干，以故神昏谵妄，若瘢转紫黑，即刻死矣！目今本是难救，但其面色不枯，声音尚朗[1]，乃平日保养，肾水有余。如旱田之侧，有下泉未竭，故神虽昏乱，而小水[2]仍通，乃阴气未绝之征，尚可治之。不用表里，单单只一和法，取七方中小方，而气味甘寒者，用之准如神，白虎汤一方，足以疗此。盖中州元气已离，大剂、急剂、复剂俱不敢用。而虚热内炽，必甘寒气味，方可和之耳。但方须宜小，而服药则宜频。如饥人本欲得食，不得不渐渐与之。必一昼夜频进五七剂，为浸灌之法[3]，庶几[4]邪热以渐而解，元气以渐而生也。若小其剂，复旷[5]其日，纵用药得当，亦无及矣。如法治之，更一昼夜，而病者热退神清，脉和食进，其瘢自化。

朗卤臣先生曰：病与药所以然之地[6]，森森[7]警发[8]。

【注】

[1] 朗：声音清楚、响亮。

[2] 小水：小便。

[3] 为浸灌之法：以药汁不断灌溉浸润的方法。

[4] 庶几：或许可以，表示希望或推测。

[5] 旷：耽误。

[6] 地：豫注本作"理"，善成堂本作"故"。

[7] 森森：严谨有序貌。

[8] 警发：警醒启发。

【赏析】本案初为外感表热证，见发热头痛，本应辛凉解表，却予辛温表汗药，助热伤津，使邪热入里，燔炽内外，气营两燔；后又误下之，损伤胃气，引邪深入。阳明气分热炽，津液大伤，则壮热烦渴，口干唇裂；胃肠燥热，腑气不通，则见阳明腑实之便秘溲赤、饮食不入；神昏谵语，为营热窜扰心神；阳明热毒内陷营血，窜扰血络，迫血从肌肉外溃，则见皮下红斑；津液既耗，血络瘀热，宣通不畅，故脉虽急而紧小。此外，患者当见舌红绛，舌黄燥等症。治用辛寒重剂白虎汤（石膏、知母、粳米、炙甘草）清阳明独盛之邪热，但采用少量白虎频灌之法，即所谓"用急法，不用急药"，恐一线生机，猛药重坠，反加速其绝；又便于顾护胃气，使药力持续发挥，实与大剂疗效等同，考虑极周到。这种服药上的灵活变通法，可供医生在临床上治疗某些危重病证借鉴。

温病斑疹色泽不同，代表患者病情及预后亦不同。色红者病情较轻，色紫者病情较重，黑色犹重，正如雷少逸在《时病论·温毒》中所言"盖温热之毒，抵于阳明，发于肌肉而成斑，其色红为胃热轻也；紫为热甚者重也；黑为热极者危也"，喻氏在本案中言"癍转紫黑，即刻死矣"，亦与之同。本案患者之所以能救治成功，其要点便在面泽斑红，小水未竭。阅此案，可知平素保养肾水之重要性。因热邪"不燥胃津，必耗肾液"，"五脏之伤，穷必及肾"，故温病等急重证之吉凶，可以肾水肾精之存亡判断之。

此案热淫于内，也可用治以咸寒，佐以苦甘之法。故使用白虎汤加玄参、水牛角（即《温病条辨》化斑汤），或清瘟败毒饮、玉女煎等，其效亦佳。

案 4   治伤寒坏症两腰偻废验

张令施乃弟伤寒坏症，两腰偻废[1]，卧床彻夜痛叫，百治不效，求诊于余。其脉亦平顺无患，其痛则比前大减。余曰：病非死症，但恐成废人矣。此症之可以转移处，全在痛如刀刺，尚有邪正互争之象；若全然不痛，则邪正混为一家，相安于无事矣。今痛觉大减，实有可虑，宜速治之。病者曰：此身既废，命安从活，不如速死。余蹙额欲为救全，而无治法。谛思[2]良久，谓热邪深入两腰，血脉久闭，不能复出，只有攻散一法。而邪入既久，正气全虚，攻之必不应，乃以桃仁承气汤，多加肉桂、附子，二大剂与服，服后即能强起。再仿前意为丸，服至旬余全安。此非昔人之已试，乃一时之权宜也。然有自来矣！仲景于结胸症，有附子泻心汤一法，原是附子与大黄同用，但在上之症气多，故以此法泻心，然则在下之症血多，独不可仿其意。而合桃仁、肉桂以散腰间之血结乎！后江古生乃弟，伤寒两腰偻废痛楚，不劳思索，径用此法，二剂而愈。

胡卣臣先生曰：金针虽度[3]，要解铸古镕今，始能下手。

【注】

[1] 偻（lǚ）废：偻，脊背弯曲。废，不用。偻废，即腰痛而曲背，动作受限。

[2] 谛思：仔细思考。

[3] 金针虽度：金针，出自元代金好问《论诗》诗："鸳鸯绣了从教看，莫把金针度与人。"传说有名叫郑采珠的姑娘，七夕祭织女，织女送她一根金针，从此她刺绣的技能更为精巧。此处指秘法，诀窍。度，通"渡"，引申为传授。

【赏析】本案为伤寒坏症，病由太阳病失治误治而来，表现为两腰偻废，彻夜痛叫。太阳病治宜发汗解表，若治不得法，外邪可化热入里，循太阳经络而入其腑膀胱，与下焦瘀血相合，成为下焦蓄血证。足太阳膀胱经"挟脊抵腰中，入循膂，络肾属膀胱"，腰为肾之府，瘀热阻络，气血不通，即喻氏所言之"热邪深入两腰，血脉久闭，不能复出"，故见腰痛；结合用药，本证当见小便自利，舌红苔黄，脉涩或沉结等。虽未见如狂、少腹急结之症，但病机为瘀热互结下焦则一。本案之腰痛痛如刀刺，为瘀血腰痛的辨证要点，自与酸软无力、疼痛绵绵、得按痛减之肾虚腰痛，与逐渐形成、沉重钝痛之寒湿腰痛，均有不同。方用桃核承气汤活血化瘀，通下瘀热；因正气已虚，更加肉桂、附子，温运肾阳，引药入腰肾，且方中硝、黄之苦寒药寒性得抑，不致使寒凝血瘀有碍血行；桃仁、酒军配肉桂补元阳通血脉，散腰间血结之力更强，故用药仅二剂后即得显效。

本案中喻氏认为腰痛剧烈，为邪正有互争之象，尚不足虑，而痛减或全然不痛，是"邪正混为一家"，反"实有可虑"，在临床上颇有借鉴意义。如临床可见治肾结石，若患者腰痛尿血较重，此时用药一般见效较快，往往三五付药结石即下；反倒是某些患者毫无症状，仅是体检查出肾结石，或肾结石发作后到医院经镇痛消炎治疗后症状缓解来诊者，见效较慢，其理与之相类。

案 5   论内伤转疟宜防虚脱并治验

袁继明素有房劳内伤，偶因小感，自煎姜葱汤表汗，因而发热，三日变成疟疾。余诊其脉，豁大空虚，且寒不成寒，热不成热，气急神扬，知为元阳衰脱之候。因谓其父曰：令郎光景，窃虑来日疟至，大汗不止，难于救药。倘信吾言，今晚急用人参二两，煎浓汁频服防危。渠[1]父不以为意。次日五鼓[2]时，病者精神便觉恍惚，扣门请救，及觅参至，疟已先发矣。余甚彷徨，恐以人参补住疟邪，虽救急无益也。只得姑俟[3]疟势稍退，方与服之。服时已汗出沾濡[4]。顷之果然大汗不止，昏不知人，口流白沫，灌药难入。直至日暮，白沫转从大孔[5]遗出。余喜曰：沫下行可无恐矣，但内虚肠滑，独参不能胜任。急以附子理中汤，连进四小剂，人事方苏，能言，但对面谈事不清。门外有探病客至，渠忽先知，家人惊以为祟[6]。余曰：此正神魂之离舍耳！吾以独参及附子理中，驷马[7]之力追之。尚在半返未返之界，以故能知宅外之事。再与前药二剂而安。

胡卣臣先生曰： 病情上看得委息周至，大开生面。

【注】

[1] 渠：方言，他。

[2] 五鼓：五更天。五更是我国古代流传下来的一种夜晚计时制度。把黄昏到拂晓的一夜长度分为五个更次，每个更次相隔两个小时。五更为凌晨3~5点，即拂晓时分。

[3] 俟（sì）：等待。

[4] 沾濡：浸湿。

[5] 大孔：肛门。

[6] 祟（suì）：鬼神作怪。

[7] 驷（sì）马：古代同驾一车的四匹马。此处比喻药力大。

【赏析】 患者素有房劳，又因外感，治宜扶正解表。自行用药发汗，邪气不解，入于少阳而成疟疾。恶寒发热呈不典型表现，且脉豁大空虚，表明里虚已甚，房室内伤，精气匮乏，正气不足，无力与邪相争；气急神扬，阳无所附有外越之势。疟疾发作，多呈周期性发作，表现为间歇性寒热发作。一般在发作时先有明显寒战，全身发抖，面色苍白，口唇发绀，寒战持续10分钟至2小时，接着体温迅速上升，常达40℃或更高，面色潮红，皮肤干热，烦躁不安，高热持续2~6小时后，全身大汗淋漓，大汗后体温降至正常或正常以下。经过一段间歇期后，又开始重复上述间歇性定时寒战、高热发作。为红细胞胀大破裂时，大量的裂殖子和疟原虫代谢产物进入循环系统引起的异性蛋白反应。在此过程中患者大量出汗，若原有阴精或阴液不足者，易发生虚脱或休克而出现生命危险。喻氏提前预断其将发生危险，真名医风范！若病家能提前服用独参汤，可大补元气，益气生津，回阳固脱而避免虚脱之效，惜乎病家不以为意，至病危方才醒悟。然患者疟疾发作时不可补益留邪，只能待病势稍退时少量服用。好在患者能度过最危险时候，日暮时出现下利挟白沫。此属脾阳虚清阳下陷，故用附子理中汤补气和阳，温中固守而取效。

案6 力争截疟成胀临危救安奇验

刘泰来年三十二岁，体丰面白。夏月惯用冷水灌汗，坐卧巷曲[1]当风。新秋病疟三五发，后用药截住，遂觉胸腹间胀满日增。不旬日外，腹大胸高，上气喘急，二便全无，饮食不入，能坐不能卧，能俯不能仰，势颇危急。虽延余至家，其专主者在他医也。其医以二便不通，服下药不应，商用大黄二两，作一剂。病者曰：不如此不能救急，可速煎之。余骇曰：此名何病也，而敢放胆杀人耶？医曰：伤寒肠结，下而不通，惟有大下一法，何谓放胆？余曰：世间有不发热之伤寒乎？伤寒病因发热，故津液枯槁，肠胃干结，而可用下药，以开其结。然有不转失气者，不可攻之戒，正恐误治太阴经之腹胀也。此病因腹中之气散乱不收，故津水随气横决四溢而作胀，全是太阴脾气不能统摄所致。一散一结，相去天渊，再用大黄猛剂大散其气，若不胀死，定须腹破。曷不留此一命，必欲杀之为快耶！医唯唯曰：吾见不到[2]，姑已[3]之。出语家人曰：吾去矣！此人书多口溜[4]，不能与争也。病家以余逐其医而含怒，私谓，医虽去，药则存，且服其药，请来未迟。才取药进房，余从后追至，掷之沟中。病者殊错愕[5]，而婉其辞曰：此药果不当服，亦未可知，但再有何法，可以救我？其二弟之不平，则征色[6]而且发声矣。余即以一柬[7]，面辨数十条，而定理中汤一方于后。病者见之曰：议论反复精透，但参、术助胀，安敢轻用？大黄药已吃过二剂，尚未见行，不若今日且不服药，挨至明日，再看光景。亦无可奈何之辞也。余曰：何待明日？腹中真气渐散，今晚子丑二时，阴阳交剥之界，必大汗晕眩，难为力矣。病者曰：锉好[8]一剂，俟半夜果有此症，即刻服下何如？不识此时，尚可及否？余曰：既畏吾药如虎，煎好备急亦通。余就客寝，坐待室中呼召，绝无动静。次早其子出云：昨晚果然出汗发晕，忙服尊剂，亦不见效，但略睡片时，仍旧作胀。进诊，病者曰：服药后，喜疾势不增，略觉减可。且再服一剂，未必大害。余遂以三剂药料作一剂，加人参至三钱，服过又进一大剂，少加黄连在内。病者扶身出厅云：内胀大减，即不用大黄亦可耐。但连日未得食，必用大黄些些[9]，略通大便，吾即放心进食矣。余曰：如此争辩，还认作伤寒病，不肯进食，其实吃饭、吃肉，亦无不可。于是以老米煮清汤饮之，不敢吞粒。余许以次日一剂，立通大便。病者始快，其二弟亦快，云：定然必用大黄，但前后不同耳。次日，戚友俱至，病者出厅问药。余曰：腹中原是大黄推荡之泄粪，其所以不出者，以膀胱胀大，腹内难容，将大肠撑紧，任凭极力努挣[10]，无隙可出。看吾以药通膀胱之气，不治大便，而大便自至，足为证验。于是以五苓散本方与服，药才入喉，病者即索秽桶，小便先出，大便随之，顷刻泄下半桶。观者动色，竞称华佗再出，然亦非心服也。一月后，小患伤风，取药四剂，与荤酒杂投，及伤风未止，并谓治胀亦属偶然，竟没其功。然余但恨不能分身剖心，指引迷津耳，实无居功之意也！

胡卤臣先生曰：世间不少血性男子，然肝脑无补者多矣。此段转移，全在危疑关头着力，所以为超。

【注】

[1] 巷曲：巷子拐弯的地方。

[2] 吾见不到：见，见识；到，周密。即我的见识不周密。

[3] 已：停止。

[4] 口溜：言多善辩。

[5] 错愕：仓卒惊愕。

[6] 征色：从脸色上显露出来。本句源于《孟子·告子下》："征于色，发于声，而后喻。"

[7] 柬（jiǎn）：信札、名帖的统称。

[8] 锉（cuò）好：准备好。

[9] 些些：少许，一点儿。

[10] 挣：原作"睁"，今据豫注本、三味书局本改。

【赏析】本案为截疟后转为臌胀之证。喻氏在《医门法律·疟证门·律三条》中对截疟药的使用时机及误用造成的后果有着详细的描述："截者，堵截也。兵精饷足，寇至方可堵截。……误截因致腹胀者，每多坏事。即服药亦有避忌，疟将来可服药阻其来，将退可服药追其去。若疟势正盛，服药与之混战，徒自苦耳。但疟之来去既远，药不相及，五不当一，故服药妙在将来将去之时。"患者平素体丰面白，如《温热论》所言"面色白者，须要顾其阳气，湿盛则阳微也"，则阳虚夹湿可知，又夏月冷水灌汗、当风受凉，感受暑湿、疟邪，伏于少阳。误用药截10天之后，渐出现"胸腹间胀满日增。不旬日外，腹大胸高，上气喘急，二便全无，饮食不入"的危急证候。

综合分析，本证当属邪留胸腹，气滞湿阻水停，其病位与肝、脾、肾相关。疟邪入少阳募原，气机不畅，则胸胁胀满；误用苦寒辛燥之品截后伤脾，疟邪留流，久则肝失疏泄，脾失健运，清浊相混，中焦不通，脾阳更虚，无力运化水谷、水湿则食少、腹胀大，甚则二便不通。此属因虚致实之证，治宜塞因塞用，前医不辨虚实，而辨为"伤寒肠结"，欲以大黄二两攻下，故喻氏言其"杀人"。但专凭是否发热来判断寒热虚实，则略显不足。临床上医生当从舌脉、神色、情志等多方面辨别阳明腑实之实证腹痛与太阴脾虚之虚证腹胀。前者多见潮热、谵语、汗出、满面赤红、渴喜冷饮、腹部硬满疼痛拒按，"腹满不减，减不足言"，舌红苔黄燥，脉沉实；后者多面色淡白，腹痛绵绵，畏寒喜暖，喜温喜按，"腹满时减，复如故"，口不渴，或喜热饮，舌淡苔白，脉缓弱。两者治法，"一散一结，相去天渊"。前者宜攻，后者宜补。喻氏后面即是以理中汤、五苓散治之而愈。理中汤健脾温阳，散寒化湿，"兼阴阳体用而理之，升清降浊，两擅其长"，且重用人参补气健脾，恢复中焦气机枢转而治本。首次服药后患者仅觉"疾势不增，略觉减可"，显是药量不足，故后加重三倍剂量，人参加至三两，而取效。第二剂以理中温热之性，稍加黄连反佐，以消痞散结。最后用五苓散通阳利水治标，以收全功。

本案中喻氏除对患者细心诊疗外，还能直言力争，敢于负责。为使患者得到正确治疗，不惜与他医争辩，甚至患者家属误解也在所不惜。用药后"就客寝，坐待室中呼召"，直至患者转危为安。这种以患者利益为上、不计个人得失的医德值得医者学习。当然，在临床上，我们注意及时与患者及其家人沟通，注意方式方法也很有必要。

案 7 辨痢疾种种受症不同随症治验

此案下有 7 例病证治验。

胡太夫人，偶然肚腹不宁，泻下数行。医以痢疾药治之，其利转多。更引通因通用之法，用九蒸大黄丸三钱下之，遂扰动胃气胀痛，全不思食，有似噤口痢状。余诊之，见六脉皆沉而伏，应指模糊。亟曰：此非痢疾之症，乃误治之症也。今但安其胃，不必治痢，而痢自止；不必治胀痛，而胀痛自止。于是以四君子汤为主治，少加姜、蔻暖胃之药，用之二剂，痢果不作。但苦胃中胀痛不安，必欲加入行气之药，以冀胀消痛止，而速得进食。余固争曰：宁可缓于食，不可急于药。盖前因误药，引动胃气作楚[1]，如治乱民，惟有安之之法。若再加行气，则胀痛必无纪极[2]。坚持前说，即用橘皮和中，亦须炒而又炒，绝不惹动其气。凡五日未得大便，亦不惹动其便，听其缓缓痛止胀消，食进便利。共七日全安。浑不见药之功，其实为无功之功也。噫！今之随主见[3]而图可喜之功者，即生出事端，亦谓病之所有，非医之所造。谁悬明鉴[4]，而令丝毫莫遁耶？此所以成时医之世界也。

【注】

[1] 楚：痛苦。

[2] 纪极：终极、限度。

[3] 主见：病主的见解。

[4] 明鉴：明亮的镜子。引申为人善于识别事物；明察。

【赏析】本案胡太夫人，应属夹虚泻下之证误用清热利湿缓下之九蒸大黄丸后，出现纳差、胃痛、胀气，似噤口痢。更见六脉皆沉而伏，应指模糊，故断为虚证。脾胃虚寒，升降失常，以四君子汤少加生姜、白蔻仁健脾益气，温中行气。此证因虚而滞，而理气之品又可耗气，故即使用橘皮等药，亦须"炒而又炒"缓和其性，且不可多，小量为宜。案后喻氏以治乱民为喻，说明保护胃气，不可妄加行气动气之品的道理，与吴鞠通所言"治中焦如衡，非平不安"之理吻合。另外，部分医生治疗漫无定见，不顾病情一味顺从患者要求而"图可喜之功"的陋习，亦可为今之医者诫。

张仲仪初得痢疾三五行，即请往诊，行动如常，然得内伤之脉，而夹少阴之邪。余诊毕，即议云：此症仍宜一表一里，但表药中多用人参，里药中多用附子，方可无患。若用痢疾门诸药，必危之道也。仲仪以平日深信，径取前药不疑，然疾势尚未著也。及日西，忽发大热，身重如巨石，头在枕上，两人始能扶动，人事沉困，举家惶乱，忙忙服完表里二剂。次早诊时，即能起身出房，再与参附药二剂全安。若不辨证用药，痢疾门中，几曾有此等治法乎！况于疾未著而早见乎！

【赏析】本案张氏痢疾仅日三五行，行动如常，然喻氏脉学功底深厚，从其"得内伤之脉"，认为病属三阴，舍证从脉。又言"夹少阴之邪"，必见"脉微细，但欲寐"，腹痛绵绵，喜温喜按，畏寒喜暖，舌淡苔白等症，为脾肾阳衰，火不生土，兼寒湿阻滞。刻下虽行动如常，然此病已伤及根本，阴阳离绝就在眼前，故急用参附汤益气回阳，救逆固脱。患者当晚表现也印证喻氏医术见识之高，幸得喻氏提前备药而得安。

周信川年七十三岁，平素体坚，不觉其老。秋月病痢，久而不愈。至冬月成休息痢，一昼夜十余行，面目浮肿，肌肤晦黑，求治于余。余诊其脉沉数有力，谓曰：此阳邪陷入于阴之症也。吾当以法治之，尚可痊愈，明日吾自袖药[1]来面治。于是以人参败毒散本方煎好，用厚被围椅上坐定，置火其下，更以布条卷成鹅蛋状，置椅褥上，殿[2]定肛门，使内气不得下走。然后以前药滚热与服。良久又进前药。遂觉皮间有津津微润。再溉[3]以滚汤，教令努[4]力忍便，不得移身。如此约二时之久，皮间津润总未干。病者心躁畏热，忍不可忍，始令连被卧于床上。是晚止下痢二次。已[5]后改用补中益气汤，一昼夜止下三次，不旬日而全愈。盖内陷之邪，欲提之转从表出，不以急流挽舟之法施之，其趋下之势，何所底[6]哉！闻王星宰世兄患久痢，诸药不效，苏郡老医，进以人参败毒散，其势差减，大有生机，但少此一段斡旋[7]之法，竟无成功。故凡遇阳邪陷入阴分，如久疟、久痢、久热等症，当识此意。使其缓缓久久，透出表外，方为合法。若急而速，则恐才出又入，徒伤其正耳！

【注】

[1] 袖药：带药。袖，藏物于袖中，引申为带。

[2] 殿：豫注本注，当作"垫"。

[3] 溉：浇灌。

[4] 努：原作"弩"，按豫注本注改。

[5] 已：通"以"。

[6] 底：通"抵"。

[7] 斡旋：豫注本作"斡（wò）旋"，当是。斡旋，调解周旋，扭转挽回。

【赏析】 本案周翁之病，为喻氏"逆流挽舟"用药的经典验案。周氏老人病痢，从秋至冬，久而不愈，乃至"一昼夜十余行，面目浮肿，肌肤晦黑"，当属正虚邪恋，而"脉沉数有力"，面浮肤黑，则邪实壅滞，水湿为患可知。以方测证，患者当兼有发热恶寒，头痛，鼻塞流涕，关节酸痛等表证，故喻氏断为"此阳邪陷入于阴之症"。在《金匮要略·呕吐哕下利病脉证治》"下利脉反弦，发热身汗者，自愈"的启发下，在张从正创造性地运用汗法调和营卫，疏通气血以治疗腹泻的启示下，首创"逆流挽舟"之法。喻氏认为痢疾发病多在夏秋炎暑季节，"《内经》冬月伤寒，已称病热，至夏秋暑湿三气交蒸互结之热，十倍于冬月矣"（《医门法律·痢疾论》，下同），湿热之邪外感致病，"外感三气之热而成下痢"，引起少阳之气不升，清气下陷而为利，气机不畅则为滞。在发病过程中，有表里传变的关系，外邪从表入里为逆，由里出表为顺。若在表之邪失于表散，久痢邪入阴分或阳气下陷者，皆为逆。对于此类表邪未尽，外感夹湿痢疾，当"下利必从汗，先解其外，后调其内"，"首用辛凉解其表，次用苦寒以清其里"。先用人参败毒散益气解表止利，逆流挽舟，后以补中益气汤培补中气，升清降浊，而收全功。患者年高久利，正气虚衰，无力托邪外出，邪陷入阴，盖不借人参之大力扶正，则无以祛邪外出；非羌活、独活、柴胡、前胡、桔梗引阳上行，无以逆挽其下陷之邪；配苓、草、芎以健脾益气和气血。

案中煎服调护法亦值得我们参考借鉴。喻氏用人参败毒散煎汤热服，同时加以厚被火熏取汗，将内陷之邪提之从表而出；同时因周翁年迈气虚下陷，以布卷垫肛，不使内气下走，则升提之药力易于发挥。如此上提下塞，一举获效，与其护理技巧不无关系。另一苏郡老医，对类似患者同用人参败毒散，"但少此一段斡旋之法，竟无成功"，可见护理得当亦为病情痊愈的重要因素。

朱孔阳年二十五岁，形体清瘦，素享安逸。夏月因构讼[1]，奔走日中，暑湿合内郁之火，而成痢疾。昼夜一二百次，不能起床，以粗纸铺于褥上，频频易置。但饮水而不进食，其痛甚厉，肛门如火烙，扬手踢足，躁扰无奈。余诊其脉，弦紧劲急，不为指挠[2]。谓曰：此症一团毒火，蕴结在肠胃之内，其势如焚，救焚须在顷刻，若二三日外，肠胃朽腐矣！于是以大黄四两，黄连、甘草各二两，入大砂锅内煎，随滚随服。服下人事稍宁片刻，少顷仍前躁扰。一昼夜服至二十余碗，大黄俱已煎化，黄连、甘草，俱煎至无汁。次日病者再求前药，余诊毕，见脉势稍柔，知病可愈。但用急法，不用急药，遂改用生地黄、麦门冬各四两，另研生汁，而以天花粉、牡丹皮、赤芍、甘草各一两，煎成和汁，大碗咽之。以其来势暴烈，一身津液，从之奔竭，待下利止，然后生津养血，则枯槁一时难回。今脉势既减，则火邪俱退，不治痢而痢自止，岂可泥润滞之药，而不急用乎！服此药，果然下利尽止，但遗些少气沫耳。第三日，思食豆腐浆。第四日，略进陈仓米清汁。缓缓调至旬余，方能消谷。亦见胃气之存留一线者，不可少此焦头烂额之客耳。

【注】

[1] 构讼：造成诉讼，即打官司。

[2] 挠：屈服、弯曲。

【赏析】 本案朱某，下利昼夜一二百次，由"饮水而不进食，其痛甚厉，肛门如火烙，扬手踢足，躁扰"，脉弦紧劲急，内里一派热毒炽盛可知，热毒夹湿，壅滞肠中，迟则损伤络脉，腐败气血，肠中脂膜血络，将化为脓血，即喻氏所言"二三日外，肠胃朽腐"，更加危急，故急当清热泻火解毒，急救其焚为宜。以重剂频服，"大黄四两，黄连、甘草各二两，入大砂锅内煎，随滚随服"，病势乃衰，脉稍柔。复诊以大剂生地、麦冬、花粉、丹皮、赤芍清热滋阴凉血，调理收功而愈。本病初期热毒暴痢，来势汹汹，非此大剂频服，不能直折；后期邪势已缓，则清热药中渐加生津之品。

病后痢止调护，医者亦须留心。喻氏由流质、半流质，缓缓调至旬余，方过渡至正常饮食，盖大病过后，余邪未净，元气未复，脾胃尚弱，肠道损伤未复，不可急于进食。此虽小处，若不留意，常可致病情反复，余邪复萌，酿生变证矣。

陈汝明病痢，发热如蒸，昏沉不食，重不可言，至第三日，危急将绝，方请余诊。其脉数大空虚，尺脉倍加洪盛。谓曰：此两病而凑于一时之症也。内有湿热，与时令外热相合，欲成痢症，尚不自觉。又犯房劳，而为骤寒所乘，以故发热身重，不食昏沉，皆属少阴肾经外感。少阴受邪，原要下利清白，此因肠中湿热，已蒸成猪肝鱼脑败浊之形，故色虽变而下利则同也。再用痢疾门药一剂，即刻不救矣！遂忙以麻黄附子细辛汤一剂，与之表散外邪，得汗后热即微减。再以附子理中汤，连进二剂，热退身轻能食。改用黄连理中汤丸，服至旬日全安。

【赏析】 本案陈某发热如蒸，神昏不食，危急将绝，似为热病神昏，但其脉数大空虚，与《伤寒论》281条少阴病提纲证"脉微细，但欲寐"有相类之处同，表明在里之阳已虚，虚阳浮越；尺脉倍加洪盛，还夹下焦湿热。喻氏断为少阴兼表，用麻黄附子细辛汤温经解表。然观其汗后仅身热微减，而后用附子理中汤后，热退身轻能食，恐其热未必是兼表热，而为虚阳外越之假热之可能性大。因患者根本之元阳将脱，故以急救回阳为要，待下焦阳回后再用黄连理中（即理中汤加黄连）汤丸温中祛寒，兼清湿热。

叶茂卿幼男病痢，噤口发热十余日，呕哕连声不断。诊其关脉，上涌而无根；再诊其足脉，亦上涌而无根。谓其父曰：此非噤口痢之症，乃胃气将绝之症也。噤口痢者，虚热在胃，壅遏不宣，故觉其饱而不思食，治宜补虚、清热两法。此因苦寒之药所伤，不能容食，治惟有颛颛[1]温补一法而已。于是以理中汤，连投二剂，不一时痢下十余行，遍地俱污。茂卿恐药不对症，求更方。余曰：吾意在先救胃气之绝，原不治痢。即治痢，人之大小肠，盘叠腹中甚远，虽神丹不能遽变其粪。今藉药力催之速下，正为美事，焉可疑之！遂与前药，连服三日，人事大转，思食不哕，痢势亦减。四日后止便糟粕，以补中益气汤调理，旬日全安。此可见小儿之痢，纵哮伤胃者多，内有积热者少，尤不宜轻用痢疾门中通套治法也。

【注】

[1] 颛颛（zhuān zhuān）：用心专一貌。颛，通"专"。犹言区区。

【赏析】本案叶姓男童，发热、痢疾，饮食不下，关脉及足脉皆"上涌而无根"，为脾损及肾，真元大损；更见呕哕连声不断，故断为"胃气将绝"，其发热为虚阳外越无疑。若病以下利为主，可用四逆加人参汤之类，现以呕哕为主，胃气将绝，故急用理中汤专事温补以救胃气之垂绝为先，缓以补中益气汤调理善后而收全功。

浦君艺病痢疾，初起有表邪未散，而误用参、术固表，使邪气深入。又误服黄连凉解，大黄推荡。治经月余，胃气不运，下利一昼夜百余行。一夕呕出从前黄连药汁三五碗，呕至二三次后，胃与肠遂打为一家，内中幽门、阑门，洞开无阻，不但粥饮直出，即人参浓膏，才吞入喉，已汩汩[1]从肠奔下。危急之中，诸昆玉[2]及内戚俱探余曰：此症可无恐乎？余曰：在此用药，便有可恃，吾岂不知病势之危，但无别人可任，姑以静镇之，而殚力[3]以报知己耳。于是以大剂四君子汤，煎调赤石脂、禹余粮二味，连连与服。服后其下奔之势少衰，但腹中痛不可忍。君艺曰：前此下痢虽多，然尚不痛，服此药而痛增，未可再服矣！余曰：此正所谓通则不痛，痛则不通之说也。不痛则危，痛则安，何乐而不痛耶！仍以前药再进，俟势已大减，才用四君子倍茯苓，十余剂全安。

胡卤臣先生曰：闭门造车，出而合辙，使郡邑医学中，仿此议病，先衡量所造高下，然后用之则可矣。

【注】

[1] 汩汩：当为"汩汩（gǔ gǔ）"，象声词。形容水或其他液体流动的声音。

[2] 昆玉：对人兄弟的敬称。

[3] 殚力：竭尽全力。

【赏析】本案浦某表证误补，闭门留寇，引邪深入；又误服大黄、黄连苦寒清热攻下之品，反复误治，损伤脾阳，胃气大伤，中土不运，幽门、阑门洞开无阻，一昼夜下痢百余次，此为正虚滑脱之证，急以大剂四君子汤，煎调赤石脂、禹余粮，以补脾益胃，涩肠固脱。后以四君子倍茯苓十余剂而愈，此方除健脾外，倍茯苓则为取"急开支流"，"利小便以实大便"之意，补而不壅。其间虽见腹痛加剧，然喻氏胸有成竹，认定其为正气恢复能与邪争之象，仍用前方加减，真名医风范也！

案8 面议陈彦质临危之症有五可治

陈彦质患肠风下血，近三十年，体肥身健，零星去血，旋亦生长，不为害也。旧冬忽然下血数斗，盖谋虑忧郁，过伤肝脾。肝主血，脾统血，血无主统，故出之暴耳！彼时即宜大补急固，延至春月，则木旺土衰，脾气益加下溜矣。肝木之风，与肠风交煽，血尽而下尘水，水尽而去肠垢，垢尽而吸取胃中所纳之食，汩汩下行，总不停留变化，直出如箭，以致肛门脱出三五寸，无气以收。每以热汤浴之，眸[1]叫托入，顷之去后，其肛复脱。一昼夜下利二十余行，苦不可言。面色浮肿，夭然不泽，唇焦口干，鼻孔黑煤，种种不治，所共睹矣！仆诊其脉，察其症，因为借箸筹之[2]，得五可治焉。若果阴血脱尽，则目盲无所视，今双眸尚炯，是所脱者下焦之阴，而上焦之阴犹存也，一也。若果阳气脱尽，当魄汗淋漓，目前无非鬼像，今汗出不过偶有，而见鬼亦止二次，是所脱者脾中之阳，而他脏之阳犹存也，二也。胃中尚能容谷些少，未显呕吐哕逆之症，则相连脏腑，未至交绝，三也。夜间虽艰于睡，然交睫[3]时亦多，更不见有发热之候，四也。脉已虚软无力，而激之间亦鼓指[4]，是禀受原丰，不易摧朽，五也。但脾脏大伤，兼以失治旷日，其气去绝不远耳。经云：阳气者，如天之与日，失其所，则折寿而不彰。今阳气陷入阴中，大股热气，从肛门泄出，如火之烙，不但失所已也。所以犹存一线生意者，以他脏中未易动摇，如辅车[5]唇齿，相为倚藉，供其绝乏耳。夫他脏何可恃也？生死大关，全于脾中之阳气，复与不复定之。阳气微复，则食饮微化，便泄微止，肛门微收；阳气全复，则食饮全化，便泄全止，肛门全收矣。然阴阳两竭之余，偏驳之药，既不可用，所藉者，必参、术之无陂[6]。复气之中，即寓生血，始克有济[7]，但人参力未易辨，况才入胃中，即从肠出，不得不广服以继之，此则存乎自裁[8]耳。于是以人参汤[9]调赤石脂末，服之稍安，次以人参、白术、赤石脂、禹余粮为丸，服之全愈。其后李萍槎先生之病，视此尚轻数倍，乃见石脂、余粮之药，骇而不用，奈之何哉！

胡卤臣先生曰：似此死里求生，谁不乐从？其他拂情[10]处，不无太直。然明道之与行术，则径庭[11]矣。

【注】

[1] 睁：当为"挣"。

[2] 借箸（zhù）筹之：借用竹筷子指划形势。这里意为分析病因病势，筹划治疗方法。语出《史记·留侯世家》："请借前箸以筹之。"

[3] 交睫：上下睫毛相交，指闭目入睡。

[4] 激之间亦鼓指：重按脉，间或仍鼓指有力。激，此指重按；间，间或。

[5] 辅车：颊辅与牙床。比喻关系密切，利害相关。语出《左传·僖公五年》："谚所谓'辅车相依，唇亡齿寒'者，其虞虢之谓也。"

[6] 无陂（bēi）：没有邪曲。陂，不正。此指药材道地纯正。

[7] 始克有济：这样才能够发挥作用。克，能够。

[8] 自裁：自行决定。

[9] 人参汤：理中汤之别名。

[10] 拂情：违背人情。

[11] 径庭："大相径庭"。指相距甚远，悬殊。

【赏析】本案即"面议少司马李萍槎先生误治宜用急疗之法"所提及之"华天御孝廉荐治陈彦质之病"。两案相病症类似，均为下利日久，阴竭阳脱之证，但前案为误下后下利不止，本病为内伤下血；病因一外一内，所下者一利一血，故喻氏在上案中言其较前者为重。患者陈某平素"体肥身健"，多夹湿热；情志内伤，肝郁化热，来克脾土，损伤肠络，故见下血。下血量大（"数斗"）、日久（从冬至春），气随血脱，气损及阳，血损及阴，故病日见沉重。脾不统血，肠中下血，气随血脱，中气下陷，故见脱肛；脾虚不能运化水谷水液，肠道不能分清泌浊，水液下趋，脾气不升，故见下利"直出如箭"，"一昼夜下利二十余行，苦不可言"；水液外停四肢则浮肿；气血两亏，脾又不能运化以生气血，故面色夭然不泽；唇焦口干，鼻孔黑煤为阴血亏虚化燥，上焦失于濡润之象。病情已极其严重，然喻氏从其"双眸尚炯"，幻觉仅为偶有，断未"失神"；汗出偶有，断阳气未绝；尚能少量进食，断胃气未绝；虽有失眠但尚能入睡，且无发热，则断为阴阳未离绝；脉虽虚软但尚有根，"激之鼓指"，说明先天禀赋较丰厚，体质较好；故为"五可治"。

仿前案调中补虚为主，调服赤石脂涩肠固脱止利。因本病较前更重，下血日久，气损及阳，故用温阳健脾之理中汤代替健脾益气之四君，赤石脂色赤入血分，功专止血涩肠，直入下焦，后以丸药调养而愈。这也符合《汤液本草·东垣先生用药心法》所言"汤者，荡也，去大病用之"，多用于大病、急重病；"丸者，缓也，不能速去之。其用药之舒缓而治之意也"，多用于慢性、虚损性疾病调养的原则。

案 9　黄咫旭乃室膈气危症宜用缓治法果验

咫旭乃室病膈气二十余日，饮粒全不入口。延余诊时，尺脉已绝而不至矣。询其二便，自病起至今，从未一通，止是一味痰沫上涌，厌厌待尽，无法以处。邑庠[1]有施姓者，善决生死，谓其脉已离根，顷刻当坏。余曰：不然。《脉经》明有开活一款[2]云：上部有脉，下部无脉，其人当吐，不吐者死。是吐则未必死也，但得天气下降，则地道自通，故此症倍宜治中，以气高不返，中无开阖，因成危候。待吾以法缓缓治之，自然逐日见效。于是始独任以观验否。乃遂变旋伏[3]代赭成法，而用其意，不泥其方。缘女病至尺脉全无，则莫可验其受孕，万一有而不求，以赭石、干姜辈伤之，呼吸立断矣，姑阙疑[4]。以赤石脂易赭石，煨姜易干姜，用六君子汤加旋覆花，煎调服下，呕即稍定。其岳父见用人参，以为劫病[5]而致憾。余曰：无恐也，治此不愈，愿以三十金为罚，如愈，一文不取。乃全神炤[6]应，药必亲调，始与服之。三日后，渐渐不呕；又三日后，粥饮渐加，举家称快。但病者全不大便，至是已月余矣。一则忧病之未除，再则忧食之不运，刻刻以通利为嘱。余曰：脏气久结，食饮入胃，每日止能透下肠中一二节，食饮积之既久，脏气自然通透，原议缓治，何得急图耶！举家金以余为不情[7]，每进诊脉，辄闻病者鼻息之扬，但未至发声相詈[8]耳。盖余以归、地润肠之药，恐滞膈而作呕；硝石、大黄通肠之药，恐伤胎而殒命。姑拂其请，坚持三五日，果气下肠通，而病全瘳[9]矣！病瘳而其家窃议曰：一便且不能通，曷[10]贵于医耶？月余，腹中之孕，果渐形著。又议曰：一孕且不能知，安所称高耶？呼嗟！余之设诚而行，以全人夫妻子母，而反以得谤也，岂有他哉！惟余得谤，当世之所谓医者，然后乃得名耳！

胡卣臣先生曰：议病入理之深，自然入俗之浅，如中无开阖之语，及脏气逐日渐通之语，岂堪向寻常索解耶！

【注】

[1] 邑庠（yì xiáng）：明清时的县一级学校。邑，旧时县的别称；庠，古代乡学名。

[2] 款：项。

[3] 旋伏：当为"旋覆"。

[4] 阙（quē）疑：遇有疑惑，暂时空着，不作主观推测。

[5] 劫病：掠夺患者的钱财。指治病破财。

[6] 炤：同"照"。

[7] 举家金（qiān）以余为不情：全家都认为我不近人情。金，全，都。

[8] 詈（lì）：骂，责骂。

[9] 瘳（chōu）：病愈。

[10] 曷（hé）：何，什么。

【赏析】本案黄妻严重呕吐，二十余日，水食不进，大便不通，而为膈气。《圣济总录·膈气门》言："人之胸膈，升降出入，无所滞碍，命曰平人。若寒温失节，忧恚不时，饮食乖宜，思虑不已，则阴阳拒膈，胸脘痞塞，故名膈气。"多属现代食管癌范畴，但本病实为妊娠恶阻。妊娠之后，胎元初凝，血聚养胎，经血不泻，冲脉之气较盛。冲脉起于胞宫而隶于阳明，冲脉气壅则上逆。脾胃虚弱，胃失和降则呕；痰饮内停，随逆气而出则痰沫上涌；呕则伤气，吐则伤阴，呕吐日久，水浆不入，气阴两虚。阴虚肠道失润，腑气不通，加之饮食不进，化源不足，故大便不通。治当健脾益气，和胃降逆。

喻氏在本案中还体现了他高超而准确的判断预后能力。患者二十余日水米不入，大便不通，奄奄一息，尺脉又绝，他医断为"脉已离根"之死证，而喻氏引《脉经》"上部有脉，下部无脉，其人当吐，不吐者死"，断其尚有生机。该句出于《难经·十四难》及《脉经》，指实邪阻滞，中焦不通，气机内闭，气不应脉，可出现"上部有脉，下部无脉"之象，此时"其人当吐"，吐则中焦得通，浊邪涌泄，气机得开，出入有常，则生；反之则死。孕妇之脉本应"阴搏阳别"，见滑且尺脉搏指有力，但因其呕吐严重，气阴两伤，气逆于上，气机内闭，不能下通，致使尺脉不现，"莫可验其受孕"与否，故喻氏认为不可鲁莽使用攻下及重坠之品。本可用旋覆代赭汤，为防止重坠之赭石、辛燥之干姜（注：《伤寒论》中实为生姜）伤胎，分别以赤石脂、煨姜代之。又因其脾虚饮停，而加六君子汤健脾益气，化痰理气，增强补中之力。可谓师其意而不泥其方，活法机括，加减运用自如。最后终于孕形显现。现代临床则可以实验检查结果辅助，诊断较为准确。

喻氏治疗本案的经历颇让人感慨，因其病情用人参，被疑为"劫病"，喻氏为免病家怀疑，主动提出治病分文不取，无效倒赔三十金；对患者全力照应，"药必亲调，始与服之"，呕止食增病情缓解后，为保胎，且病情不宜通下故未用硝黄，反受病家之讥讽；患者病愈而孕形渐显后，病家不但不感恩，反怪其未能早日判断预测。此诚不明事理之家也!与现今一些医生受到患者家属的不公正对待，及医患矛盾，颇有类似之处。此案体现了喻嘉言的高超医术与高尚医德。并为另一案顾季掖之妻孕期肺痈之病患提供了治疗线索（患者家人即是听闻黄妻孕期得良治而愈，故请喻氏前去诊治），亦可谓"失之东隅，收之桑榆"也。

案10　面议倪庆云危症再生治验

倪庆云病膈气十四日，粒米不入咽，始吐清水，次吐绿水，次吐黑水，次吐臭水，呼吸将绝，医已歇手。余适诊之，许以可救，渠家不信。余曰：尽今一昼夜，先服理中汤六剂，不令其绝，来早转方，一剂全安。渠家曰：病已至此，滴水不能入喉，安能服药六剂乎？余曰：但得此等甘温入口，必喜而再服，不须过虑。渠诸子或庠或弁[1]，亦知理折，佥[2]曰：既有妙方，何不即投见效，必先与理中，然后乃用，此何意耶？余曰：《金匮》[3]有云，病人噫气不除者，旋覆代赭汤主之。吾于此病分别用之者有二道：一者以黑水为胃底之水，臭水为肠中之水，此水且出，则胃中之津液久已不存，不敢用半夏以燥其胃也；一者以将绝之气，止存一系[4]，以代赭堕之，恐其立断，必先以理中分理阴阳，俾气易于降下，然后代赭得以建奇奏绩。一时之深心，即同千古之已试，何必更疑？及简[5]仲景方，见方中止用煨姜而不用干姜[6]。又谓干姜比半夏更燥，而不敢用。余曰：尊人所噫者，下焦之气也，所呕者，肠中之水也。阴乘阳位，加以日久不食，诸多蛔虫，必上居膈间，非干姜之辣，则蛔虫不下转，而上气亦必不下转，妙处正在此，君曷可泥哉！诸子私谓，言有大而非夸[7]者，此公颇似。姑进是药，观其验否，进后果再索药。三剂后病者能言，云内气稍接，但恐太急，俟天明再服，后且转方为妥。至次早未及服药，复请前医参酌，众医交口极沮[8]，渠家并[9]后三剂不肯服矣。余持前药一盏，勉令服之，曰：吾即于众医前，立地转方，顷刻见效，再有何说！乃用旋覆花一味煎汤，调代赭石末二茶匙与之，才一入口，病者曰：好药，吾气已转入丹田矣！但恐此药难得。余曰：易耳。病者十四日衣不解带，目不交睫，惫甚，因图脱衣安寝。冷气一触，复呕，与前药立止，思粥，令食半盏。渠饥甚，竟食二盏，少顷已食六盏。复呕，与前药立止。又因动怒以物击婢，复呕，与前药立止。以后不复呕。但困倦之极，服补药二十剂，丸药一斤，将息二月，始能远出，方悔从前少服理中二剂耳。

胡卤臣先生曰： 旋覆代赭一方，案中屡建奇绩，但医家未肯信用，熟读前后诸案，自了无疑惑矣。

【注】

[1] 弁（biàn）：旧时的低级武官。

[2] 佥（qiān）：全，都。

[3]《金匮》：当为《伤寒论》。

[4] 一系：豫注本注作"一丝"。

[5] 简：查阅。

[6] 方中止用煨姜而不用干姜：豫注本注作"方中用干姜而不用煨姜"，当是。

[7] 言有大而非夸：说话口气大，但并非虚夸。

[8] 沮（jǔ）：阻止。

[9] 并：连。

【赏析】 本案呕吐十四日，粒米不入，目不交睫，呕吐十分频繁。最后吐出清水、绿水、黑水及臭水。喻氏断其水来自胃底、肠中。按现代医学理论推测，清水当为胃液，绿水则夹胆汁，黑水或夹瘀血及血液，臭水则来自肠中秽液，其病当为重度呕吐，损伤胃黏膜伴胃出血、胆汁、肠液反流。肠液反流于胃，可知本病呕吐极重。治宜旋覆代赭汤，但因黑水、臭水既出，说明胃肠中津液将绝，故不敢用半夏温燥、代赭石重坠伤其将绝之气液，而用理中汤调理中焦，温养中气，分理阴阳，使浊气下降，清气上升。待中气建立后再以旋覆代赭降逆止呕建功，转危为安。

本案喻氏认证极准，有胆有识；用药精到，急挽危重；能言善辩，据理力争，不避嫌隙，更显大医本色，足为后世医家典范。

喻氏此三案均为膈气案，但究其病因，并非后世之"噎膈"（食管癌），实为呕吐重症导致的水食难下之证，且均以理中、六君之类健脾药配旋覆代赭而取效。

案11　论徐岳生将成痿痹之证

徐岳生躯盛气充，昔年因食指微伤见血，以冷水濯之，遂至血凝不散，肿溃出脓血数升，小筋脱出三节，指废不伸。迩来[1]两足间，才至秋月，便觉畏冷，重绵蔽之。外拊[2]仍热，内揣独觉其寒。近日从踵至膝后，筋痛不便远行。云间[3]老医，令服八味丸，深中其意。及仆诊，自云平素脉难摸索，乃肝肺二部，反见洪大。大为病进，况在冬月木落金寒时，尤为不宜。方来之势，将有不可向迩[4]者。八味丸之桂、附，未可轻服也，何也？筋者肝之合也。附筋之血，既经食指之扪取，存留无几，不能荣养筋脉，加以忿怒，数动肝火，传热于筋，足趺之大筋，得热而短，是以牵强不便于行也。然肝之所主者惟肺。木性畏金，禀令拥戴，若君主然。故必肺气先清，周身气乃下行。今肺脉大，则肺气又为心主所伤，壅塞不清，是以阳气不能下达而足寒也。然则所患虽微，已犯三逆。平素脉细，而今脉大，一逆也；肝脉大而热下传，二逆也；肺脉大而气上壅，三逆也。设误以桂、附治之，热者愈热，壅者愈壅，即日便成痿痹矣。此际用药，渊乎微乎，有寻常不能测识者。盖筋脉短劲，肝气内锢，须亟讲于金伐木荣之道。以金伐木，而木反荣，筋反舒，匪[5]深通玄造[6]者，其孰能知之？然非金气自壅，则木且奉令不暇，何敢内拒。惟金失其刚，转而为柔，是以木失其柔，转而为刚。故治此患，先以清金为第一义也。然清金又先以清胃为第一义。不清其胃，则饮酒焉，而热气输于肺矣；厚味焉，而浊气输于肺矣。药力几何，能胜清金之任哉！金不清，如大敌在前，主将懦弱，已不能望其成功，况舍清金而更加以助火烁金，倒行逆施以为治耶，必不得之数矣。

翁见药石之言，漫无忌讳，反疑为张大其说，而莫之信，竟服八味丸。一月后，痿痹之情悉着，不幸所言果验。乃卧床一载，必不令仆一见。闻最后阳道尽缩，小水全无，乃肺金之气，先绝于上，所以致此。明明言之，而竟蹈之，奈何奈何！

胡卣臣先生曰：此治痿痹证之妙法《莲华经》也，不当作文本亵视。

【注】
[1] 迩来：近来。
[2] 拊：通"抚"，抚摸。
[3] 云间：江苏松江县之古称。
[4] 向迩：指接近之意。
[5] 匪：通"非"。
[6] 玄造：玄理，道理。

【赏析】本案由徐氏食指微伤出血，渐致肿溃出脓血而指废不伸开始，后发展至两足畏冷，筋痛不便远行。前医见徐氏双足畏冷，"重绵蔽之"，认为其属肾阳不足之证，用《金匮要略》桂附八味丸治之。及喻氏来诊，细察病情后分析认为，此乃肺肝有热，筋脉失养之证，不宜服八味丸。其从肝肺脉大，论述"三逆"。一逆平素脉细，而今脉大，乃平素血虚，阴虚火旺的表现。二逆肝脉大而热下传。因肝主筋，肝火偏旺，而下注于筋，筋枯而肢体痿废不行。三逆肺脉大而气上壅。因肺脉大从五行上来讲，肺属金，而火克金，故肺气壅滞，阳气不能下达而足寒。由此，喻氏随后指出："金失其刚，转而为柔，是以木失其柔，转而为刚。故治此患，先以清金为第一义也。"此案虽肺肝同病，但其矛盾之主要方面则仍在肺金，盖本《内经》肺热叶焦，发为痿痹之旨，所以在治疗上认定"清金为第一义"。欲金之清，务必戒除饮酒厚味而使胃土清，这样才能澄本清源，痿痹之证也就能及时遏止了。本案提出清肺金之明确治则，但未明言治疗方药，据证而言，似可用清燥救肺汤合小柴胡汤加减以奏其效。

此案喻氏引经据典，将脏腑辨证、五行生克理论有机结合在一起，说理透彻，辨证准确，只可惜徐氏未能遵从喻氏之见，最终痿痹形成，阳道尽缩，小水全无，肺金已绝，实乃可惜之至。

案 12　论钱太封翁足患不宜用热药再误

钱叔翁太老先生，形体清瘦，平素多火少痰。迩年内蕴之热，蒸湿为痰。辛巳夏秋间，湿热交胜时，忽患右足麻木，冷如冰石。盖热极似寒，如暑月反雨冰雹之类。医者以其足趺之冷也，不细察其为热极似寒，误以牛膝、木瓜、防己、加皮、羌独之属温之。甚且认为下元虚惫，误用附、桂、河车之属补之，以火济火，以热益热。由是肿溃出脓水，浸淫数月，踝骨以下，足背指踵，废而不用，总为误治而至此极耳。其理甚明，无难于辨。若果寒痰下坠，不过坚凝不散止耳，甚者不过痿痹不仁止耳。何至肿而且溃，黄水淋漓，腐肉穿筋耶！太翁不知为医药所误，乃委咎于方隅神煞[1]所致，岂其然哉！此与伤寒坏证，热邪深入经络而为流注，无少异也。所用参膏，但可专理元气，而无清解湿热之药以佐之，是以未显厥效。以元老[2]之官，不可以理烦剧。设与竹沥同事，人参固其经，竹沥通其络，则甘寒气味，相得益彰矣。徐太掖先生服人参以治虚风，误佐以附子之热，迄今筋脉短缩，不便行持，亦由不识甘寒可通经络也。且太翁用参膏后，脾气亦既大旺，健运有加矣。此时倘能撙节饮食，俾脾中所生之阳气，得专力以驱痰、驱热，则痰热不留行，而足患并可结局。乃日食而外加以夜食，虽脾气之旺，不为食所伤，然以参力所生之脾气，不用之运痰、运热，止用之以运食，诚可惜也。今者食入亦不易运，以助长而反得衰，乃至痰饮胶结于胸中，为饱为闷，为频咳而痰不应。总为脾失其健，不为胃行津液，而饮食反以生痰，渐渍充满肺窍，咳不易出，虽以治痰为急，然治痰之药，大率耗气动虚，恐痰未出，而风先入也。唯是确以甘寒之药，杜风消热，润燥补虚豁痰，乃为合法。至于辛热之药，断断不可再误矣，医者明明见此，辄用桂、附无算，想必因脓水易干，认为辛热之功，而极力以催之结局耳，可胜诛哉！

胡卤臣先生曰： 湿热伤足，自上而下也；足寒伤心，自下而上也。自上下者，先清其上；自下上者，先温其下。观此而民病伤国，可知治先在民矣。

【注】

[1] 方隅神煞：方隅，指四面八方；神煞，指凶神伤害。此处指患者将疾病归结为妖魔鬼怪所致，实乃迷信思想。

[2] 元老：原指年辈、资望皆高的大臣或政界人物。此处指人参。

【赏析】本案喻氏分析明确，指出钱氏足患乃痰热下注所致，而痰热邪气是如何产生的？喻氏认为与钱氏的体质因素有关。中医常说"瘦人多火，胖人多痰"，患者形体清瘦，素来火旺，而"内蕴之热，蒸湿为痰"，"湿（痰）热交胜"，浸淫于经脉，则"右足麻木，冷如冰石"。此时表现貌似阳虚寒凝之证，似可用温阳燥湿之法，但后医用桂、附等热药治疗后而病情加重，出现"肿溃出脓水……足背指踵"之症，实乃"以火济火，以热益热"之错误治法。为何足部"冷如冰石"？喻氏认为此乃"热极似寒"之证，与中医常说的"大实有羸状"相似。因此，治疗上当弃热药而用甘寒通络法，因"甘寒之药，杜风消热，润燥补虚豁痰"，喻氏认为可以用人参配用竹沥，"人参固其经，竹沥通其络，则甘寒气味，相得益彰矣"。

此外，案中还提到徐氏服用参膏后脾气大运，但脾气健旺却未能用它运痰运热，而用在运化过多摄入的食物方面，因而脾气受损，"不为胃行津液，而饮食反以生痰，渐渍充满肺窍，咳不易出"。这应该归结为药物与饮食的辩证关系，提示大家在临床上应告诫患者患病期间应"撙节饮食"，使健旺之脾气更多用于化痰祛湿等治疗作用上，则不会产生健食复减食的现象，更不会因此而导致病情加剧的后果。

案 13　论吴吉长乃室及王氏妇误药之治验

吉长乃室，新秋病洒淅恶寒，寒已发热，渐生咳嗽，然病未甚也。服表散药不愈，体日尪羸。

延至初冬，饮以参、术补剂，转觉厌厌欲绝，食饮不思，有咳无声，泻利不止，危在旦暮。医者议以人参五钱，附子三钱，加入姜、桂、白术之属，作一剂服，以止泻补虚，而收背水之捷[1]。吉长彷徨无措，延仆诊毕，未及交语，前医自外趣至，见仆在坐，即令疏方，仆飘然而出。盖以渠见既讹，难与语至理耳。吉长辞去前医，坚请用药。仆因谓曰：是病总由误药所致。始先皮毛间洒淅恶寒发热，肺金为时令之燥所伤也。用表散已为非法，至用参术补之，则肺气闭锢，而咳嗽之声不扬，胸腹饱胀，不思食饮，肺中之热无处可宣，急奔大肠，食入则不待运化而直出。食不入，则肠中之垢污，亦随气奔而出，是以泻利无休也。今以润肺之药兼润其肠，则源流俱清，寒热、咳嗽、泄泻一齐俱止矣。但取药四剂，服之必安，不足虑也。方用黄芩、地骨皮、甘草、杏仁、阿胶。初进一剂，泻即少止。四剂毕，而寒热俱除。再数剂而咳嗽俱全愈矣。设当日与时辈商之，彼方执参、附为是，能从我乎？又乡中王氏妇，秋月亦病寒热，服参术后，亦厌厌[2]一息，但无咳嗽，十余日不进粒米，亦无大便，时时晕去，不省人事。其夫来寓中，详述其症，求发补剂归服。余以大黄、芒硝、石膏、甘草四味，为粗末与之。彼不能辨，归而煎服。其妻云：此药甚咸。夫喜曰：咸果补药。遂将二剂连服，顷之腹中努痛，下结粪数块，绝而复苏。进粥二盏，前病已如失矣。乡人致谢忱始知之。凡此素有定见于中，故不为临歧所炫[3]也。姑存是案。为治病者广其识焉。

胡卣臣先生曰：毫厘有差，千里悬绝，案中治法，似乎与症相反，究竟不爽，大难大难。

【注】

[1] 背水之捷：典故出自汉将韩信率兵攻赵，万人背水作战，大败赵军。这里比喻某医以温热药一剂，企图一举取得止泻补虚的速效。

[2] 厌厌：精神不振的样子。

[3] 不为临歧所炫：不被纷繁的临床症状所迷惑。

【赏析】 本案共有两个案例。第一个案例乃吴氏之妻新秋感受燥邪，燥邪伤肺，"渐生咳嗽"，服表散药后，耗伤肺阴，"体日尪羸"；后至初冬，服用参、术甘温补剂，燥邪愈盛，"肺气闭锢，而咳嗽之声不扬，胸腹饱胀"。燥邪无处宣泄，循经下奔大肠而泻利不止。故喻氏予以润肺兼以润肠之药，使"源流俱清，寒热、咳嗽、泄泻一齐俱止矣"。其用黄芩、地骨皮清肺降火；杏仁、阿胶润肺止咳；甘草调和诸药，补脾止利。故"四剂毕，而寒热俱除，再数剂而咳嗽俱全愈矣"。

第二个案例王氏妻亦于秋月感受燥邪，后服参术补剂后，燥邪更盛，"但无咳嗽"，故病不在肺，述"十余日不进粒米，亦无大便"，表明此时病在阳明胃肠，故喻氏用调胃承气汤加石膏，清泻阳明燥热，燥屎一去，则疾病自除。

这两个案例患者都感受了燥邪，都经过误治，病变都累及大肠，但前者病变主要在肺，而后者主要在胃肠。故前者以润肺泄热止咳为主，后者则以荡涤燥结为主。从以上两案可见喻氏治燥独具手眼，深得燥气致病之旨。

案 14　辨鼎翁公祖颐养天和宜用之药

旧宪治[1]公祖江鼎寰先生，望七之龄，精神健旺，脉气坚实，声音洪亮，晋接[2]不厌其繁，纷丝[3]尚能兼理，不羡洛社[4]耆英，行见熙朝元老矣。偶有胸膈弗爽，肺气不清，鼻多浊涕小恙。召诊曰兼患齿痛，谨馈以天冬、熟地、石枣、丹皮、枸杞、五味等，收摄肾气药四剂，入桂些少为引经，服之齿痛顿止，鼻气亦清。第因喉中作干，未肯多服。门下医者素逢主[5]，见治标热，不治本虚，特为辨曰：祖翁所禀先天阳气甚厚，冬月尚仍早兴晚寝，饮蔗啖梨，是以服药多喜清畏补。然补有阴阳之不同，阳气虽旺于上，阴气未必旺于下。髭鬓则黑，步履则迟，其一征也；运臂则轻，举腰则重，其一征也；阳道易兴，精液难固，其一征也；胃能多受，肠弗久留，其一征也；下本不虚，下之精华，暗输于上，是以虚也；上本不实，清阳之分，为阴所凑，似乎实也。故阴凑于上而开窍于目，则为泪；开窍于鼻，则为涕；开窍于口，则为涎为唾。经云：五十始衰，谓阴气至是始衰也。阴气衰，故不能自主而从阳上行，其屑越[6]者，皆身中之至宝，向非收摄归元，将何底极[7]？

是以事亲养老诸方，皆以温补下元为务。诚有见于老少不同，治少年人惟恐有火，高年人惟恐无火。无火则运化艰而易衰，有火则精神健而难老，是火者老人性命之根，未可以水轻折也。昔贤治喉干，谓八味丸为圣药，譬之釜底加薪，则釜中津气上腾，理则然矣。可见下虚者，不但真阴虚，究竟真阳亦虚，何也？阳气以潜藏为贵，潜则弗亢，潜则可久，《易》道也。盏中加油，则灯愈明，炉中覆灰，则火不熄。与其孤阳上浮为热，曷若一并收归于下，则鼻中之浊涕不作，口中之清液常生。虽日进桂、附，尚不觉其为热，矧[8]清利润下之剂，而反致疑乎，是为辨。

　　胡卣臣先生曰：吾乡诸老，享有遐龄者最多，鼎寰廉访年来绝欲忘机，怡情悦性，大药不藉草木之偏，上寿更无涯涘可测，此案第借为高年立法，理自不诬。

【注】

[1] 宪治：指朝廷委驻各行省的高级官员。

[2] 晋接：指多次接见别人。

[3] 纷丝：杂乱的丝，意指繁杂的事情。

[4] 洛社：北宋司马光居洛阳时，与友朋结社讲学，故曰洛社。后在神宗熙宁中为朝中元老，官至宰相。此处喻氏以此段历史恭维江鼎寰为朝中元老。

[5] 逢主：逢迎、奉承主人。

[6] 屑越：散乱、糟蹋之意。

[7] 底极：终止，结束。

[8] 矧：另外，况且，何况。

【赏析】本案喻氏通过江鼎寰先生鼻多浊涕、齿痛之病证治疗，进而探讨老年人养生长寿之理。针对鼎翁鼻多浊涕、齿痛之症，门下医者"逢主，见治标热"，"谨馈以天冬、熟地、石枣、丹皮、枸杞、五味等，收摄肾气药四剂，入桂些少为引经"，虽"服之齿痛顿止，鼻气亦清"，但终非治本之法。喻氏认为鼎翁虽已"望七之龄，精神健旺，脉气坚实，"但毕竟年纪偏大，阳气渐衰，已现阴阳失衡之机。喻氏通过详细的辨证分析，阐述了虚实、阴阳的真假。如其言"下本不虚，下之精华，暗输于上，是以虚也；上本不实，清阳之分，为阴所凑，似乎实也。故阴凑于上而开窍于目，则为泪；开窍于鼻，则为涕；开窍于口，则为涎为唾"，此句准确解释了鼎翁为何精神健旺，脉气坚实而患鼻多浊涕之症。因此，喻氏强调高年之人养生重在温补下元。下元火旺则脾胃得以健运，正气充足，精神健旺。而元阳之保养贵在潜藏，真阳不亢越，真阴则得以维护。喻氏将其形象地比喻为"盏中加油，则灯愈明，炉中覆灰，则火不熄"。如此"阴平阳秘，精神乃治"，这才是延年益寿的养生秘诀！

案15　论张受先先生漏证善后之宜

　　旧邻治父母张受先先生，久患穿肠痔漏，气血大为所耗。有荐吾乡黄先生善敷割者，先生神其术，一切内治之药，并取决焉。不肖昌雅重先生文章道德之身，居瀛海时，曾令门下往候脉息，私商善后之策，大意谓先生久困漏卮，一旦平成，精气内荣，自可百年无患。然新造之区，尚未坚固，则有浸淫之虞。脏气久虚，肠蓄易澼，则有转注之虞[1]。清气久陷，既服甘温升举矣。然漏下已多，阴血暗耗，恐毗[2]于阳。水谷易混，既用养脏厚肠矣。然润剂过多，脾气易溜，恐毗于阴。且漏孔原通精孔，精稍溢出，势必旁渗，则摻精当如摻虎[3]。厚味最足濡脾，味稍不节，势必走泄，则生阴无取伤阴。盖人身脾气，每喜燥而恶湿。先生漏孔已完，败浊下行者，无路可出，必转渗于脾，湿固倍之，是宜补脾之阳，勿伤脾之阴，以复健运之常，而收和平之益云云。及至娄中，应召往诊，指下轻取鼓动有力，重按若觉微细，是阳未见不足，阴则大伤矣。先生每进补阴之药，则夜卧甚宁，肠澼亦稀。以故疡医妄引槐角、地榆，治肠风下血之法治之，亦不觉其误，其实漏病乃精窍之病。盖构精时，气留则精止，气动则精泄。大凡强力入房者，气每冲激而出，故精随之横决四射，不尽由孔道而注，精溢于精管之外，久久渐成漏管。今漏管虽去，而肉中之空隙则存，填窍补隙，非此等药力所能胜也。不肖姑不言其非，但于其方中去槐角、地榆等，而加鹿角霜一味，所谓惟有斑龙顶上珠，能补玉堂关下穴[4]者是也。况群阴之药，最能润下，不有以砥之，则肠中之水，更澼聚可虞耶！然此特微露一斑耳。疡医不解，已阻为不可用。因思吾乡一治漏者，溃管生肌外，更有二神方。先以丸药半斤，服之令人阳道骤痿，俟管中肉满，管外致密。后以丸药半斤，服之令人阳道复兴。虽宜于少，未必宜于老，然用意亦大奇矣。不肖才欲填满窍隧，而黄生阻之，岂未闻此人此法乎！

胡卣臣先生曰：漏管果通精窍，敷治易而填补难，案中所说，确乎有见。

【注】

[1] 虞：忧虑，弊端。

[2] 毗：指损害之意。《庄子·在宥篇》："人大喜，邪毗于阳；大怒，邪毗于阴。"

[3] 豢精当如豢虎：豢，喂养；豢虎，指养虎为患。豢精当如豢虎，此指养精会导致精溢旁渗，使漏证难愈。

[4] 斑龙顶上珠，能补玉堂关下穴：语出《本草纲目·鹿》。时珍曰：按《澹寮方》云：昔西蜀药市中，尝有一道人货斑龙丸，一名茸珠丹。每大醉高歌曰：尾闾不禁沧海竭，九转灵丹都漫说。惟有斑龙顶上珠，能补玉堂关下穴。鹿，又名斑龙，鹿茸即鹿顶上珠。玉堂关下穴，指下丹田，为元阴元阳所系。

【赏析】本案张氏所患漏证实乃穿肠痔漏，相当于西医的肛瘘。本病的特点为漏口流脓不绝，久不收口。张氏之病，先由黄氏用敷割之术外治，兼用其所开内治之药内服。随后张氏至娄中，喻氏应召往诊，发现张氏"指下轻取鼓动有力，重按若觉微细，是阳未见不足，阴则大伤矣"。喻氏认为"漏病乃精窍之病"、"精溢于精管之外，久久渐成漏管。今漏管虽去，而肉中之空隙则存"，则宜"填窍补隧"，故内服方中可"去槐角、地榆等，而加鹿角霜一味"。槐角、地榆乃治疗便血、痔血的常用药物，喻氏谓其乃"治肠风下血之法"，而此时张氏阳未见不足而阴液大伤，故不宜使用。鹿角霜为鹿角去胶质的角块，能温肾助阳，收敛止血。此处患者阳气不虚，何以用此药？喻氏认为鹿角霜一则可"填满窍隧"，正所谓"斑龙顶上珠，能补玉堂关下穴者"是也。二则在大量滋阴药中辅以温补元阳之药，可以消除其润下肠澼之弊。

本案喻氏所言"漏病乃精窍之病"、"漏孔原通精孔"之说值得商榷，虽然其另举乡里某医治漏一案予以佐证。该医先令患者服丸药半斤，使其"阳道骤痿"，即是阻遏了精窍里的精液，不致其内溢于漏管，故漏管容易愈合。可能医者是想让患者性功能减退，使阳不妄动，阴得保养，阴血充则漏管易愈。一旦"管中肉满，管外致密"，再"以丸药半斤，服之令人阳道复兴"。这是治漏另辟蹊径的治法。但喻氏此说是否符合临床实际，有待考证。

案 16　袁聚东痞块危证治验

袁聚东年二十岁，生痞块，卧床数月，无医不投。日进化坚削痞之药，渐至枯瘁肉脱，面黧发卷，殆无生理。买舟载往郡中就医，因虑不能生还而止，然尚医巫日费。余至则家计已罄[1]，姑请一诊，以决生死远近耳，无他望也。余诊时，先视其块，自少腹至脐旁，分为三岐，皆坚硬如石，以手扪之，痛不可忍。其脉止两尺洪盛，余微细。谓曰：是病由见块医块，不究其源而误治也。初起时块必不坚，以峻猛药攻之，至真气内乱，转护邪气为害。如人厮打，扭结一团，旁无解散，故逆紧不放，其实全是空气聚成。非如女子冲任血海之地，其月经凝而不行，即成血块之比。观两尺脉洪盛，明明是少阴肾经之气，传于膀胱。膀胱之气，本可传于前后二便而出，误以破血之药，兼破其气，其气遂不能转运，而结为石块。以手摩触则愈痛，情状大露。若是血块得手，则何痛之有。此病本一剂可瘳，但数月误治，从上至下，无病之地，亦先受伤。姑用补中药一剂，以通中下之气，然后用大剂药，内收肾气，外散膀胱之气，以解其相厮相结，约计三剂，可痊愈也。于是先以理中汤，少加附子五分，服一剂，块已减十之三。再用桂附药一大剂，腹中气响甚喧，顷之三块一时顿没。戚友共骇为神。再服一剂，果然全愈。调摄月余，肌肉复生，面转明润，堆云之发[2]，才剩数茎而已。每遇天气阴寒，必用重裀[3]厚被盖覆，不敢起身。余谓病根尚在，盖以肾气之收藏未固，膀胱之气化未旺，兼之年少新婚，倘犯房室，其块复作，仍为后日之累。更用补肾药，加入桂附，而多用河车为丸，取其以胞补胞，而助膀胱之化源也。服之竟不畏寒，腰围亦大，而体加充盛。年余又得子，感前恩而思建祠肖像以报，以连值岁凶，姑尸祝于家庭焉！亦厚之道矣！

胡卣臣先生曰：辨证十分明彻，故未用药，先早知其功效矣。又早善其后，得心应手之妙，一一传之纸上，大有可观。

【注】

[1] 罄：本义为器中空，引申为尽，用尽。

[2] 堆云之发：指头发多如云团。

[3] 裀：音 yīn，指夹衣。

【赏析】本案袁氏之痞块，前医在辨治时并未分虚实，一味用化坚削痞之药，致使患者正气耗损，日渐消瘦，病未治好而耗尽钱财。至喻氏诊时，通过触诊及把脉，认为系前医屡用峻猛之药攻伐，"至真气内乱，转护邪气为害"，"其实全是空气聚成"，非瘀血内阻所致。何以知然？喻氏观其两尺脉洪盛，认为乃少阴肾经之气，传于膀胱，而膀胱之气因破血之药数次耗损，未能"传于前后二便而出"，"其气遂不能转运，而结为石块"。故此处痞块当作虚证论治。本案在辨证上有一点需要注意，中医常说"虚则喜按，实则拒按"，而之前喻氏在做腹诊时提到"皆坚硬如石，以手拊之，痛不可忍"的表现，似乎与虚证之通常表现不相符合。但此时患者病证是屡次误用峻猛活血破气之药而成，最终致使气虚寒凝证的表现愈加加重，颇有似于"至虚有盛候"的表现，否则喻氏用理中汤、桂附之药也不会取得三剂而病愈的奇效。

最后，喻氏根据其病久肾气虚损，膀胱气化不旺的病根，加强补肾助阳之药，并加用紫河车来温肾补精，益气养血，最终使困扰患者数月的病根得除，体质得以增强，香火因而延续。

案17　议沈若兹乃郎肠危证并治验

沈若兹乃郎，因痘后食物不节，病泻。泻久脾虚，病疟。遂尔腹痛胀大，三年来服消导药无算，腹胀及泻利总不愈。去岁迎医，服参苓白术稍效，医去仍复如故。病本腹胀，更兼肠澼。肠澼者，大肠之气，空洞易走，胃中传下之物，总不停留。澼出无度，腥水不臭，十中五死五生之症也。今则病势转深，又加四逆矣。暮热朝凉，一逆也；大渴引汤救急，二逆也；气喘不能仰睡，三逆也；多汗烦躁不宁，四逆也。无病人腹中之气，运转收摄，是以身体轻快，大便省约。今为久泻，遂至气散不收。腹之胀，肠之鸣，便出之不自知，皆此故也。气既散而不收，又服行气利水之药，不愈增其散乎！无病人身中营卫，两无偏胜，故阳胜则发热，阴胜则恶寒，病疟之时，寒热交作，犹是阴阳互战，迨泻久亡阴，整夜发热，一线之阴，为阳所乘，求其相战，不可得矣！内水亏竭，燎原之火自焚，不得不引外水以济急。然有形之水，不足以制无形之火，徒增胀泻，而重伤其阴气耳。医不清其源，以香燥之药，助火劫阴，如官桂、肉豆蔻等类，用之误矣。夫男子气海在于脐下，乃元气之舍，性命之根也。久泻则真气亦散，势必上干清道，而不下行。鼻中鼾鼾有声，不能仰卧，是其征也。夫此已散之气，必不能复归其处，但冀未散之气，不致尽散则可耳。屡服木香、槟榔、苏子、腹皮、厚朴等降气之药，尤误之误矣。至于汗出烦躁，则阴气虚尽，孤阳亦不能久留之兆也。总如岁运，有温热无寒凉，有生长无收藏，人物能免夭札疵疠[1]乎！于此而图旋转[2]之功，亦难之难矣！若兹见案，转托戚友，强恳用药，因以清燥润肺为主，阿胶、地黄、门冬等类同蜜熬膏三斤，渠男三年为药所苦，得此甘味，称为糖也。日争十余次服之，半月药尽，遂至大效。身凉气平，不渴、不烦、不泻，诸症俱退，另制补脾药末善后，全愈。

胡卣臣先生曰：久泻而用润药，与症相反，而究竟相宜。议病时先辟三种治法之误，已隐隐见大意矣。与吴吉长乃室治验，参看自明。

【注】

［1］疵疠：指灾害、疾病。

［2］旋转：指挽回。

【赏析】此案喻氏对沈氏之子病泻之证，分析透彻，辨证准确。患者久病泄泻，脾气亏虚，"气散不收"，故腹胀而更兼"便出之不自知"（即肠澼）；久泻伤阴，故夜热早凉，这是阴虚的典型表现；阴虚内热，虚故引水自救，然邪热不清，即使饮水再多亦不能解渴；久泻元气涣散，上逆而干清窍，肺气不利，故气喘不能仰卧；阴液大伤，阳无依附，故多汗烦躁不宁。因此，凡行气降气、香燥助火之药皆当禁用或慎用，当以滋阴润燥为急，故喻氏用"阿胶、地黄、门冬等类同蜜熬膏"与服。阿胶、生地黄、麦门冬等有滋阴降火之效，辅以蜂蜜甘缓熬膏，能使药物停留在胃肠时间较长，可更好地发挥其功效。患者服药半月后，"遂至大效"，"诸症俱退"。然泄泻之病位总归在脾胃，脾气不运，则气血不生，津液不布，故喻氏"另制补脾药末善后"，果获痊愈。

本案治泄泻之法，与先前喻氏用清热润燥之药治疗吴吉长乃室咳嗽兼泻利之案相似。前案以肺燥为主，燥热不解而循经下奔大肠导致泻利不止，咳嗽之症明显，故以清肺热为主兼以润燥；本案以阴伤内燥为急，兼有脾气虚损，泻利腹胀之症较重，故先治以滋阴润燥之法，再辅以补脾益气之药以善后。

案18　辨治杨季登二女奇证奇验

杨季登二女，俱及笄将字[1]。长女病经闭年余，发热食少，肌削多汗，而成痨怯。医见汗多，误为虚也，投以参术，其血愈锢。余诊时见汗出如蒸笼气水，谓曰此症可疗处，全在有汗。盖经血内闭，止有从皮毛间透出一路，以汗亦血也。设无汗而血不流，则皮毛干槁而死矣！宜用极苦之药，以敛其血入内，而下通于冲脉，则热退经行，而汗自止，非补药所能效也。于是以龙荟丸日进三次，月余忽觉经血略至，汗热稍轻，始减前丸，只日进一次。又一月，经血大至，淋漓五日，而诸病全瘳矣。第二女亦病多汗，食减肌削。诊时手足筋瘛肉颤，身倦气怯。余曰：此大惊大虚之候，宜从温补者也。遂于补剂中多加茯神、枣仁，投十余剂，全不对病。余为徘徊治法，因自讦[2]曰：非外感也，非内伤也，非杂症也，虚汗振掉不宁，能受补药，而病无增减，且闺中处子[3]，素无家难，其神情浑似丧败之余，此曷故耶？忽而悟曰：此必邪祟之病也，何为其父不言？甚有可疑。往诊问其面色，曰时赤时黄。余曰：此症确有邪祟，附入脏腑，吾有神药可以驱之。季登才曰：此女每晚睡去，口流白沫，战栗而绝，以姜汤灌至良久方苏，挑灯侍寝防之，亦不能止。因见所用安神药甚当，兼恐婿家传闻，故不敢明告也。余曰：何不蚤[4]言，吾一剂可愈。乃以犀角、羚羊角、龙齿、虎威骨、牡蛎粉、鹿角霜、人参、黄芪等药合末，令以羊肉半斤，煎取浓汁三盏，尽调其末，一次服之，果得安寝，竟不再发。相传以为神异。余盖以祟附于身，与人之神气交持，亦逼处不安，无隙可出，故用诸多灵物之遗形，引以羊肉之膻，俾邪祟转附骨角，移从大便而出，仿上古遗精变气祝由[5]遗事，充其义耳。吾乡熊仲纾先生幼男去疾，髫龄[6]患一奇症，食饮如常，但脉细神呆，气夺色夭。仲翁曰：此何病也？余曰：病名淹腜。左传所谓近女室晦[7]，即是此病。彼因近女，又遭室晦，故不可为。令郎受室晦之邪，而未近女，是可为也。即前方少加牛黄丸，服旬日而安。今壬午去疾已举孝廉矣！

胡卣臣先生曰：辨症用药，通于神明，究莫测其涯涘！

【注】

［1］及笄将字：笄，音jī，古代盘头发或别住帽子用的簪子；及笄，指女子成年；将字，过去未出嫁的女子有待字闺中的说法，此指将要出嫁。

［2］自讦：讦，音jié，揭发短处。自讦，自己揭发自己的短处。此指暗自责问在辨治中存在的问题。

［3］处子：指未婚女子。

［4］蚤：蚤，通"早"。

[5] 祝由：古代求神画符治病者，称祝由科。

[6] 髫龄：髫，音 tiáo，七岁约髫，泛指幼年。

[7] 近女室晦：近女室，指近女色；晦，夜晚。近女室晦，此谓房事过度则必感疾患。出自《左传·昭公元年》："是谓：'近女室……晦淫惑疾，明淫心疾'。"

【赏析】本案杨氏有二女，但二者所患病情不同。长女患经闭年余，表现为"发热食少、肌削多汗，而成痨怯"之症，因此前医误为虚证，用参、术补之而罔效。及至喻氏诊治，认为此非虚证，实乃邪热内阻所致，故用苦寒泄热之法，使煎熬经血之内热，导其下行，则发热汗出可除，经血可通。喻氏所用之药为龙荟丸，据考证，应为元代朱丹溪《脉因证治》书中所载之方，由柴胡、甘草、青皮、黄连、大黄、当归、木香、草龙胆、芦荟、川芎等药物组成，方中柴胡、青皮、木香疏肝解郁，行气破滞；黄连、大黄、草龙胆、芦荟清泻肝胃之郁热；当归、川芎养血活血。全方共奏清泄郁热，养血行气之功。因此，患者服丸药两月余则"经血大至，淋漓五日，而诸疾全瘳矣"。本案喻氏认为患者经血内闭，汗出是经血外出的另一种表现形式，"以汗亦血也"，"无汗而血不流"，这种"血汗同源"的说法可供大家参考。

本案的第二个案例乃杨氏二女，表现为"多汗，食减肌削"，"筋掣肉颤，身倦气怯"。喻氏初始断定此为"大惊大虚之候"，用温补之法，并加茯神、枣仁等养心安神之药，结果并无寸效。后喻氏通过分析及询问患者父亲方知该女乃"邪祟之病"，是"祟附于身，与人之神气交持"所致。邪祟之说缘于人类早期，那时人类蒙昧无知，对于疾病本质还不了解，将其归咎于神鬼邪祟，于是巫医祝由应运而生。虽然之后人类通过不断实践，对于疾病的认识有所提高，巫医祝由随之而消亡，但由于时代及科学的局限，当时的人们对某些疾病的发生仍然无法解释清楚。此时，喻氏针对患者无任何诱因而导致的"口流白沫，战栗而绝"的症状，仍然无法解释，只能臆想，将其归为"邪祟"，亦属无奈之举。现在看来，此等说法实属荒诞。但不可否认的是，喻氏所用方药，起到了很好的效果。其用犀角、羚羊角、龙齿、虎威骨、牡蛎粉、鹿角霜、人参、黄芪等药合末，用羊肉熬汤调服药末而使患者病愈。该药具有扶正祛邪，安神定志，平肝息风的作用，果属肝风内动，正虚邪实而导致的神志异常类病证，确能收到良好效果。

案 19　论刘筠枝长郎失血之证

筠翁长郎[1]病失血，岁二三发。其后所出渐多，咳嗽发热，食减肌削，屡至小康，不以为意。夏秋间偶发寒热如疟状，每夜达曙[2]，微汗始解。嗣后寒热稍减，病转下利。医谓其虚也，进以参、术，胸膈迷闷，喉音窒塞，服茯苓山药预收红铅[3]末，下黑血块数升，胸喉顿舒，面容亦转。筠翁神之，以为得竹破竹补之法也。加用桂附二剂，于是下利一昼夜十数行，饮食难入，神识不清，病增沉剧。仆[4]诊其脾脉大而空，肾脉小而乱，肺脉沉而伏。筠翁自谓知医，令仆疏方，并问此为何症？仆曰：此症患在亡阴，况所用峻热之药，如权臣悍帅，不至犯上无等不已。行期[5]在立冬后三日，以今计之，不过信宿[6]，无以方为也。何以言之？经云：暴病非阳，久病非阴。则数年失血，其为阳盛阴虚无疑。况食减而血不生，渐至肌削而血日槁。虚者益虚，盛者益盛，势必阴火大炽，上炎而伤肺金，咳嗽生痰，清肃下行之令尽壅。由是肾水无母气以生，不足以荫养百骸，柴栅瘦损。每申酉时洒淅恶寒，转而热至天明，微汗始退。正如夏日炎蒸，非雨不解。身中之象，明明有春夏无秋冬。用药方法，不亟使金寒水冷，以杀其势，一往不返矣。乃因下利误用参术补剂，不知肺热已极，止有从皮毛透出一路。今补而不宣，势必移于大肠，所谓肺移热于大肠，传为肠澼者是也。至用红铅末下黑血者，盖阳分之血，随清气行者，久已呕出。其阴分之血，随浊气行至胸中，为膜原所蔽，久瘀膈间者，得经水阴分下出之血，引之而走下窍，声应气求之妙也。久积顿宽，面色稍转，言笑稍适者，得其下之之力，非得其补之之力也。乃平日预蓄此药，必为方士所惑。见为真阳大药，遂放胆加用。桂附燥热，以尽劫其阴，惜此时未得止之。今则两尺脉乱，火燔而泉竭。脾胃脉浮，下多阴亡，阳无所附。肺脉沉伏，金气缩敛不行。神识不清，而魄已先丧矣！昔医云：

乱世溷浊[7]，有同火化。夫以火济火，董曹[8]乘权用事，汉数[9]焉得不终耶！

胡卣臣先生曰：论症论药，俱从卓识中流出，大有关系之作。

【注】

[1] 长郎：长子。

[2] 达曙：指到天亮的时候。

[3] 红铅：此处指妇女的月经或其炼取物。古代术士认为其是长生不老药之药。明代李时珍《本草纲目·人·妇人月水》："月经，经者，常也，有常轨也。天癸者，天一生水也。邪术家谓之红铅，谬名也。"

[4] 仆：我之谦称，指喻嘉言自己。

[5] 行期：指死亡之期。

[6] 信宿：指两夜。《水经注·江水》："流连信宿，不觉忘反。"

[7] 溷浊：溷，音 hùn。溷浊，指混乱污浊。

[8] 董曹：指董卓、曹操。

[9] 汉数：指汉朝气数或命运。

【赏析】本案刘氏长子病失血之证，据喻氏分析，为阴虚阳盛之证。何以知然？喻氏认为患者病失血数年，每年发作二三次，病久必定耗伤阴血，阴虚则生内热。况且患者食减肌削，阴血化生不足，而导致"阴火大炽，上炎而伤肺金"，故而咳嗽发热。肺热内盛，无宣泄之出路，遂移热于大肠，出现下利之证。此时当用育阴清热之法治之。而前医误认为患者内虚，用参、术补剂，致使内热更盛，肺气不利，气机壅滞，故而"胸膈迷闷，喉音窒塞"。但医者后又用茯苓、山药、红铅末予服，下"黑血块数升"。喻氏认为之所以下瘀血，与红铅末有关。红铅末乃旧时妇女月经干燥后的物质，江湖术士认为其有长生不老之效，而喻氏认为其能引阴分之瘀血下行，"非得其补之之力也"。再加上山药益气养阴，茯苓补脾利湿，故而内热稍减，气机稍畅，因此"胸喉顿舒，面容亦转"。此时医者误认为患者病情稍转，乃红铅之补药所致，"真阳大药，遂放胆加用"。"加用桂附二剂"，致使燥热盛极，肾阴枯竭，有阴阳离决之险。病已至此，喻氏也回天乏术，"无以方为也"，并告知刘氏患者气数将尽，可能就在这两天死亡。

本案读后令人惋惜，初始病情不重，病不致死。而当时庸医不加细察，一误再误，导致病情不断恶化，遂致患者处于万劫不复之境。这也使我们想起了仲景告诫医生的一句话："一逆尚引日，再逆促命期。"

案 20　华太夫人饵术方论

天御孝廉[1]太夫人，宿有胸膈气胀小恙，近臻勿药矣。孝廉膝下承欢，不以三公易一日[2]者，今而后喜可知也。然以太夫人福体凝重，惟恐日增一日，转为暮年之累。欲仆订方，及早图之。仆不觉悚然而动于衷，曰：孝廉未尝习医，乃思治未病消未萌，何其深于医旨若是，以知子道之贯彻者，无微不入矣！经曰：阴精所奉者，其人寿。太夫人阴血有余，即年过百岁，而形不衰，此可不问而知者。然形盛须充之以气，而气者渐衰渐耗之物，必欲两得其平，所藉于药力不少耳。况气复有阴阳之别，身半以上阳主之，身半以下阴主之。阴气过盛而乘阳位，则胸膈胀闷不舒，所谓地气上为云者是也。云生而天地之寥阔，顷刻窒塞矣，故阴气不可盛。阴气盛，势不得不用耗散之药。气日耗，则体日重，又不能兼理之术也。湖阳公主以体盛难产，御医为制枳壳、厚朴等耗气之药，名曰瘦胎散，亦以当其壮年耳。若夫年高气弱之时，而可堪其耗散乎！我仪图之。至人服天气而通神明，只此一语，足为太夫人用药之准矣。盖天食人以五气者也，地食人以五味者也。以地之味养阴，不若以天之气养阳。药力既久，天气运而不积，挈地气以周旋，所谓载华岳[3]而不重者，大气举之之谓也。方用茅山苍术一味，取其气之雄烈，可驱阴邪而通天气。《本草》列之上品，《仙经》号为山精者，诚重之也。每岁修事五七斤，每早百沸汤吞下三钱，秋月止服二钱，另用天门冬一钱，煎汤吞下。初服一两月，微觉其燥，服至百日后，觉一日不可缺此矣。服之一年，身体轻健。服之三年，步履如飞。黑夜目中有光，可烛幽隐。所谓服天气而通神明者，其不诬如此。食物诸无所忌，但能稍远肥甘。白饭香蔬苦茗，种种清胜尤妙。仆饵术以后，身健无病，今服三十余斤矣！

胡卣臣先生曰： 此成方也，用之通天气以苞举乎地，觉制方之人，未必辨此。

【注】

[1] 孝廉：是汉武帝时设立的察举考试，以任用官员的一种科目，孝廉是"孝顺亲长、廉能正直"的意思。后来"孝廉"这个称呼，也变成明朝、清朝对举人的雅称。

[2] 不以三公易一日：三公为古代官名，因朝代不同，其说法各异，详见《辞海》。易，代替之意。不以三公易一日，在此指不肯用三公这样的官位来代替孝养母亲一日。

[3] 华岳：指西岳华山。

【赏析】 本案喻氏认为华太夫人胸膈气胀小恙乃"阴气过盛而乘阳位"所致，故不可用耗气之药，方用茅山苍术一味，取其气之雄烈，可驱阴邪而通天气。苍术为菊科多年生草本植物茅苍术或北苍术的根茎，前者主产于江苏、湖北、河南等地，以产于江苏茅山一带者质量最好，故名"茅苍术"。苍术辛、苦、温，归脾、胃经，有燥湿健脾，祛风除湿的功效。

本案华太夫人家境殷实，养尊处优，"即年过百岁，而形不衰"。案中虽未言舌脉，但据此推知，必有湿邪内阻，气机不畅的内因。故喻氏单用苍术一味，燥湿健脾，让患者长期服用；然又恐久用燥湿太过而伤阴，故"另用天门冬一钱，煎汤吞下"。如此实邪得去，气机调畅，则身体轻健，身体无恙。文中讲到患者服用三年后步履如飞，双目有光、可烛幽隐的表现自然有夸大之嫌。但苍术有名目之用，在《普济方》中早有记载，其用苍术、熟地为末，酒糊丸梧子大，每温酒下三、五十丸，日三服。有补虚明目，健骨和血的作用。当今临床医家也用苍术配伍其他中药，治疗夜盲症及眼目昏涩症。现代对苍术的药理学研究表明，其挥发油中含有少量苍术酮、维生素 A 样物质、维生素 B 及菊糖等物质，可能与其明目的作用有关。

案 21　与黄我兼世兄书

尊夫人惊痰堵塞窍隧，肝肺心包络间，无处不有，三部脉虚软无力，邪盛正衰，不易开散。有欲用涌剂稍吐十分之三，诚为快事。弟细筹之，此法殆不可行。盖涌法正如兵家劫营之法，安危反掌，原属险道，况痰迷不过片晌间！设以涌药投之，痰才一动，人即晕去，探之指不得入，咽之气不能下，药势与病势相扼，转致连日不苏，将若之何？无已。如丹溪所云，惧吐者宜消息[1]下之乎！不知窍隧之痰，万不能导，即导之下行，徒伤脾气，痰愈窒塞，此法亦不可用也。为今之计，确以理脾为先。脾气者，人身健运之阳气，如天之有日也。阴凝四塞者，日失其所；痰迷不省者，脾失其权耳。理脾则如烈日当空，片云纤翳，能掩之乎？其次莫如清肺。肺为将帅之官，气清则严肃下行。气下行，则痰之藉为坚城固垒者，方示以暇，而可用其攻击之力。所谓攻坚则暇者亦坚，攻暇则坚者亦暇是也。今四末肿麻，气壅已甚，尤不可亟亟矣。其理脾之法，须药饵与食饮相参，白饭、香蔬、苦茗，便为佳珍，不但滑腻当禁，即粥亦不宜食，以粥饮之，结为痰饮易易耳。不但杂食当禁，即饭食亦宜少减，以脾气不用以消谷，转用之消痰，较药力万万耳。其辛辣酒脯，及煎煿日曝之物，俱能伤肺，并不宜食。至于用药，弟自有节次[2]矩矱[3]，俟日渐轻安，来春方奏全最也。缘此病人不识治，前贤亦未见高出手眼。弟思之累日，窃以为要领在是。所以必欲持久者，与金城方略[4]同意。且先除胁从，后歼巨魁，自势所不易捷得之事，惟台兄裁酌进教，毋谓小恙过矜，迂远不切。幸孔[5]幸孔！

惊痰之来，始于肝胆。冬月水气归根，不敢攻治，故但以理脾药平调。必至春月木旺，才用四君子汤加龙胆草、芦荟、代赭石、黄连、青黛等药为丸，服之，痰迷之证，果获全瘳。此后不发。

胡卣臣先生曰： 情形方略，指画无遗，古名将中求其人，不可多得也。

【注】

[1] 消息：斟酌之意。

[2] 节次：程序，次序。

[3] 矩矱：规矩，法度。出自《楚辞·离骚》："曰勉升降以上下兮，求矩矱之所同。"

[4] 金城方略：金城，指用金属铸成的坚固城墙。方略，计划，计谋。此指治疗痰证之策略。

[5] 幸孔：指幸甚。

【赏析】本案黄氏之妻患惊痰之证。何谓惊痰？乃痰证之一，指因痰迷心窍而致心痛、惊悸、怔忡、昏迷等证者。如《证治汇补·痰证》："迷于心为心痛，惊悸、怔忡、恍惚，梦寐奇怪，妄言见祟，癫狂痫喑，名曰惊痰。"亦指因受惊痰结，胸腹有块，跳动而痛，或成癫痫者。如《杂病源流犀烛·痰饮源流》："惊痰，因惊痰结成块在胸腹，发则跳动，痛不可忍，或成癫痫，在妇人多有此证，宜妙应丸。"本案患者惊痰之证应属前者。

喻氏认为患者惊痰之因始于肝胆，肝胆之火上扰而夹痰，堵塞窍隧，故而出现痰迷而神志不清之象。故治疗当清泻肝胆之火的同时，兼以健脾化痰。但因发于冬月，"水气归根，不敢攻治，故但以理脾药平调"。

有人提出可使用吐、下等法治疗，但喻氏认为患者"三部脉虚软无力，邪盛正衰"，不宜使用攻伐之法。为今之计，确以理脾为先，脾运则痰消。此外，喻氏还指出要清肺，肺清则气下行。除了服药外，喻氏还提出"药饵与食饮相参"的观点。在饮食上要清淡，禁食滑腻、油荤、辛辣、酒脯、煎炸之物，且应适当减少饮食，使"脾气不用以消谷，转用之消痰"。这种治病与调养相结合的思想，可供广大同道借鉴和学习。

案22　论治伤寒药中宜用人参之法以解世俗之惑

伤寒病有宜用人参入药者，其辨不可不明。盖人受外感之邪，必先发汗以驱之。其发汗时，惟元气大旺者，外邪始乘药势而出。若元气素弱之人，药虽外行，气从中馁，轻者半出不出，留连为困；重者随元气缩入，发热无休，去生远矣！所以虚弱之体，必用人参三五七分，入表药中，少助元气，以为驱邪之主，使邪气得药，一涌而去，全非补养虚弱之意也。即和解药中，有人参之大力者居间，外邪遇正，自不争而退舍。设无大力者当之，而邪气足以胜正气，其猛悍纵恣[1]，安肯听命和解耶！故和解中之用人参，不过藉之以得其平，亦非偏补一边之意也。而不知者，方谓伤寒无补法，邪得补弥[2]炽，断不敢用。岂但伤寒一证，即痘疹初发不敢用，疟痢初发不敢用，中风、中痰、中寒、中暑，及痈疽产后，初时概不敢用，而虚人之遇重病，一切可生之机，悉置之不理矣。古今诸方，表汗用五积散、参苏饮、败毒散，和解用小柴胡汤、白虎汤、竹叶石膏汤等方，都用人参，皆藉人参之力，领出在内之邪，不使久留，乃得速愈为快。奈何世俗不察耶！独不见感入体虚之人，大热呻吟，数日间烁尽津液，身如枯柴。初非不汗之，汗之热不退；后非不和之下之，和之下之，热亦不退。医者技穷，委身而去。不思《内经》所言，汗出，不为汗衰者死，三下而不应者死，正谓病人元气已漓，而药不应手耳！夫人得感之初，元气未漓也；惟壮热不退，灼干津液，元气始漓。愚哉愚哉！倘起先药中用人参三五七分，领药深入驱邪，即刻热退神清，何致汗下不应耶！况夫古今时势不同，膏粱藜藿[3]异体。李东垣治内伤兼外感者，用补中益气，加表药一二味，热服而散外邪，有功千古，姑置不论。止论伤寒专科，从仲景以至于今，明贤方书充栋，无不用人参在内。何为今日医家，单单除去人参不用，以阿谀求容，全失一脉相传宗旨。其治体虚病感之人，百无一活。俟阎君对簿日知之，悔无及矣。乃市井[4]不知医者，又交口劝病人不宜服参，目睹男女亲族死亡，曾不悟旁操鄙见害之也。谨剖心沥血相告，且誓之曰：今后有以发表和中药内，不宜用人参之言误人者，死入犁耕地狱。盖不当用参而用之杀人者，皆是与黄芪、白术、当归、干姜、肉桂、大附子等药，同行温补之误所致。不与羌、独、柴、前、芎、桔、芷、芩、膏、半等药，同行汗、和之法所致也。汗、和药中兼用人参，从古至今，不曾伤人性命，安得视为砒鸩刀刃，固执不用耶！最可恨者，千百种药中，独归罪人参君主之药，世道人心，日趋于疾视长上，其酝酿皆始于此。昌安敢与乱同事，而不一亟辨之乎！

【附】 人参败毒散注验嘉靖己未，五六七月间，江南淮北，在处患时行瘟热病，沿门阖境，传染相似。用本方倍人参，去前胡、独活，服者尽效，全无过失。万历戊子、己丑年，时疫盛行，凡服本方发表者，无不全活。又云：饥馑兵荒之余，饮食不节，起居不常，致患时气者，宜同此法。

昌按：彼时用方之意，倍加人设者，以瘟气易染之人，体必素虚也。其用柴胡即不用前胡，用羌活即不用独活者，以体虚之人，不敢用复药表汗也。饥馑兵荒之余，人已内虚久困，非得人参之力以驱邪，邪必不去，所以服此方者，无不全活。今崇祯辛巳、壬午，时疫盛行，道殣相藉[5]。各处医者，发汗和中药内，惟用人参者，多以活人。更有发癍一证最毒，惟人参入消癍药内，全活者多，此人人所共见共闻者。而庸愚之人，泥执不破，诚可哀也！又有富贵人，平素全赖参、术补助，及遇感发，尚不知而误用。譬之贼已至家，闭门攻之，反遭凶祸者有之。此则误用人参为温补，不得借之为口实也。

胡卣臣先生曰：将伤寒所以用人参之理，反复辩论，即妇人孺子闻之，无不醒然，此立言之善法也。

【注】

[1] 猛悍纵恣：指凶猛强悍恣意放纵。此指正气不足，外邪强悍，正不胜邪。

[2] 弥：更加。

[3] 藜藿：指粗劣的饭菜。

[4] 市井：此指不知医的普通百姓。

[5] 道殣相藉：道殣，指饿死于道路的人。道殣相藉，指病死的人很多，尸体相互折垫。

【赏析】 本文喻氏就当时医家、病家所持"发表和中药内，不宜用人参之言"进行了驳斥。喻氏认为，元气素弱之人，感受外邪，使用发表药发汗时，"气从中馁，轻者半出不出"，邪气留恋不去；"重者随元气缩入，发热无休，去生远矣！"故在和表药中，加用人参，有助于去除半表半里之邪。《伤寒论》小柴胡汤中用人参即是此意。因此，喻氏认为，凡虚弱之体，于表散及和解药中加用人参三、五、七分，可以辅助正气，祛邪于外，"全非补养虚弱之意也"。而且，喻氏举一反三，不但外感可用人参，凡痘疹初发、疟痢初发、中风、中痰、中寒、中暑及痈疽产后，患者有正气不足的内因，只要病情需要，都可适量使用人参，诚为金石之言！

当然，并不是所有的患者都适合使用人参。喻氏就讲到，富贵之人，平素多服参、术，或体质壮实之人，外感伤寒，就不适合加用人参。若误服，则"闭门攻之，反遭凶祸"。因此，决不能以此作为伤寒无补法的依据和口实。

喻氏为了证明自己的观点，还列举了两个案例作为证明。一为李东垣治内伤兼外感者，用补中益气，加表药一二味，热服而散外邪。二为嘉靖、万历年间，疫病流行，用人参败毒散加减而疗效卓著，服用之人"无不全活"。本文字里行间，无不透露着喻氏对当时医家、病家所持外感不能用人参的错误观点而贻误病情或导致死亡后果的无奈和愤慨，其悲天悯人、救死扶伤之情尽显，这也是他写这篇文章的初衷所在。

第三节 章次公医案赏析

一、感冒

案1 素体阳虚，外感风寒

陈男。阳虚之人，重受风寒而咳，身半以下，其痛如刺；热虽不高，而合目有迷蒙状。夫实则谵语，虚则郑声，而脉沉细，虚象也。柯氏有"太阳虚便是少阴"之说，予麻黄附子细辛汤加味。

蜜炙麻黄 3g，炮附块 6g，北细辛 3g，全当归 9g，杭白芍 9g，炙紫菀 9g，炙远志 5g，旋覆花

（包）9g，炙款冬9g，清炙甘草3g。

【赏析】此案为素体阳虚之人重感风寒所致，阳虚与外感俱重。此即为《伤寒论》的太少两感（太阳与少阴同时感邪得病）。《伤寒论》301条："少阴病，始得之，反发热，脉沉者，麻黄细辛附子汤主之。"本病案叙证简略，重感风寒，风寒犯肺故见咳嗽；风寒之邪袭表阻滞太阳经络，太阳经气不利，故见身痛；素体阳虚本有内寒，身半以下更属阴位，复重感风寒阴邪，二阴相叠，故身半以下其痛如刺。阳虚感寒，寒邪重伤阳气，机体正虚更甚，故脉沉；阳气虚乏无力鼓动血脉运行，故同见脉细；其合目有迷蒙状何解？《伤寒论》281条："少阴之为病，脉微细，但欲寐也。"但欲寐乃为心肾阳虚，精神委靡不振，双目无神，眼睑如开似闭，此案合目后有迷蒙状，其意识障碍虽未至嗜睡程度，亦不远矣，与但欲寐相较，显无二致；发热却热度不高实乃阳气虚损之故，正气不足，致正邪交争但不剧烈。既已太少两感，其治单纯表散则伤正，单纯温补则留邪，唯麻黄附子细辛汤标本兼顾，温阳解表，方为合拍。方中蜜炙麻黄解表散寒；炮附块温经扶阳；细辛既助麻黄解表，又协附子温里；全当归、杭白芍养血和营，并可制约麻黄、附子温燥之性；炙紫菀、炙远志、炙款冬润肺化痰止咳；旋覆花下气消痰；炙甘草调和诸药。全方共奏温阳散寒解表，润肺化痰止咳之功。

案2 虚人复感风寒

葛女。在感冒流行之际，虚人最易感染，其发亦异于常人。今恶寒特甚，手足厥冷，脉细欲绝，盖当归四逆汤证也。

全当归9g，川桂枝（后下）6g，杭白芍9g，北细辛3g，梗通草5g，淡吴萸3g，川羌活9g，左秦艽9g，清炙草3g，生姜2片，大枣7枚。

【赏析】本案为患者素有阳虚血弱，复感风寒所致。素有肝血虚，又感风寒，血虚寒凝，脉道失充且为寒所束，则见脉细欲绝；阳气本虚，复为寒阻而不得温煦四末，则见手足厥冷；风寒不但袭表而且直中厥阴，所以表寒加里寒而恶寒特甚。《伤寒论》351条云："手足厥寒，脉细欲绝者，当归四逆汤主之。"《伤寒论》352条亦云："若其人内有久寒者，宜当归四逆加吴茱萸生姜汤。"本证辨证要点在于手足厥寒、脉细欲绝及内有久寒。本证手足厥寒与四逆汤证手足厥冷同为寒厥，唯四逆汤证是少阴肾阳衰疲，阴寒内盛，阳气不通于四末而手足厥冷且脉微欲绝，本证是厥阴血虚寒凝，经脉失养，故手足厥寒而脉细欲绝，二证厥冷轻重有别，脉有微细不同。因恶寒特甚，其里寒必重。故治当养血散寒，温经通脉，用当归四逆加吴茱萸生姜汤加减。对于本方，《伤寒贯珠集》谓："手足厥寒，脉微欲绝者，阳之虚也，宜四逆辈。脉细欲绝者，血虚不能温于四末，并不能荣于脉中也。夫脉为血之府，而阳为阴之先，故欲续其脉，必益其血；欲益其血，必温其经。方用当归、芍药之润以滋之；甘草、大枣之甘以养之；桂枝、细辛之温以行之；而尤藉通草之入经通脉，以续其绝而止其厥。若其人内有久寒者，必加吴茱萸、生姜之辛以散之……"此解甚妙。本案再配羌活以发散表邪，秦艽以加强通经络之效，诸药合用，温而不燥，补而不滞，共奏温经散寒、养血通脉之功效，用方恰为对证。

二、脾胃病

案1 虚劳里急，气血阴阳不足，气虚为主

邱男。胃脘痛，饥则更甚，其食量不为之减，反稍见增，故多进饮食反稍定，此虚痛也。予黄芪建中汤。

案2 虚劳里急，气血俱虚

王男。每日有定时之饥饿，多在食前一二小时，进食所苦立释。否则，脐部有痉挛之不快。往者数日即愈，今则缠绵1个月有半。

川桂枝5g，杭白芍9g，大红枣12枚，饴糖30g，全当归12g，生黄芪12g，生姜5片，粉甘草6g。

案3　虚劳里急，气血阴阳不足，血虚为主

叶男。胃痛时发时止，今因受寒而发，神经痛也。

高良姜 6g，延胡索 9g，杏仁 12g，当归 9g，九香虫 6g，制香附 9g，旋覆花（包）9g，甘松 6g，川芎 6g，佛手 9g。另服五磨饮子。

二诊：前方不能治其胃脘之痛，饥则其痛益甚，改作中虚论治。黄芪 9g，全当归 12g，杭白芍 18g，生姜 3 片，饴糖 30g，川桂枝 9g，甘草 6g，大枣 9 枚，谷麦芽各 12g。

案4　虚劳里急，气血阴阳不足，兼气滞不通

邱男。胃脘痛，饱食后反稍瘥，其痛多在午后，应是虚痛。

延胡索 12g，金铃子 12g，川桂枝 7g，白芍 5g，饴糖 31g，生姜 3 片，甘草 5g，大枣 9 枚。

【赏析】胃脘痛有虚实寒热之辨，气血层次之别。纵观章公治疗虚寒胃痛四案：邱案胃脘痛饥则明显，进食反而稍缓解，章公断为虚痛，或可见胃脘疼痛喜温喜按，得温则舒，得寒则剧，体倦乏力，自汗或盗汗，舌质淡或胖，边有齿痕，脉缓或弱，故予黄芪建中汤，益气建中，缓急止痛。黄芪建中汤源于《金匮要略·血痹虚劳病脉证并治》："虚劳里急，诸不足，黄芪建中汤主之。"主治虚劳里急、气血阴阳诸不足，为小建中汤加黄芪，其气虚症状更为明显。王案症状更为典型，定时饥饿痛，进食立即缓解，为典型的溃疡病疼痛。据其病势缠绵，章公予归芪建中汤，即小建中汤加黄芪、当归，益气养血，建中止痛。除了胃脘疼痛外，尚可见面色萎黄，倦怠乏力，自汗或盗汗，舌质淡或胖大，苔薄白，脉细弱或沉缓。黄芪、当归益气养血，取气血相生之意，小建中汤温中健脾，缓急止痛。叶案胃痛时发时止，今因受寒而发，一诊以神经痛论治，以良附丸加味合五磨饮子辨治，然其效不显，又见典型饥饿痛，故改以溃疡病中虚论治，予当归建中汤加黄芪、谷麦芽养血益气，缓急止痛，消食健胃。当归建中汤出自《千金翼方》，主治产后虚羸不足，腹中隐痛不已，吸吸少气，或小腹拘急挛痛引腰背，不能饮食者，偏重于和血止痛。另一邱案胃脘痛，饱食后反稍瘥，其痛多在午后，亦为虚痛。从章公处方来看为金铃子散合小建中汤，病机为脾虚气滞，故治以理气止痛，建中缓急。此四案反映章公治疗溃疡病（十二指肠溃疡）属中虚者，喜用建中剂，有小建中汤、黄芪建中汤、当归建中汤或归芪建中汤等，后人多有效法。其经验为便难而痛较剧者，用当归建中汤；气虚者，用黄芪建中汤；若症状较轻者，用小建中汤；若症状较重者，可用归芪建中汤。

案5　胃中阳气虚损，阴寒偏盛

张女。早食，暮亦不能消，得噫与呕，即见舒畅。古人所称之胃寒，此症最吻合。

炮附块 6g，荜茇 9g，淡干姜 3g，橘皮 6g，赤石脂（包）15g，淡吴茱萸 5g，姜半夏 9g，肉桂末 1.8g，云茯苓 9g，姜汁几滴。

案6　胃中虚寒

吴女。吐酸而兼有白沫者，多属消化不良之胃酸缺乏；如果气候转变，经期以内，其发益频，亦是神经之过敏。此二者可作古人之胃寒论治。

淡吴茱萸 5g，炮附块 6g，旋覆花（包）12g，干姜 2.4g，荜茇 9g，姜半夏 18g，云茯苓 15g，延胡索 9g。

案7　脾胃虚寒，气滞不畅

朱男。受寒则泛酸，但进酸物质，并不增加其酸，胃部亦不嘈杂，然则其酸是消化不良而来。

炮附块 6g，荜茇 9g，川椒目 3g，橘青皮各 9g，肉桂末 1.8g，吴茱萸 5g，姜半夏 9g，云茯苓 12g，薤白头 12g。

案 8　胃寒气滞

顾男。食已即吐，痛者，胃有火也；不痛而有痰者，胃无火也。火是炎，无火是消化不良。

吴茱萸 5g，生姜 4 片，旋覆花（包）9g，姜半夏 12g，橘皮 6g，党参 9g，大枣 9 枚，苏子 9g，云茯苓 12g。

案 9　脾胃虚寒，气机痞塞

王男。主症在胃，进食无论量之多寡皆胀，自觉脘与腹泪泪有声，其外观并不胀满。此非水而是气。征之时吞酸而不吐不痛，关键在消化不良。

炮附块 9g，姜半夏 12g，蓬莪术 9g，海南片 9g，生莱菔子（研）9g，淡吴茱萸 6g，川椒目 5g，沉香曲 9g，台乌药 9g，上肉桂末（分 2 次吞下）1.2g。

二诊：药两服，进食胸次梗介不得下者，大见轻快，再拟芳香辛辣健胃剂复方。

蓬莪术 9g，佩兰梗 9g，淡吴茱萸 5g，姜半夏 9g，莱菔子（研）9g，春砂仁（研冲）3g，川椒目 5g，薤白头 12g，橘皮 6g，生姜 3 片。

【赏析】以上五案均属于虚寒性质胃病。张案早晨进食，暮仍不消，若嗳气及呕吐，则见舒畅。古称胃寒，乃胃受寒邪侵袭，或饮食生冷，导致胃中阳气虚损，阴寒偏盛的病理变化。胃称太仓，与脾共为仓廪之官，主受纳，腐熟水谷。若胃中寒冷，饮食物不得消化，则可见到本案患者症状。治宜温胃散寒，降逆止呕。仿乌头赤石脂汤合吴茱萸汤化裁。方中附块、荜茇、干姜、赤石脂、吴茱萸、肉桂、姜汁温阳散寒，降逆止呕，橘皮理气和胃，茯苓健脾渗湿。吴案吐酸而见吐白沫，章公认为是"消化不良之胃酸缺乏"，如果遇到气候变化，月经期内，则发作频繁，仍按照胃寒治疗。《伤寒论》378 条云："干呕，吐涎沫，头痛者，吴茱萸汤主之。"故仿吴茱萸汤化裁。治宜温胃散寒，降逆止呕。方中吴茱萸、附块、干姜、荜茇温阳散寒，降逆止呕，旋覆花下气降逆，姜半夏燥湿化痰、降逆止呕，茯苓健脾渗湿，延胡索理气止痛。朱案受寒则泛酸，但进酸性食物又不增其酸，胃部不嘈杂，其与实热所致泛酸不同。治宜温阳散寒，理气宽中，降逆止呕。方中附块、荜茇、椒目、肉桂、吴茱萸温阳散寒，降逆止呕，橘青皮、薤白理气宽中，姜半夏燥湿化痰、降逆止呕，茯苓健脾渗湿。顾案进食后即呕吐。章公谓"痛者，胃有火也；不痛而有痰者，胃无火也"。此案患者当为无火，即消化不良。患者除了食已即吐，还可见胃不痛而吐涎沫，畏寒喜热，不思饮食，遇冷即呕，二便清利，口不渴，舌淡白，脉沉迟等。故治宜温胃散寒，降逆止呕。方由吴茱萸汤化裁。方中吴茱萸汤（吴茱萸、生姜、党参、大枣）温中散寒，降逆止呕，旋覆花、苏子下气降逆，姜半夏燥湿化痰、降逆止呕，橘皮理气和胃，茯苓健脾渗湿。王案无论进食多少均见胃胀，自觉胃脘与腹部泪泪有声，但是外观未见胀满。虽类似有水，实则是有气。吞酸不呕吐亦不疼痛，仍是胃寒所致消化不良。治宜温中散寒，降逆止呕，行气消食。方中附块、吴茱萸、椒目、肉桂温阳散寒，姜半夏降逆止呕，莪术、莱菔子、沉香曲、乌药温阳理气。二诊胸部梗阻不得下，症状大为减轻，治宜温阳散寒，健胃行气。章公谓之芳香辛辣健胃剂处方。方中吴茱萸、椒目温中散寒，姜半夏、生姜降逆止呕，佩兰梗行气化湿，砂仁、莱菔子、薤白、橘皮理气和中，莪术行气消食。总之，胃中寒冷，吞酸而不见嘈杂、胃脘疼痛，章公予以辛辣健胃药物治疗，如吴茱萸、附块、干姜、荜茇、椒目等。若胃寒日久，影响脾之功能，则可使用益气健脾和胃法，如异功散、香砂六君子汤等，甚至温阳健脾和胃法，如理中丸（汤）、附子理中汤等。

三、痢疾

案　湿热内蕴，热伤血络

孙男。腹痛则欲泻，无后重感，所泻尽是血液，日夜达 30 余次，曾 2 次住院急诊无效。

白头翁 18g，北秦皮 30g，川连 3g，黄柏 18g，马齿苋 18g，白槿花 18g，鱼腥草 18g，延胡索 18g，十灰丸（分 2 次吞）12g。

【原注】此案一药而愈。

【赏析】患者腹痛即欲泻，所下尽是血液，无后重感，日夜达 30 余次，曾 2 次住院无效。此重症患者章公治疗一药而愈，充分说明中医只要辨证精准，一样是可以治疗急危重证的。此案患者当属湿热痢，热象明显，热伤血络，迫血妄行，故所泻尽是血液。故治以清热解毒，燥湿止痢。方用白头翁汤加味。方中重用白头翁清热解毒，凉血止痢，《伤寒蕴要》谓其"热毒下痢紫血鲜血者宜之"，为治疗热毒血痢之要药；重用秦皮清热燥湿收敛，亦善治热痢下血；黄连、黄柏、马齿苋、白槿花清热解毒燥湿；鱼腥草清热解毒，排脓消痈，《本草纲目》谓其"散热毒痈肿"，《滇南本草》言其治"大肠热毒"；因其无后重，故不用一般行气药，只用一味延胡索活血散瘀止痛，针对腹痛。十灰散（丸）出自《十药神书》方，方中大蓟、小蓟、荷叶、侧柏叶、白茅根、茜草根、栀子、大黄、牡丹皮、棕榈皮各等份，烧灰存性，吞服。此为止血炭类药，既可直接停留于肠道受损处收敛止血，同时亦可吸附肠道毒素。急重证用重剂取效，故一药而痊。

四、其他

案　少阳阳明合病（心痛）

柴男。面垢，苔腻，目充血，右肋骨弓下及心窝部疼痛，按之亦然，病历旬余，二便皆少，不通便利溲，则热与呕皆不能止。

春柴胡 9g，黑山栀 9g，绵茵陈 15g，淡黄芩 9g，生锦纹 6g，郁李仁 12g，玄明粉（冲）15g，赤苓 9g，制半夏 9g。

二诊：得大便，自觉爽适不少，肝脏部分触之亦不如昨日之痛。

绵茵陈 12g，梗通草 6g，嫩白薇 12g，玄明粉 9g，车前子（包）12g，郁李仁 9g，冬瓜子 9g，生苡仁 12g。

【赏析】本案患者发热、呕、目充血、右肋骨弓下及心窝部疼痛，属于少阳证。《灵枢·经脉》："三焦手少阳之脉……布膻中，散落心包，下膈，循属三焦……其支者……至目锐眦。……胆足少阳之脉，起于目锐眦……其支者，别锐眦……以下胸中，贯膈，络肝，属胆，循胁里……其直者……循胸，过季胁下合髀厌中。"面垢、苔腻、二便皆少，属于太阴阳明证。阳明，胃也。太阴，脾也。脾胃主升清降浊。《素问·六微旨大论》："出入废则神机化灭，升降息则气立孤危。故非出入，则无以生长壮老已；非升降，则无以生长化收藏。"《伤寒论》第 103 条云："太阳病，过经十余日，反二三下之，后四五日，柴胡证仍在者，先与小柴胡汤。呕不止，心下急，郁郁微烦者，为未解也，与大柴胡汤，下之则愈。"故治宜两解少阳阳明热结，用大柴胡汤加减。方中春柴胡、淡黄芩、制半夏即小柴胡汤之主药，解少阳三焦火邪，止呕降逆；黑山栀、绵茵陈、生大黄即茵陈蒿汤，合赤苓清热利湿，通利小便；郁李仁，《本草经疏》谓其"主大腹水肿，面目四肢浮肿者……辛苦能润热结，降下善导癃闭……善导大肠燥结，利周身水气"；玄明粉合大黄泻阳明之热结。

二诊时，症状大减，得大便，肝脏部分触之亦不如昨日之痛。此为少阳病已解，故撤去少阳药。方中绵茵陈、梗通草、车前子、郁李仁、冬瓜子利尿祛湿；生苡仁健脾利湿；嫩白薇清虚热利尿；玄明粉泻阳明之热。

纵观本案，患者少阳阳明合病，且湿热合邪。初诊重在宣通少阳气机，二诊重在清热利湿。

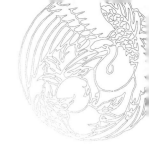

第四节　尤在泾医案赏析

案1　肝木乘脾犯肺

肝脏失调，侵脾则腹痛，侮肺则干咳，病从内生，非外感客邪之比。是宜内和脏气，不当外夺卫气者也。但脉弱而数，形瘦色槁，上热下寒，根本已漓，恐难全愈。

归身、白芍、炙草、茯苓、桂枝、饴糖。

怡按：此内补建中法，宜于腹痛，而不宜于干咳，宜加清肝保肺之味，乃为周匝。

【赏析】肝为将军之官，主疏泄，体阴而用阳。若肝失疏泄，功能失调，则横逆犯脾而见腹痛，此为犯我克之脏；上逆犯肺而出现干咳，此为犯克我之脏。此病从内生，而非外感所致，当调其脏腑，而不是畅达卫气。形瘦色槁，脉弱而数，乃一派虚弱之象，并表现为上热下寒之征，治疗颇为棘手。观仲景治疗虚劳病，若脏腑虚损，从中焦而治，是为建中法，是后世治疗五脏虚损的重要治法之一。此案尤氏取建中法，并加调肝和脾之品。脾土健运，气血生化有源，则五脏皆受其养。补脾柔肝，使得肝脏恢复功能，自不外犯侵脾；培土生金，肺气足自可不受肝之反侮。

案2　胃寒气虚

胃寒背冷，食入则倦，喜温恶清。以背为阳位，胃为阳土，土寒则食不运，阳伤则气不振也。治宜温养阳气。

人参、桂枝、益智仁、厚朴、炮姜、茯苓、炙草、白术。

怡按：此温中和气、平正通达之方。

【赏析】《素问·灵兰秘典论》曰："脾胃者，仓廪之官，五味出焉。"胃为阳土，喜润恶燥，主受纳、腐熟水谷，主通降。今胃中寒冷，不能腐熟，气血生化乏源，故见背冷、疲倦、喜温恶寒。所谓"阴胜则寒"，故"寒者热之"，方用理中汤加味以温胃健脾。理中汤温中燥湿，桂枝、茯苓、益智仁健脾益气开胃，厚朴宽中行气。尤其益智仁一味，味辛，性温，归心、脾、肾经，温补固摄，燥脾温胃，《本草求实》云："益智，气味辛热，功专燥脾温胃，及敛脾肾气逆，藏纳归源，故又号为补心补命之剂。是以胃冷而见涎唾，则用此以收摄，脾虚而见不食，则用此温里……"《本草纲目》亦云："益智，行阳退阴之药也。三焦、命门气弱者宜之。按杨士瀛《直指方》云：心者脾之母，进食，不止于和脾，火能生土，当使心药入脾胃药中，庶几相得。故古人进食药中，多用益智，土中益火也。"故柳氏称其方为温中和气，平正通达之方。

案3　寒饮射肺

饮邪射肺为咳。

半夏、杏仁、干姜、北五味、白芍、炙草、茯苓、桂枝。

怡按：此治饮正法也。

【赏析】饮邪射肺，乃饮聚于胃，而引动肺中伏饮而发。肺中饮邪阻滞气机，肺气失宣，症见咳嗽，甚或气喘，痰液清稀较多，舌质淡，苔白滑，脉沉弦或弦紧。治以温肺化饮，降气止咳。方以小青龙汤合桂苓五味甘草汤化裁。此小青龙汤去麻黄、细辛加茯苓、杏仁而成。方中小青龙汤去麻黄、细辛，因其无表证，纯为内饮为患；半夏、干姜辛温，温肺化饮，五味子酸温收敛肺，一散一收，此《素问·藏气法时论》所言"肺欲收，急食酸以收之，用酸补之，辛泻之"，为治标之法，所谓"肺为贮痰之器"也；杏仁苦温，降气平喘，且能降腑气，有利于肺气的肃降，此《素问·藏气法时论》所言"肺苦气上逆，急食苦以泄之"；桂枝温通经脉，通阳化气；茯苓健脾渗湿，此苓桂剂治疗水气病之组成，为根治之法，所谓"脾为生痰之源"也；白芍敛阴和营，防温燥太过；炙甘草调和诸药。此标本兼治之法，实为治疗痰饮病之两大法门。

案 4　下元素虚，内饮犯肺

久遗下虚，秋冬咳甚，气冲于夜，上逆不能安卧，形寒足冷，显然水泛而为痰沫，当从内饮门治，若用肺药则谬矣。

桂枝、茯苓、五味子、炙草、白芍、干姜。

怡按：古人云：内饮治肾。据此证情，似可兼服肾气丸，以摄下元。

【赏析】患者遗精日久，导致下元虚弱，现秋冬咳嗽较甚，夜间气冲于上，冲气上逆而不能安卧，形寒足冷为阳虚不能温煦所致，究其原因仍为阳虚水泛终成痰饮。故治以温阳化饮，平冲降逆，敛气归元。方用桂苓五味甘草汤加味。方中桂枝平冲降逆，茯苓利水趋下，两药合用则引逆气下行，桂枝配甘草辛甘化阳，五味子收敛虚阳归神，皆助桂枝平冲气；干姜温中散寒，白芍敛阴和营，防利湿太过。尤氏抓住患者阳虚饮停之本及冲气上逆之标，故用本方治疗。然患者终因遗精日久损伤下元，可循怡按兼服金匮肾气丸，补下元之虚而助气化，使饮从小便去也。

案 5　饮寒伤肺

久嗽脉不数，口不干，未必即成损证，此为肺饮，郁伏不达故也。

厚朴、煨姜、桑皮、杏仁、广皮、甘草、半夏。

怡按：此属饮寒伤肺，乃内因之实证也。

【赏析】咳嗽日久，并非一定成虚，其脉不数，口不干，考虑为寒饮停肺，肺气上逆所致。肺为华盖，清虚之脏也，若内有水饮、痰邪等，阻碍肺之宣发肃降，则发为咳喘等。故治以温阳化饮，降逆止咳。方中煨姜温肺散寒化饮，厚朴下气消痰，杏仁降逆止咳，桑白皮泻肺平喘、利水消肿，半夏燥湿化痰，广皮燥湿理气，甘草调和诸药。此方肺脾同调，标本兼顾，自当奏效。

案 6　胃阳亏虚，肺胃俱病

脉微小，形寒，久嗽失音，是气馁阳损，议固胃阳，取甘温之属。

蜜炙生姜、炙甘草、白芍、黄芪、大枣。

怡按：此亦虚咳中另一法门。

【赏析】久嗽失音，形寒肢冷，脉微小，为一派阳虚之象，尤氏言其治在中焦，取甘温培中之法。治以益气温阳，调和营卫。方中蜜炙生姜温中散寒化饮，与大枣相伍，又能调和营卫，且生姜平冲降逆，正体现了《本草从新》所云："凡和中止呕，生姜得与大枣用，取其和脾胃津液而合营卫，最为平妥。"炙甘草在此调和诸药，与大枣同用而益气和中，扶正祛邪；白芍敛阴和营；黄芪大补脾肺，益气固表。方小力专，取效自当迅速。

案 7　肺脾俱虚，金破不鸣

用复脉甘润法。呛止音出，得益水濡润之力也，无如胃弱便溏，此药不宜再用，仿金匮麦门冬汤意，取养土之阴，以生肺金。

麦门冬汤。

怡按：此用药转换法也。

【赏析】呛咳声哑，此为阴虚所致，乃金破不鸣，用甘润法，予复脉汤（即《伤寒论》之炙甘草汤）。复脉汤益气滋阴，通阳复脉。临床可见干咳无痰，或咳吐涎沫，量少，形瘦短气，虚烦不眠，自汗盗汗，咽干舌燥，大便干结，脉虚数等。此益水滋润，但有碍脾胃运化，若脾胃虚弱，大便稀溏，则本方不宜再用。可仿麦门冬汤意，培土以生金。治以清养肺胃，降逆下气。方中麦门冬滋养肺胃，清降虚火；人参益气生津；半夏降逆化痰；炙甘草、大枣、粳米益胃气，生津液。叶天士用复脉汤每去麻仁，亦多因此。可见脾胃健运，气血生化有源，五脏皆受其养，则不至于发展为虚损之病。

案 8　肺胃气逆，气郁不畅

中年脘闷，多嗳多咳，此气郁不解也。纳谷已减，未可破泄耗气，宜从胸痹例，微通上焦之阳。

薤白、瓜蒌、半夏、桂枝、茯苓、姜汁。

怡按：方法轻灵。

【赏析】患者胃脘痞闷，嗳气多，咳嗽多，此肺胃气逆，气郁不畅也。患者纳食欠佳，脾胃已虚，不可妄用破泄耗气之品，冀从上焦入手，微通上焦阳气，肺气得通，胃气因尔而降，此治胃之变通法。治宜行气解郁，通阳散结，祛痰宽胸。方用瓜蒌薤白半夏汤化裁。方中瓜蒌苦寒滑利，豁痰下气，宽畅胸膈；薤白辛温，通阳散结；半夏燥湿化痰，降逆止嗳；桂枝辛温通阳化气；茯苓健脾渗湿；姜汁降逆止呕，《食疗本草》谓其"止逆，散烦闷，开胃气"。尤氏取法仲景，兼取唐宋方意，区别于常规治疗气郁之法，别开生面，另有一番天地。

案 9　痰气交阻于喉

郁气凝聚喉间，吞不下，吐不出，梅核气之渐也。

半夏、厚朴、茯苓、苏梗、旋覆花、橘红、枇杷叶、姜汁。

怡按：此于《金匮》成方中，加旋覆、杷叶，最有巧思。

【赏析】患者自觉喉中不适，吞之不下，吐之不出，此梅核气也。梅核气多指咽喉中有异常感觉，如痰黏感、蚁行感、灼热感、梗阻感、异物感等，但不影响进食，此外尚可见到胸胁胀满，纳呆，困倦，消瘦等，女性可见月经不调，舌苔薄白或微腻，脉弦等。此病发生、发作与情绪异常有密切关系，如精神压力大、心情抑郁等。此病症状描述最早见于《金匮要略·妇人杂病脉证并治》，书中言："妇人咽中如有炙脔，半夏厚朴汤主之。"究其病机，多是情志不遂，气机不畅，痰气交阻上逆于咽喉所致。故治宜辛开苦降，解郁化痰。方用半夏厚朴汤化裁。方中半夏、厚朴辛开苦降，散结下气；苏梗宽中理气；茯苓健脾渗湿；姜汁散结降逆止呕；橘红消痰利气，宽中散结；旋覆花下气消痰；枇杷叶降逆止呕，《本草纲目》云："枇杷叶，治肺胃之病，大都取其下气之功耳。气下则火降痰顺，而逆者不逆，呕者不呕，渴者不渴，咳者不咳矣。"痰随气而升降，气壅则痰聚，气顺则痰消，方中旋覆花、枇杷叶能降肺、胃、肝之气逆，兼能化痰，可见尤氏选药极具心思。

案 10　病起少阳，郁入厥阴，逆攻阳明

病从少阳，郁入厥阴，复从厥阴，逆攻阳明，寒热往来、色青、颠（巅）顶及少腹痛，此其候也。泄厥阴之实，顾阳明之虚，此其治也。

人参、柴胡、川连、陈皮、半夏、黄芩、吴茱萸、茯苓、甘草。

怡按：此从左金、逍遥化裁而出。若再合金铃子散，似更周到。

【赏析】病起于少阳，后邪从少阳入厥阴，此表里传，今又逆攻阳明。寒热往来为正邪纷争，互有胜负；青为肝之主色，色青一为病属肝，一为疼痛所致；巅顶、少腹为厥阴肝经循行部位，经脉不利，经气不通则发为疼痛。此外尚可见呕逆，纳呆，口淡无味，小便清，大便溏薄，舌苔白，脉弦等。治以温中健脾，散寒止痛，降逆止呕。方以左金丸合逍遥散化裁。方中人参、甘草健脾益气，柴胡、黄芩和解枢机，陈皮、半夏燥湿降逆，吴茱萸温胃降逆。此方寒热并用，辛开苦降，攻补兼施。可遵怡按加金铃子散行气活血止痛，针对巅顶及少腹痛。

案 11　血郁络脉不通

此血郁也，得之情志，其来有渐，其去亦不易也。

旋覆花、薤白、郁金、桃仁、代赭石、红花。

怡按：此必因血郁，而络气不通，有胸膈板痛等见证，故立方如此。

【赏析】《丹溪心法》云："血郁者，四肢无力，能食便红，脉沉。"《杂病源流犀烛·诸郁源流》亦云："胸胁间常如针刺痛，或能食，小便淋，大便红，脉沉芤而涩，是血郁。"此案得之于情志，病程日久，逐渐加重，故尤氏云："其去亦不易也。"治以辛润通络，行气止痛。方中旋覆花苦辛咸温，善通肝络而散结降气；薤白辛苦温，通阳散结，行气导滞；代赭石苦甘平，平肝镇逆，凉血止血；桃仁苦甘平，有小毒，破血行瘀；红花辛温，活血通经，散瘀止痛；郁金辛苦寒，活血止痛，行气解郁。血郁为络病，"络以辛为泄"，多以辛润通络为法治疗，入络之轻者用旋覆花、茜草、当归、川芎之类，入络之重者用水蛭、虻虫、全蝎、蜈蚣之类，此仲景之发端，天士之发展完善也。

案 12　气郁痰凝

气郁痰凝，阻隔胃脘，食入则噎，脉涩，难治。

旋覆花、代赭石、橘红、半夏、当归、川贝、郁金、枇杷叶。

怡按：旋覆代赭为噎膈正方。食入则噎，肺气先郁，故加郁、贝、枇杷叶，惟脉涩者正虚，可加人参。

【赏析】气行则津行，气郁则痰凝。痰气交阻胃脘，进食则噎。肺主宣发肃降，其气以清降为顺；胃主腐熟水谷，其气以通降为和。肺与胃二者气机同主降，二者相互协助，对调畅全身气机有十分重要的作用，在生理病理上有密切联系。今胃中痰气交阻，而致肺气先郁。《素问·六元正纪大论》："木郁达之，火郁发之，土郁夺之，金郁泄之，水郁折之。"故在降逆消痰之余，降肺理气。方用旋覆代赭汤化裁。方中旋覆花下气消痰，降逆止噫；代赭石质重而沉降，善镇冲逆；半夏祛痰散结，降逆和胃；橘红理气和胃；当归活血补血；川贝清热润肺化痰；郁金行气解郁，凉血破瘀；枇杷叶清肺止咳，降逆止呕。徐灵胎指出："……噎膈之症，必有瘀血顽痰逆气，阻膈胃气。"故治宜降气化痰活血。尤氏治疗本案亦深合其病机。脉涩为正虚或气血运行不畅，从尤氏用药观之，此案多为气血运行不畅，若如怡按所云正虚则当加扶正之品，方为妥帖。旋覆代赭汤为治疗噎膈之正方。古人治疗此病多从滋润、化痰、祛瘀入手。《医学心悟》治疗本病用启膈散，功能润燥解郁，化痰降逆，方用沙参、丹参、茯苓、川贝母（去心）、郁金、砂仁壳、荷叶蒂、杵头糠。二者处方立法有异曲同工之妙。

案 13　中气大衰，升降失度

脉疾徐不常，食格不下。中气大衰，升降失度。

旋覆花、代赭石、麦冬、茯苓、半夏、广皮、人参、枇杷叶。

怡按：此因中气大伤，故用参、麦。

【赏析】脉失调和，疾徐不常，并见饮食不下，责之中气大衰，脾胃气机升降失和。"六腑以通为用"，胃居高位，每当宜降。通降胃气诚如李东垣所言"引胃气以治其本，加堵塞之药以治其标"。胃中有邪当分外干内伤，明寒热虚实不同。胃受邪扰，胃气失降，应"伏其所主，先其所因"而通之。若见胃中虚寒宜温中降逆；痰饮阻于胃脘宜温化降逆；少气耗津宜益气生津降逆。本案除痰气交阻外，更有正虚一层，故治以降逆化痰，益气和胃。方用旋覆代赭汤化裁。方中旋覆花下气消痰，降逆止噫；代赭石质重而沉降，善镇冲逆；半夏祛痰散结，降逆和胃；陈皮理气和胃；茯苓健脾渗湿；人参、麦冬益气养阴；枇杷叶降逆止呕。

案 14　痰饮阻胃，胃气上逆

谷之不入，非胃之不纳，有痰饮以阻之耳。是当以下气降痰为法，代赭之用，先得我心矣。

旋覆代赭汤。

怡按：识既老当，笔亦爽健。

【赏析】饮食不进，非胃纳不受一途，尚有痰饮阻胃，气机不畅，痰气交阻而发为噎膈。故治以下气降痰，方用旋覆代赭汤。旋覆花下气消痰，降逆止嗳；代赭石质重而沉降，善镇冲逆；半夏祛痰散结，降逆和胃；生姜一为和胃降逆以增止呕之效，二为宣散水气以助祛痰之功，三可制约代赭石的寒凉之性，使其镇降气逆而不伐胃；人参、炙甘草、大枣益脾胃，补气虚，扶助已伤之中气。方中代赭石当重用以下气，尤氏特书"代赭之用，先得我心矣"，后世医家张锡纯亦明言旋覆代赭汤当重用代赭石。

案 15　表里俱病，热结下利

四日不汗，而舌黄、腹中痛、下利，宜先里而后表；不尔，恐发狂也。

大黄、柴胡、枳实、厚朴、赤芍。

怡按：先里后表，因里证已急，于病机固当如是。

【赏析】舌黄为有热。腹中痛下利，当辨之寒与热、有实结与无实结。腹痛下利当参舌黄，故而当为热利，但病机仍不甚明了，热利有协热下利之葛根芩连者，有少阳郁热之黄芩汤者，等等。今以方测证，方中俱小承气之形，又如《伤寒论》374条所云："下利，谵语者，有燥屎也，宜小承气汤。"想此处腹中已有燥结，腹痛下利，当为里热炽盛复结实于里，成热结旁流之势，故见腹痛而下利；而谵语等症，虽未言及，臆度此病情或可见之。总之，内实已成，须当急下。

以上可知，此患者病机为：外感引动伏邪，表邪未解，邪热即于里结成燥实，此以里证为急，当急救其里，不然，则津液受燥实邪热劫灼，已无汗源，再复经发汗，则恐是热盛阴亡令心神受扰而发狂。

如《医宗金鉴·删补名医方论》云："柴胡证在又复有里，故立少阳两解法也。以小柴胡汤加枳实、芍药者，仍解其外而和其内也。去参、草者，以里不虚。少加大黄，以泻结热。"全方遵大柴胡方意，柴胡外散半表，赤芍内清血热，大黄、枳实、厚朴又为小承气汤方底，通行胃肠之燥结，泄热以存阴液。全方釜底抽薪，急下存阴，又外散半表之邪，御敌于枢机之外，断外邪之来路；内以凉血散瘀，预阻内生伏邪之传变。在攻下之时能一并料敌机先，预先防邪气因下而内陷，深得仲景临证之神髓。

案 16　久疟中虚，气不摄血

疟发而上下血溢，责之中虚，而邪又扰之也。血去既多，疟邪尚炽，中原之扰，犹未已也，谁能必其血之不复来耶。谨按古法，中虚血脱之证，从无独任血药之理。而疟病经久，亦必固其中气。兹拟理中一法，止血在是，止疟亦在是，惟高明裁之。

人参、白术、炮姜、炙草。

怡按：识见老确，议论精切。所立理中一法，诚属血脱益气，固中止血之要药。惟愚意所欲商者，疟来而上下血溢，必因疟疾之热，扰及血络而然。于理中法内，参用安营清络之意，似乎更为周到。且标本兼顾，于立方正意，亦不相刺谬也。

【赏析】本案虽言病疟，但实则是为血证。上下溢血，要究其病机所在，此处尤氏责之中虚，当是由气不摄血所致，必有血色淡红，无实热之象所在，且患者素有脾胃虚寒之患。本病可从素体中虚，复感疟邪所致；亦可因感受疟邪，病势迁延令正气不足而成。此时中气已虚，而邪气尚盛，扰动出血，令中气更弱，是为困局。

因正虚邪实，所虑较多，与其面面俱到，不如通观上下，择期关键一点而击之。此处是中虚令血不统摄而外溢，也是中虚令抗邪不利，所以当以温中补虚一法治之，可谓扶正即是祛邪。中虚血脱出血，急重者当用黄土汤，轻缓者可用理中方，此处因邪实未去，不可徒用收涩之法，是以理中汤方可为之，此当尤氏之本意。

柳氏所言"于理中法内，参用安营清络之意"，是考虑邪实之处，或可设药以击之。但所用安营清络等药，或凉或涩，与温中摄血及邪实两点有相悖之处，疑是尤氏虑及于此，方于本案中单用理中一法治之。

案 17 疟邪未尽，胁下积痞，气机不通

疟后，胁下积痞不消，下连少腹作胀。此肝邪也。当以法疏利之。

人参、柴胡、青皮、桃仁、茯苓、半夏、甘草、牡蛎、黄芩、生姜。

怡按：此小柴胡法也。加青皮以疏肝，桃仁以和瘀，牡蛎以软坚，用意可云周到。惟少腹作胀，乃肝邪下陷之证。若再加川楝子、归尾、延胡，似更完密。

【赏析】疟后是病势已解，病邪已去，胁下痞积不消，是疟母已成。疟母本是疟疾久延不愈，致气血亏损，瘀血结于胁下，并出现痞块。《张氏医通》云："疟母者，顽痰挟血食而结为癥瘕。"所以其治多用鳖甲煎丸，以削坚散结，破癥化瘀，但本案却不从此法。

邪气客于胁下，胁下是肝胆所主，故当责之。下连少腹作胀，则是疏泄失司，令气机不畅而作胀感。治法当是疏理肝胆，行气活血化痰散结。因病后而作，当须虑及正虚，组方当平调和解为要。

因此，尤氏组方以小柴胡法为主，因是痞积难消，壅于胁下，故去大枣之壅滞，加青皮破气消积以治气；加桃仁破血通络以治血；加茯苓淡渗利湿以治痰；加牡蛎咸寒软坚以散结，此俱是《伤寒论》柴胡证加减法所载，"若胁下痞硬，去大枣，加牡蛎四两；若心下悸，小便不利者……加茯苓四两"。全方以条畅枢机为主，枢机即通，则气血可活，复加四药，各擅其功，令疟母可得疏散而消。正如柳氏所按"用意可云周到"，此处下连少腹作胀，少腹是肝经所过，作胀当考虑病势加重之变化，治当如柳氏所言，加用活血行气之辈以助药力。

案 18 湿热停聚，壅阻上下

湿停热聚，上逆则咽嗌不利，外见则身目为黄，下注则溺赤而痛。

茵陈、厚朴、豆豉、木通、猪苓、橘红、茯苓、黑栀。

怡按：论病能一线穿成，用药自丝丝入扣。

又按：咽嗌不利，可加桔梗，前胡之类。

【赏析】湿热停留于中，气机为之阻碍，上下为之壅塞，内外为之郁蒸。湿热上泛阻于咽嗌则气机不利，湿热下注膀胱则便溺黄而痛，湿热郁蒸于中，则脾胃失常，肝胆失疏则胆汁溢于肌肤发黄。

病机以湿热内阻为主，则只当分消湿热，兼以治疗咽嗌不利，溺痛。治疗咽喉不利取半夏厚朴汤方意；溺痛可用利尿通淋之辈，导热利湿从小便出，亦助清利湿热。

茵陈、栀子为茵陈蒿汤之要药，利湿退黄，广清三焦之热，直击病势。豆豉性寒，辛散苦泄，具有疏散宣透之性，既能透散表邪，又能宣散郁热；与栀子相合，又有栀子豉汤凉膈除烦之意，意在大清其热。木通、猪苓、茯苓，是利尿通淋一组，以此通利，既可解溺赤而痛，又能让湿热自下而出。橘红燥湿利气，看似用在治湿，实可合厚朴以条畅胸、膈、脘腹被湿热郁遏之气机，如此咽喉不利可解。

柳氏认为可加桔梗、前胡之类，愚见当依患者见证区别对待。若是湿阻气机为多，不加亦可。若热盛于喉而有肿痛难咽，加之确为对症。

案 19 胸阳不通

胸中为阳之位，阳气不布，则窒而不通。宜温通，不宜清开，愈开则愈窒矣。

桂枝、茯苓、干姜、炙草、益智仁。

怡按：再参入开痹之品，如杏、菀、橘等，似更灵动。

【赏析】凡临证首辨八纲，虚寒实热自有区别，则病之治疗转归大异。胸中阳气不布、窒而不通，有湿阻、痰阻、寒阻、热阻种种不同，寒饮内阻者，法当温开宣通，不得以清热开泄为法，否

则寒饮不去而阳气大损，愈发受阴邪压制而不得舒展，是谓"愈开则愈窒矣"。宣展胸阳之法，由仲景桂枝去芍药汤始立，其方药纯以桂枝辛散宣通为主，由此治法拟方皆可确定。

方中用药五味，确是值得推敲。桂、苓、姜、草四味，虽有茯苓甘草汤之用意，但以干姜易生姜，便由治疗中焦水停之剂，化为温化胸膈胃脘寒饮停滞之方，是仲景"病痰饮者，当以温药和之"之体现。益智仁温肾固精缩尿，温脾开胃摄痰，是在温散病邪之余，扶正以制寒饮，用之则体现全方正邪兼顾之特点。

案 20　蛔厥气乱

蛔厥心痛，痛则呕吐酸水，手足厥冷。宜辛苦酸治之。

川连、桂枝、归身、延胡、乌梅、川椒、茯苓、川楝子、炮姜。

怡按：此乌梅丸法也。

【赏析】蛔厥发病则气机为蛔虫所扰，令阳气不得四布而为厥，病发上热下寒，则见腹痛、呕吐酸水。因蛔得酸则静、得辛则伏、得苦则下，是故蛔厥之治，首推仲景乌梅丸之法。酸、苦、辛并用，以酸为主。寒热并用，以热为主。攻补兼施，以攻邪为主。

然本案于乌梅丸方之上稍作加减，去参、附、柏之寒温并用，却加用延胡、茯苓、川楝子，立足肝胃。以用药反思，此患者病证当少见中虚寒热之象，而多见肝郁气滞之症。

案 21　肝郁脾虚，中虚湿盛

脉弦中满，病在肝脾。

人参、吴萸、木瓜、厚朴、广皮、半夏。

怡按：此肝脾两治之正法。立方精简可法。

【赏析】病案极简，虽知有腹满作胀、脉弦，其他症状略而未述，抑或仅见此症，却已可知为肝脾同病。脉弦为肝郁之象，中满为脾虚之征，疏泄不利，则中焦壅滞，由此可知肝郁脾虚证候具备，但详细病机需以方测证。

方药中人参、吴萸暖肝、温脾胃、降浊阴，是以当有中寒浊阴内生之忧；木瓜平肝化湿和胃，是以有肝郁而脾湿化生；厚朴、广皮、半夏苦辛温燥湿，是有湿邪偏盛。所以可知本证虽病在肝脾，却与上证不同，虽然两证皆是脾虚中寒，浊阴内生，前案中以肝强上逆为患，本案则以中虚湿盛邪实为病，所以治疗偏重则清晰可见，一者是以柔肝缓急为法，一者是以燥湿建中为治。

案 22　阴虚伏热

鼻痒心辣，大便下血，形瘦，脉小而数，已经数年。

黄芩、阿胶、白芍、炙甘草。

怡按：此阴虚而有伏热之证，方特精简。

【赏析】鼻为肺窍，鼻痒是为伏热扰肺，心热亦是为伏热内扰所致。患者形瘦，脉小而数是为素体阴虚，兼有内热。大便下血会伤及阴津，历经数年，是阴血津液在久病中受损，不能濡养身形，则可见患者形瘦脉小。综上观之，可推测患者或本为素体平调之人，受邪热内扰而下血，不得及时治疗，迁延日久，阴血为之损伤。其邪热所在为何？据鼻痒心辣可知，热在心肺，为上焦所主，当用黄芩清之为正解；仲景《伤寒论》载黄芩汤一方，为太少合病而偏于少阳发为热利，此处为便血，病位亦是切合，所以此处用黄芩汤加减，实属神妙之笔。

方中黄芩上清心肺之热，以治鼻痒心辣；下清胃肠之伏热，以治大便下血。阿胶用之，与黄芩相合，有黄连阿胶汤之方意，在清热之时，尚可育阴，针对久病之阴血受损，既可补亏耗之阴血，又可止便下之血，一举而两得。白芍酸涩收敛，用之一可收敛助阿胶止血之用，二可与炙甘草相合，为芍药甘草汤，酸甘化阴，敛阴和营，以滋阴液。